感染症と病原体

敵を知り、制圧・撲滅でなく、賢く共生！

著 林 英生 筑波大学名誉教授

表紙写真説明

1. 大腸菌
2. エボラウイルス
3. ピロリ菌
4. マイコプラズマ集落
5. リン菌を貪食した多核白血球
6. 連鎖球菌
7. 破傷風菌
8. インフルエンザウイルス
9. 肺炎球菌
10. 大腸菌
11. 炭疽菌の集落
12. 喀痰中の結核菌
13. 大腸菌バクテリオアージ
14. 黄色ブドウ球菌

まえがき

「風邪？　たいしたことないよ！」と気軽にやり過ごします。「えっーコレラ？　怖い！　日本では流行しないよねー」と恐怖と安心感の交雑。「O157で下痢？　わー、うつったらどうしよう」と大袈裟に心配します。

感染症はいつ、どこで、誰が、どうして発症するか、予測ができにくい病気であるだけに、広報される「ニュース」は誇大な影響を与え、「本当の姿」とは「ギャップ」があるように思われます。感染症はある意味では、ごくごくありふれた病気です。

心臓・血管疾患、代謝性疾患、癌などと次の点で異なります。
① 原因となる病原体がある
② 人にうつる
③ 完全に治すことができる
④ 予防できる

感染は、自然環境のなかで、病原体とヒトとの生態的共生現象のひとつの形態です。本書ではその視点を踏まえて、病原体は「敵ではない、味方でもないが、仲良く棲み分けよう」と考えます。感染症の原因（病原因子）、うつり方（感染経路、伝播様式）、症状の特徴（病態）、治療方法を知ることで、感染症は個人的および社会的にコントロールできる疾患です。

感染症は微生物学、免疫学、公衆衛生学、病理学の4分野を踏まえた臨床医学が担当します。この分野から偏りなく難易度をそろえて「感染症」を記述することは難しい作業です。感染症の成書には、一般啓蒙書から専門書まで、難易度もさまざまなものが多数あります。また、インターネットで詳しい最新情報が入手できますし、国内情報および国際的情報は国立感染症研究所などのホームページで容易に、正しく閲覧できるようになっています。

本書は、この医学の広い範囲にわたる感染症を広く浅く鳥瞰することを目的としました。デパートの地下食品街を歩き、試供サンプルをつまんで味見をするような、そんな気持ちで感染症をナビゲートしました。用語に慣れ親しむこともたいせつで、いろいろな比較表を多用して、重複も多くあります。表層的な記述が多いのはそのためです。

現在はいわゆる「一般常識」が失われているように思われます。知ろうとすればどんなことでも、いくらでも情報が入手できますが、それを正しく「中庸」に理解することは難しいようで、また、そうすると中途半端な知識という受け取り方をされます。本書は中途半端な知識の断片のようにみえますが、この程度の知識があれば感染症に「惑わされない、だまされない」という範囲の記述をしました。参考文献は一般向けの参考書として代表的な冊子のみを掲載しています。

本書の上梓にあたっては、クバプロ社長、松田國博氏に「前引き後押し」の絶大な支援とご指導を戴き、編集に際しては多大なご迷惑をおかけしました。ご迷惑をおかけしたことを深くお詫び申し上げ、ここに衷心より感謝の意を表します。

目　次

第Ⅰ章　感染症の今昔とこれらの問題点
1. 感染症はホスト（ヒト）と病原体との共生の一場面 ……………………………… 12
2. 新しく病原体が発見された疾患（新興感染症） …………………………………… 19
3. 既知の微生物に新しい病原因子が発見・同定された疾患（再興感染症） ……… 23
4. 新しい感染症が発生する背景 ………………………………………………………… 26
5. まとめ …………………………………………………………………………………… 27

第Ⅱ章　感染症の症状と病態
1. 感染源 …………………………………………………………………………………… 30
2. 感染（伝播）症経路と侵入門戸 ……………………………………………………… 31
    （1）水平感染（伝播）　31／（2）垂直感染（伝播）　36／（3）侵入門戸　36
3. 潜伏期 …………………………………………………………………………………… 37
4. 発症の病態と症状 ……………………………………………………………………… 38
    （1）炎症の病理　38／（2）臨床症状と病態　40
5. 病気の経過 ……………………………………………………………………………… 43
    （1）急性病原体消滅型感染　43／（2）持続感染　43
6. 病巣の治癒・修復 ……………………………………………………………………… 46
7. 回復後免疫（病後免疫、獲得免疫、適応免疫） …………………………………… 48
8. 診断と臨床検査 ………………………………………………………………………… 48
    （1）問　診　49／（2）臨床診察　49／（3）臨床検査　49／（4）原因病原体の診断　50
9. 感染症の治療（第Ⅵ章参照） ………………………………………………………… 51
10. 感染症の予後、続発症、後遺症、終末感染 ………………………………………… 52
11. まとめ …………………………………………………………………………………… 53

第Ⅲ章　器官別の感染症
1. 呼吸器系の感染症 ……………………………………………………………………… 56
    （1）上気道感染症　58／（2）下気道感染症　63
2. 消化器系感染症 ………………………………………………………………………… 72
    （1）胃炎、胃潰瘍、十二指腸潰瘍、アニサキス症　74／（2）小腸炎　75
    （3）虫垂突起炎、終末回腸炎　85／（4）大腸炎・直腸炎　85／（5）胆のう炎・胆道炎　88
    （6）膵臓炎　88／（7）肝　炎　89
3. 泌尿器・性器感染症 …………………………………………………………………… 91
    （1）泌尿器感染症（尿道炎、膀胱炎、腎盂炎）　91／（2）性器感染症　性感染症　95
4. 皮膚感染症 ……………………………………………………………………………… 105
    （1）皮膚の感染防御の構造と機能　105／（2）細菌性皮膚感染症　106
    （3）ウイルス感染症－皮膚症状がでる全身感染症　111／（4）皮膚真菌症　117
    （5）創傷と咬傷　117

5. 感覚器の感染症 123
   (1) 眼の感染症　123 ／(2) 耳の感染症　127
6. 口腔感染症 129
   (1) 細菌性疾患　131 ／(2) ウイルス性疾患　133
   (3) 真菌性感染症（鵞口瘡、口腔カンジダ症）　134
7. 神経系の感染症 135
   (1) 髄膜炎　136 ／(2) 脳膿瘍　138 ／(3) 神経細胞を標的とした細菌感染症　138
   (4) ウイルス性脳炎　139 ／(5) プリオン病　142
8. 全身性（血液およびリンパ腺）の感染症 142
   (1) 細菌性疾患　142 ／(2) リケッチア性疾患　146 ／(3) ウイルス性全身性疾患　147
   (4) 原虫性全身性疾患　149 ／(5) 心筋炎・心内膜炎　151
9. 人獣共通感染症あるいは動物媒介感染症 152
10. 最新発生したウイルス感染症 154
    (1) 重症急性呼吸器症候群（SARS）　154 ／(2) 重症熱性血小板減少症候群（SFTS）　156
    (3) 中東呼吸器症候群（MERS）　157 ／(4) エボラ出血熱　157
11. 院内感染症　医療関連感染症 159
12. まとめ 160

第Ⅳ章　いろいろな病原体

1. 病原微生物 162
   (1) 原　虫　164 ／(2) 真　菌　164 ／(3) 細　菌　165 ／(4) マイコプラズマ　167
   (5) リケッチア　167 ／(6) クラミジア　168 ／(7) ウイルス　169 ／(8) プリオン　171
2. 細菌・ウイルスの分類 172
3. 有益な微生物—正常細菌叢— 173
4. 病原体の病原因子：なにが病気をおこすか 182
   (1) 病原体とは　182 ／(2) 細菌の病原因子　185 ／(3) ウイルスの病原性　191
   (4) 真菌（カビ）の病原因子　196 ／(5) 寄生虫・原虫の病原因子　198
   (6) プリオン　202 ／(7) バクテリオファージ　202
5. 病原微生物のゲノム 206
   (1) ゲノムの構造　207 ／(2) ゲノムの機能　211 ／(3) 病原ゲノム　213
   (4) 遺伝子の変異　214
6. まとめ 217

第Ⅴ章　感染免疫の仕組み

1. 皮膚・粘膜が病原体を防御する仕組み 221
2. 免疫の仕組み 222
   (1) 自然免疫　224 ／(2) 補　体　226 ／(3) 適応免疫（＝獲得免疫）　228
   (4) サイトカインと主要組織適合性抗原　231
3. 病原体を処理する抗体の種類とはたらき方 234
   (1) 液性抗体ガンマグロブリン（γIg）　234 ／(2) 細胞性抗体　236
   (3) 抗体の種類を選択する仕組み　237

4. 体内でおこる不都合な免疫反応……………………………………………………………239
      (1) 過敏症（アレルギー） 239 ／(2) 自己免疫疾患 240
  5. 免疫能の調節……………………………………………………………………………240
      (1) 免疫遺伝子……主要組織適合性抗原複合体（MHC）、ヒト組織適合性白血球抗原（HLA） 240 ／
      (2) 環境因子 241 ／(3) 正常細菌叢 241 ／(4) ホルモンとストレス 242
  6. 免疫の調節機能の障がいでおこる疾患…………………………………………………243
      (1) 先天性免疫不全症 243 ／(2) 後天性免疫不全症 243
      (3) 免疫担当組織、器官の障がい 243 ／(4) 人為的・医原的な免疫力の低下 243
      (5) 免疫応答の異常反応 243
  7. まとめ……………………………………………………………………………………244

第Ⅵ章　予防と治療

  1. 法律で規制されている感染症…………………………………………………………246
      (1) 感染症の予防および感染症患者に対する医療に関する法律 249
      (2) 病原体等安全取扱い管理の指針 251 ／(3) 学校保健法 251 ／(4) 予防接種法 251
  2. 滅菌・消毒（伝播経路の遮断）………………………………………………………252
  3. 化学療法…………………………………………………………………………………254
      (1) 選択毒性 254 ／(2) 薬剤感受性・耐性 255 ／(3) 抗菌力　殺菌作用と静菌作用 256
      (4) 薬剤の相互作用・副作用 256 ／(5) 抗菌薬の種類と作用点 258 ／(6) 薬剤耐性 261
      (7) 薬剤耐性の予防 264 ／(8) これからの抗菌薬 265
  4. ワクチン…………………………………………………………………………………266
      (1) ワクチンの種類 267 ／(2) 接種可能なワクチン　定期接種と任意接種 268
      (3) 受け身免疫 270 ／(4) 抗体医薬品 271 ／(5) ワクチンの副反応 272
      (6) これからのワクチン 273
  5. 対症療法　補助治療、防御能の強化・治癒の促進…………………………………274
  6. 感染予防の基本…………………………………………………………………………276
  7. 国際的な感染症管理システムの重要性………………………………………………279
  8. 予防と治療のまとめ……………………………………………………………………280

第Ⅶ章　変化する感染症とのかかわり方

  1. 病原体の適応変化：遺伝的変異………………………………………………………283
  2. 病原体の分布の変化……………………………………………………………………283
      (1) 地球の温暖化・気候変動 283 ／(2) 未開地域の病原体を外来者が文明圏へもちだす 285
      (3) 野生保菌動物、媒介動物・昆虫との接触 286 ／(4) 食肉獣鳥などの大量飼育 287
  3. ホストの感受性の変化：生活環境、文化、習慣などの変化…………………………288
      (1) 食生活・食習慣の変化 288 ／(2) 環境の整備、公衆衛生・環境衛生の改善 289
      (3) 人口構成の変化 290 ／(4) 風俗・生活習慣の変化 290
  4. 抗菌薬や医療技術の進歩の影響………………………………………………………291
  5. 新しい感染症の予防・対策……………………………………………………………292
  6. ワクチンの普及…………………………………………………………………………292
  7. まとめ……………………………………………………………………………………293

付　記

参考図書等 ·· 296
索　引 ·· 298

図　表

図Ⅰ-1	感染症とは ·················· 12	図Ⅳ-7	マイコプラズマのコロニーの走査電子顕微鏡像 ········ 170
図Ⅰ-2	ペストの流行記念碑 ······ 15	図Ⅳ-8	リケッチアの透過電子顕微鏡像 ··· 170
図Ⅰ-3	疱瘡神社 ······················· 15	図Ⅳ-9	クラミジアの透過電子顕微鏡像（右）と発育サイクル（左） ······ 170
図Ⅰ-4	観測された世界平均地上気温 ···· 26	図Ⅳ-10	ウイルスの形態と構造 ······ 171
図Ⅱ-1	感染の全体像 ·················· 30	図Ⅳ-11	グラム染色による病原細菌の分類 ···· 172
図Ⅱ-2	感染症経路 ···················· 33	図Ⅳ-12	ヒトの体表の常在細菌叢 ···· 176
図Ⅱ-3	さまざまな病原体・疾患の潜伏期間 ···· 37	図Ⅳ-13	ヒトの腸内細菌叢 ······ 176
図Ⅱ-4	組織の炎症反応 ············ 38	図Ⅳ-14	ヒトの糞便の顕微鏡像 ··· 178
図Ⅱ-5	感染症の経過 ················· 44	図Ⅳ-15	加齢に伴う糞便内細菌叢の変化 ··· 180
図Ⅱ-6	感染症の診断の流れ ······ 49	図Ⅳ-16	コッホの4原則・病原体の定義 ··· 182
図Ⅲ-1	上気道の構造（鼻孔、咽頭、喉頭、気管など） ······ 56	図Ⅳ-17	病原体の色々な病原因子 ···· 184
図Ⅲ-2	下気道系（気管支・肺）の構造 ···· 57	図Ⅳ-18	ウイルスの増殖と病原因子 ···· 191
図Ⅲ-3	風邪ウイルスが咽頭から気管支上皮を障がいする仕組み ···· 59	図Ⅳ-19	ウイルスの感染様式 ······ 192
図Ⅲ-4	消化管の構造 ················· 73	図Ⅳ-20	ウイルスの細胞変性効果 ···· 193
図Ⅲ-5	コレラ菌はコレラの世界的な流行を引き起こす！ ···· 76	図Ⅳ-21	日本住血吸虫のライフサイクル ···· 201
図Ⅲ-6	食中毒の病原体の分布と腹痛などの発症部位 ··· 77	図Ⅳ-22	バクテリオファージ ······ 203
図Ⅲ-7	泌尿器の構造 ················· 91	図Ⅳ-23	バクテリオファージの感染様式 ···· 203
図Ⅲ-8	男性泌尿器・性器の構造 ···· 92	図Ⅳ-24	細菌のゲノムの複製と表現形質の発現 ··· 207
図Ⅲ-9	女性泌尿器・性器の構造 ···· 92	図Ⅳ-25	遺伝子の基本構造 ······ 208
図Ⅲ-10	わが国のHIV感染者およびエイズ患者の年次推移 ··· 101	図Ⅳ-26	遺伝子からたんぱく質分子の合成経路のモデル ···· 209
図Ⅲ-11	HIV感染後の血中ウイルス量とリンパ球数の推移 ··· 102	図Ⅳ-27	大腸菌の病原因子のゲノム構造 ··· 212
図Ⅲ-12	HIV感染の臨床的経過 ··· 103	図Ⅳ-28	細菌に病源ゲノムをもちこみ、変異をおこすいろいろな様式 ···· 215
図Ⅲ-13	皮膚の構造 ···················· 105	図Ⅴ-1	感染免疫の概念図 ······ 222
図Ⅲ-14	床ずれ ··························· 110	図Ⅴ-2	免疫を担当する器官 ······ 222
図Ⅲ-15	眼球の構造 ···················· 124	図Ⅴ-3	血液細胞は全て骨髄幹細胞から分化してつくられる ···· 223
図Ⅲ-16	耳の構造 ······················· 128	図Ⅴ-4	病原体が体表から血管・全身へ到達する経路 ···· 225
図Ⅲ-17	口腔・歯肉の構造 ······ 130	図Ⅴ-5	貪食細胞が病原体や異物を処理する過程 ···· 227
図Ⅲ-18	脳脊髄と脳脊髄膜の構造 ···· 135	図Ⅴ-6	補体のカスケード反応 ··· 228
図Ⅲ-19	全身のリンパ系の循環 ··· 143	図Ⅴ-7	抗体産生の経路 ······ 229
図Ⅳ-1	生物の進化分類 ············ 162	図Ⅴ-8	免疫グロブリンGの構造と機能部位 ···· 235
図Ⅳ-2	病原微生物の形状の比較 ···· 162		
図Ⅳ-3	アメーバ（ゾウリムシ原虫） ··· 164	図Ⅴ-9	細胞性抗体の作用 ······ 236
図Ⅳ-4	真菌の構造とコロニー ··· 165	図Ⅴ-10	抗体の標的と作用効果 ··· 237
図Ⅳ-5	細菌の顕微鏡的な構造 ··· 166		
図Ⅳ-6	細菌の形態と構造 ········ 167		

図Ⅴ-11	免疫反応が自己の組織を障がいする…239
図Ⅴ-12	免疫・神経・ホルモンの相互調節作用 …242
図Ⅵ-1	感染症の予防と治療の基本 …246
図Ⅵ-2	抗菌薬の作用点 …259
図Ⅵ-3	院内感染がおこる因子・条件と管理責任の分担 …277
Column 5 図1	世界の蚊の分布と媒介病 …34
Column 5 図2	日本におけるヒトスジシマカとネッタイシマカの発生の北限と地球温暖化に伴う発生の可能地域の北上 …35
Column 6 図1	細胞の分化と再生 …46
Column 9 図1	結核患者数の年次推移 …71
Column 12 図1	細菌が皮下や粘膜下に侵入し、炎症・化膿・膿瘍をつくる過程を模式図で表す …107
Column 12 図2	黄色ブドウ球菌は多種多様な病原因子を産生する …107

表Ⅰ-1	第2～5類感染症（全数把握）の発症数 …13
表Ⅰ-2	第5類感染症（定点観測）の発症状況 …14
表Ⅰ-3	抗菌薬とワクチンの開発の歴史 …17
表Ⅰ-4	1980年以降に新たに発見・同定された病原体 …20, 21
表Ⅱ-1	感染症経路別にみた主たる病原体・疾患 …32
表Ⅱ-2	代表的な感染症の続発症・後遺症 …52
表Ⅲ-1	平成23年に発生した食中毒の原因病原体と発生件数 …78
表Ⅲ-2	食中毒の症状、媒介食品、原因菌の関係および対処法 …80, 81
表Ⅲ-3	食中毒など腸管感染症をおこしやすい食品類、付着しやすい病原体、処理法 …83
表Ⅲ-4	ウイルス性肝炎 …90
表Ⅲ-5	尿路関連感染症 …93
表Ⅲ-6	平成23年度5大性感染症の原因病原体別発生報告数 …96
表Ⅲ-7	性感染症 …98
表Ⅲ-8	エイズに随伴する感染症（病原体別）…104
表Ⅲ-9	皮膚の感染症 …106
表Ⅲ-10	感染症を媒介する蚊 …122
表Ⅲ-11	人獣共通感染症の宿主動物・病原体・伝播経路 …153
表Ⅳ-1	感染症をおこす微生物 …163
表Ⅳ-2	代表的な病原細菌の一覧 …168, 169
表Ⅳ-3	代表的な病原ウイルスの一覧 …174, 175
表Ⅳ-4	腸内細菌科の属種 …177
表Ⅳ-5	成人の腸内細菌叢を構成する主要な細菌種とその数量 …178
表Ⅳ-6	プロバイオチックスとして利用される菌種 …180
表Ⅳ-7	細菌の病原因子 …185
表Ⅳ-8	大腸菌の病原因子と環境汚染指標菌としての大腸菌群 …188
表Ⅳ-9	ウイルスの病原因子 …190
表Ⅳ-10	発癌ウイルス …194
表Ⅳ-11	真菌（カビ）の病原性種と疾患 …197
表Ⅳ-12	病原性原虫・寄生虫　分類表 …198
表Ⅳ-13	寄生虫・原虫が原因となる疾患 …199
表Ⅳ-14	プリオンによる疾患 …202
表Ⅳ-15	病原微生物のゲノム …206
表Ⅴ-1	感染は非特異的、自然免疫、適応免疫の3段階で防御される …220
表Ⅴ-2	免疫機能にかかわる白血球の種類と機能 …224
表Ⅴ-3	貪食機能のある白血球とマクロファージの相違 …225
表Ⅴ-4	Toll様受容体（TLR）の種類と結合する物質 …226
表Ⅴ-5	代表的なサイトカインを分泌する細胞、標的細胞、活性化される機能の例 …232
表Ⅴ-6	MHC 主要組織適合性遺伝子複合体 …233
表Ⅴ-7	免疫グロブリンの種類とその特徴 …235
表Ⅵ-1	新感染症法による感染症の分類 …247
表Ⅵ-2	感染症法に基づく特定病原体等の適正管理規制 …250
表Ⅵ-3	学校感染症法により出席停止処置をする感染症 …251
表Ⅵ-4	滅菌法 …252
表Ⅵ-5	消毒法 …253
表Ⅵ-6	主な抗生物質の作用点と耐性の機構 …257
表Ⅵ-7	主な抗ウイルス薬の作用点と標的ウイルス …258
表Ⅵ-8	主な抗真菌薬の作用点と適用 …258
表Ⅵ-9	日本で接種可能なワクチン …267

表Ⅶ-1	感染症の変遷をもたらす条件・因子…282		ウイルス性出血熱・脳炎 …………286
表Ⅶ-2	地球温暖化が感染症に及ぼす影響……284	Column 13 表1	ダニの病原性と
表Ⅶ-3	過去40年間に新たに発生した		ダニが媒介する病原体と感染症………120

コラム

1	ペストの流行記念碑	16
2	天然痘：疱瘡神社からワクチンによる撲滅まで	18
3	風土病　地方病	22
4	インフルエンザの2009年のパンデミック	24
5	病原体媒介「蚊」の生態	35
6	組織細胞の分化と再生	46
7	風邪の治療法と予防法	58
8	誤嚥性肺炎	65
9	結核　いまも発病者が増えている感染症	71
10	腸管出血性大腸菌の食中毒	79
11	法律による食中毒の報告・防止策	82
12	黄色ブドウ球菌の病原性	107
13	ダニの病原性と媒介感染症	120
14	らい菌　Mycobacterium *leprae*	138
15	細菌叢の菌数・密度の調節―クオラム・センシング	179
16	メタゲノム解析：マイクロバイオーム	181
17	人工培養できない病原菌、生きているが培養できない病原菌 〜宿主・寄生体間の遺伝子交雑〜	183
18	わが国のフィラリア症と日本住血吸虫症の征圧	200
19	非翻訳性（ノンコーディング）RNA	210
20	遺伝子の突然変異	214
21	薬剤耐性の発見	216
22	貪食細胞の異物処理（スカベンジャー）：活性酸素、分解酵素、デフェンシン	227
23	プロテアソーム	228
24	免疫の1次応答と2次応答	230
25	免疫寛容	234
26	自然免疫力の強化	238
27	ハンセン病の社会史に学ぶべきこと	248
28	「土」は抗菌薬の宝庫	260
29	メチシリン耐性黄色ブドウ球菌　MRSAはどうして出現したか？	262
30	植物の抗菌作用と漢方薬	264
31	食品の表示	275
32	生命倫理の厳守	293

凡例・用語

感染症：微生物が原因となるすべての疾患
伝染病：感染症と同じ意味として用いられるが、特に伝染性が強い疾患をさす
流行病：特定の期間に、特定の地域や集団で、通常より高い頻度で発生する疾患
風土病：特定の地域にかぎって、長期間にわたって多発、あるいは遷延している疾患
汎流行（パンデミック）：地域や人種・年齢にかかわらず広い範囲にわたり急速に伝播し流行すること
散発流行：一定の地域、あるいは一定期間に散発的に発生すること
日和見感染：通常は病気の原因とならない微生物が、ホストの免疫力が低下したときに感染症をおこす
院内感染：病院に入院し、医療行為によって感染する感染症。入院患者のみならず医療従事者も感染しうる。入院前にすでに感染していた場合は該当しないが、退院後に発症した場合には院内で感染した可能性を排除できない
感染症の名称：感染部位に「炎」とつける場合：肺炎、胃腸炎など
原因病原体を疾患名とするもの：コレラ、腸チフス、グラム陰性嫌気性菌感染症など、慣用化されて混乱しやすいのが現状
 菌名と病気名が同じ場合は病原体名に「症」をつけて表すが、一般には略す場合もある
 例）結核菌−結核（症）、コレラ菌＝コレラ
人・ヒトの表記：人は人格を伴う場合、ヒトはホモサピエンス・動物としての表現
障がい：障害、障碍、傷害があるが、意味を読者の判断に委ねる
ホスト：病原体により病気にかかる宿主をホストと総称
病原体：病原微生物、病原細菌、病原ウイルス、起因微生物などをすべて病原体とする
医学用語：できるだけ平易にかな書きとする　例）嘔吐＝おう吐、痙攣＝けいれん
 化学療法に使用する抗菌薬は、抗菌剤、抗生物質、と同義語として使用
 初出の用語、一般的でない難解な用語を欄外に注釈
 病原体あるいは生物体の最小単位を「コ」として表現。病原体の密度は7コ／mℓのように表記
 図・表の出典で「日本細菌学会教育用映像素材集2003」は教材集と略記

第Ⅰ章
感染症の今昔とこれらの問題点

　感染症はホストと病原体の「共生関係」であるという観点にたって、20世紀以降、今日まで発生した感染症の種類とその変遷を概観して、過去20年間の再興・新興感染症を検証します。この章ではまず、感染症の用語や病原体の名称に親しむことにします。

1. 感染症はホスト（ヒト）と病原体との共生の一場面

注1 ホスト
病原体が寄生する動物。本書では病原体に感受性のあるヒトと同義語に扱う。

　感染症は、肉眼ではみえない微生物が原因でおこる疾患で、それを健康なホスト[注1]（ヒトなどの宿主）へうつす病気です。原因となる微生物を病原体といい、病原体がホストへ侵入して増殖することを、「感染する」といいます。一方ホストは、病原体の増殖を抑えて感染に対抗しようとする能力、すなわち免疫力を備えています。ホストの体内で病原体と感染防御機能との攻防で炎症がおこります。炎症は感染防御反応のひとつで、障がいを受けた組織や器官の機能を修復する機構です。

注2 病態
病気にかかった個体の病的な臨床的、病理的、生理的などの総合的な状態をいう。

　体内で増殖した病原体は、特有な炎症反応の病態[注2]をおこします。増殖した病原体をホスト外へ排出し、排出された病原体はさらに健康人へ感染を広げます。病原体にとっては、ヒトに感染して増殖することは種属維持の必然の手段であり、ヒトと共生するひとつの形態でしかないのです。感染を生態系の一部の現象としてとらえれば、図I-1のようになります。

　感染症は、病気として次のような特徴があります。
① 原因となる病原体がある
② 病原体は体内で増殖し、特定の臓器・組織・細胞のはたらきを障がいする
③ ホストは固有の感染防御反応で病原体に対抗する
④ ホストと病原体は局所あるいは全身の炎症反応をおこす
⑤ 病原体に対する免疫抗体が治癒を促進し、再感染を防ぐ

注3
「新感染症予防法」と分類、感染症名についてはp247参照。

　わが国でどのような感染症が発症しているか、医療機関から厚生労働省へ報告されている感染症の種類[注3]と発症件数を表I-1と表I-2に

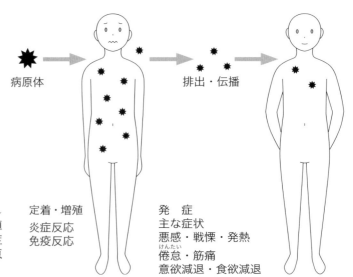

図I-1　感染症とは
感染症は病原体がホスト（宿主）に感染して増殖し、ホストの防御機能を破って増殖し続けるとホストは病気を発症する。発症後、ホストは病原体を体外へ排出し、病原体は新たなホストへ伝播する。

病原体　　　　　　　　　排出・伝播

定着・増殖　　　　　　発症
炎症反応　　　　　　　主な症状
免疫反応　　　　　　　悪感・戦慄・発熱
　　　　　　　　　　　倦怠・筋痛
　　　　　　　　　　　意欲減退・食欲減退

表 I-1　第2～5類感染症（全数把握）の発症数

感染症法による第2～5類感染症で、厚生労働省が全数を把握する感染症。データは2007～2009年のものだが、現在でもこの傾向に大きな変化はみられない。最新情報は国立感染研究所のホームページに詳しい

感染症の種類	平成22年 1～12月	平成21年 1～12月	平成20年 1～12月
第2類感染症	件	件	件
結　核	26,866	26,996	28,459
第3類感染症			
コレラ	11	16	45
細菌性赤痢	235	181	320
腸管出血性大腸菌感染症	4,134	3,889	4,321
腸チフス	32	29	57
パラチフス	21	27	27
第4類感染症			
A型肝炎	347	115	169
E型肝炎	66	56	44
エキノコックス症	17	27	23
オウム病	21	21	9
Q　熱	2	2	3
コクシジオイデス症	1	2	2
ツツガムシ病	407	465	442
デング熱	244	93	104
日本紅斑熱	132	132	135
日本脳炎	4	3	3
ブルセラ症	2	2	4
マラリア（すべての型を含む）	70	56	56
野兎病	0	-	5
ライム病	11	9	5
レジオネラ症	751	717	892
レプトスピラ症	22	16	43
第5類感染症			
アメーバ赤痢	843	786	871
ウイルス性肝炎（E型肝炎およびA型肝炎を除く）	221	223	238
急性脳炎（ウエストナイル脳炎、西部ウマ脳炎、ダニ媒介脳炎、東部ウマ脳炎、日本脳炎、ベネズエラウマ脳炎およびリフトバレー熱を除く）	242	526	192
クリプトスポリジウム症	16	17	10
クロイツフェルト・ヤコブ病	172	142	151
劇症型溶血性連鎖球菌感染症	122	103	104
後天性免疫不全症候群（キャリア、AIDS（エイズ）、その他）	1,553	1,446	1,565
ジアルジア症	77	70	73
髄膜炎菌性髄膜炎	7	10	10
先天性風疹症候群	0	2	-
梅毒（すべての型を含む）	621	691	827
破傷風	106	113	123
バンコマイシン耐性黄色ブドウ球菌感染症	0	-	-
バンコマイシン耐性腸球菌感染症	120	116	80
風　疹	87	147	293
ハシカ（麻疹）	447	732	11,012
新型インフルエンザ等感染症			
新型インフルエンザ（A/H1N1）		12,654	-

示します。**表Ⅰ-1**は医療機関が厚生労働省へ発生件数を報告する義務がある疾患で、発症した全数を把握します。**表Ⅰ-2**は一定の医療機関を定点として、そこで発症が認められた数から全体の発生状況を概算するものです。

細菌感染症としては結核（p71コラム9参照）がもっとも多く、腸管出血性大腸菌感染症、レジオネラ症、梅毒など、いずれも予防法も治療法も確立している疾患が上位を占めています。ウイルス性疾患で

表Ⅰ-2　第5類感染症（定点観測）の発症状況

感染症法による第5類感染症で、厚生労働省が指定した医療機関が確認した患者数から全国的に推計した発症数

感染症の種類	平成21年1～12月 年間報告件数	1定点当たり報告件数	平成20年1～12月 年間報告件数	1定点当たり報告件数
インフルエンザ（トリインフルエンザおよび新型インフルエンザ等感染症を除く）	3,068,082	643.34	621,447	131.89
ライノウイルス感染症	35,012	-	53,252	-
咽頭結膜熱	34,529	11.43	65,943	21.86
A群溶血性連鎖球菌咽頭炎	221,732	73.37	278,990	92.47
感染性胃腸炎	814,793	269.62	1,056,747	350.26
水痘	202,732	67.09	224,835	74.52
手足口病	68,578	22.69	145,185	48.12
伝染性紅斑	17,281	5.72	19,257	6.38
突発性発疹	94,713	31.34	103,305	34.24
百日咳	5,208	1.72	6,753	2.24
ヘルパンギーナ	75,666	25.04	113,709	37.69
流行性耳下腺炎	104,568	34.60	65,361	21.66
急性出血性結膜炎	503	0.75	843	1.25
流行性角結膜炎	16,745	24.84	24,266	36.06
細菌性髄膜炎	462	1.00	410	0.89
無菌性髄膜炎	644	1.39	744	1.61
マイコプラズマ肺炎	8,465	18.24	9,738	21.03
クラミジア肺炎（オウム病を除く）	550	1.19	659	1.42
性器クラミジア感染症	26,045	27.10	28,398	29.25
性器ヘルペスウイルス感染症	7,760	8.07	8,292	8.54
尖圭コンジローマ	5,270	5.48	5,919	6.10
淋菌感染症	9,285	9.66	10,218	10.52
メチシリン耐性黄色ブドウ球菌感染症	23,359	49.70	24,898	52.75
ペニシリン耐性肺炎球菌感染症	4,773	10.16	5,257	11.14
薬剤耐性緑膿菌感染症	452	0.96	460	0.97

資料：健康局結核感染症課「感染症発生動向調査」
わが国内では、第1類感染症であるエボラ出血熱、クリミア・コンゴ出血熱、痘そう、南米出血熱、ペスト、マールブルグ病、ラッサ熱の感染報告はない。

は後天性免疫不全症候群、ハシカ（麻疹）があります。いろいろな見方ができますが、いずれも不可抗力で発症する疾患ではなく、治療と予防が可能な疾患です。**表 I-2**は身近な疾患で、一般に「流行」する可能性があり、発症件数が多い感染症です。各個別にみればワクチンか、個人の衛生管理で予防できる疾患です。

　感染症は、致死的なもの、症状に重い・軽いがあり、また、自然に治癒するものまで多種多様です。世界的に流行した致死的な感染症は、文明の歴史とともに記録が残っています。たとえば、古代文明の発祥地のエジプトでは、紀元前1160年のエジプト王ラムセスⅤ世のミイラの頭蓋骨に、天然痘の「あばたの痕」が残っています。そのような痕跡は世界各地で見つかっています。

　時代が下って14世紀には、ヨーロッパでペスト（黒死病）が汎流行（パンデミック）し、当時のヨーロッパ人口の4分の1が死亡したとの記録があります。その災いを忘れないよう、ヨーロッパ各地の都市や教会などに「ペストの塔」（**図 I-2、コラム1**）が建立されています。記念塔はペストで死んだ人々への鎮魂と、ふたたび恐ろしい流行をおこさないとする人々の祈りをこめて、いまも建ち続けています。先進的な医学文明、医療文化が普及しても感染症は征圧されていません。

　感染症の原因が「病原体」であり、病原体がヒトからヒトへ「病気をうつす」ことが明らかになったのは18世紀、むしろ19世紀になってからです。それまでは、「呪い」「祟り」「怨霊」とかが原因とされ、神秘的なものと恐れられていました。たとえば、わが国に天然痘が流行した時代（17世紀）には、神社を建立し、治癒や予防の祈願をしています（**図 I-3、コラム2**）。

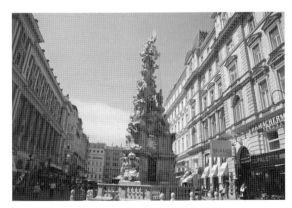

図 I-2　ペストの流行記念碑
14世紀にヨーロッパ全土を襲うペストの流行があった。ヨーロッパ各地にペスト撲滅・予防の祈りをこめて碑が建てられている。この写真はウイーンの中心街に建てられたもので、いまも人々に感染症は汎流行するものであることを喚起・想起させ警告を発している。

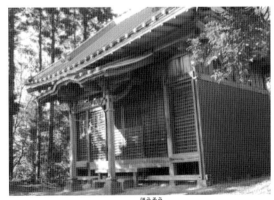

図 I-3　疱瘡（ほうそう）神社
17世紀、日本でも天然痘が全国的に流行した。天然痘の防御・治癒を祈願して各地に神社が建てられた。原因が不明な時代には感染症の対策・予防に「困ったときの神頼み」があった。写真は、いすみ市下原862の疱瘡神社。

注4 ルイ・パスツール
Louis Pasteur（1822-1895）フランスの化学・微生物学・免疫学者。発酵・腐敗や感染症は微生物のはたらきであることを立証し、生命の自然発生説を実証的に否定。免疫の概念を提唱し、種々の弱毒ワクチンを作製。パスツール研究所の創設者。

注5 ロバート・コッホ
H. Robert Koch（1843-1910）ドイツの細菌学者。結核菌、コレラ菌などを発見し、コッホの4原則を提唱して感染症医学を確立した（p182参照）。多数の国際的細菌・免疫学者を養成し、北里柴三郎、志賀潔などがわが国の感染症研究・教育・政策を確立した。

注6 北里柴三郎（きたさと しばさぶろう）
1852-1931年、わが国の細菌学の創始者。ドイツのコッホのもとへ留学し、破傷風菌、ペスト菌などを発見。ジフテリアや破傷風に対する抗毒素血清療法を確立。わが国の感染症研究・教育の創始者で北里研究所の創設者。

　病原体が初めて発見されたのは、いまから約150年前、1860年ころです。ルイ・パスツール注4やロバート・コッホ注5らの先駆的な研究者により、そのころ世界的に流行していたコレラや結核の病原体が発見・同定されました。また、ドイツへ留学した北里柴三郎注6が破傷風菌を、その弟子である志賀潔注7が赤痢菌を発見しています。いわゆる「微生物の狩人」注8が活躍して多くの病原体（主として細菌）が発見・同定されました。

　19世紀ころは、感染症の治療や予防の根本的な方策はありませんでした。しかし、古代中国の人々は、「1度病気にかかると2度と同じ病気にかからない」ことや「天然痘の瘡蓋を鼻から吸い込むと天然痘にかからない」など、いまでいう免疫の概念を認めていました。1798年にエドワード・ジェンナー注9が、天然痘の予防に、ウシ天然痘にかかった乳搾り女の膿＝ワクシニア＝を自分の息子フィリップスに注射することで天然痘を予防できることを、実験的に示しました。このことが、ワクチンが伝染病の予防に有効であることを示した最初です。

　その後、血清学や免疫学という概念が確立していなかったにもかかわらず、パスツール（狂犬病ワクチン）や北里（ジフテリア抗毒素）らは、感染症にかかったホストにはその感染を防御する血清（抗血清、免疫血清）ができていることをみいだし、それが感染症の治療・予防

---

column 1

ペストの流行記念碑

　数千年も昔からペスト菌は極東地域のげっ歯類のあいだで流行していました。1348年1月、アジア地方から香辛料を積んだ輸送船が、イタリアのジェノア港へ揚げ荷をし、荷物とともにペスト菌を持ち込んだようです。ペスト菌は瞬く間にヨーロッパ全土へ伝播・拡散し、ペスト（黒死病）は翌年の1349年12月にはロンドンまで流行が拡大しました。中世の時代にとって肺ペスト（ヒトからヒトへ空気伝播する）は死亡率が高く強力な伝染力をもつ、恐ろしい伝染病でした。夏には腺ペスト（感染ネズミからノミが媒介する）が猛威を振るいました。当時は原因がわからず、悪霊の祟りだ、神の天罰だなどと恐れられ、患者は幽閉されたり殺害されたり悲惨な歴史が絵画などの記録に残っています。致死率は50％以上で、イギリスでは2年半の流行のあいだに総人口の3分の1、約100万人以上が死亡し、ヨーロッパ全体では2,500万人が死亡したとの記録があります。この惨事の再発を防ぐために、ヨーロッパ各地に「ペスト流行記念塔」が祈りをこめて建立されています。

　ペストは近世まで流行が続きましたが、1894年、香港で流行した黒死病から北里柴三郎とイェルシンがペスト菌を発見して治療・予防法が確立しました。現在では未開地で野生動物に接触する人に稀に発症しているだけで、わが国では発症例はありません。感染症は起因病原体を同定・特定することが第一で、原因がわかれば具体的な治療・予防処方が決まります。逆に原因が不明であれば、いたずらに不安と恐怖が先行します。このことは現在でも世界中で共通の現象で、熱帯のウイルス性出血熱やインフルエンザ、SARS（重症急性呼吸器症候群）などの流行は世界をパニックに陥れ、震撼させています。

表 I-3 抗菌薬とワクチンの開発の歴史

ワクチン（試作品を含む）が薬物の開発に先行して利用された

発見発明年	抗菌薬	ワクチン	抗ウイルス薬
1798		天然痘	
1850	ゼンメルワイス産じょく熱予防		
1867	リスター石炭酸消毒法		
1879		コレラ	
1881		炭疽菌	
1882		狂犬病	
1890		破傷風毒素	
1891		ジフテリア抗毒素	
1896		腸チフス菌、コレラ菌	
1897		ペスト菌	
1910	サルバルサン		
1921		結核菌（BCG）	
1926		百日咳菌	
1929	ペニシリン		
1935	サルファ剤	黄熱ウイルス	
1938		発疹チフスリケッチア	
1940	ペニシリン		
1944	ストレプトマイシン		
1945		インフルエンザウイルス	
1947	クロラムフェニコール		
1948	テトラサイクリン		
1952	エリスロマイシン		
1953		ポリオウイルス（不活化）	
1954		日本脳炎ウイルス	
1955	セファロスポリン		
1957	カナマイシン	アデノウイルス4、7型	インターフェロン
1960	メチシリン		
1962	セフェム系（βラクタム）	ポリオウイルス（生ワクチン）	抗ヘルペス・ヨードデオキシウリジン
1963			抗インフルエンザ・アマンタジン
1964		ハシカウイルス	抗天然痘・マルボラン
1967		ムンプスウイルス	
1970		風疹ウイルス	
1971	セファマイシン		
1974		水痘ウイルス	
1977	ニューキノロン	肺炎球菌	
1977		髄膜炎菌	
1980	第3世代セフェム系		抗ヘルペス・アシクロフィール他
1981		B型肝炎ウイルス	
1985		インフルエンザb菌	
1992		A型肝炎ウイルス	
			抗インフルエンザ・ザナビル他
1998		ロタウイルス	
1999			抗インフルエンザ・オセルタミビル他
1999			抗HIV剤多種類
2006		ヒトパピローマウイルス	

病原体が発見・同定されると、ただちにワクチンの作製が試みられている。

注7 志賀 潔（しが きよし）
1870-1957年、志賀赤痢菌の発見者。北里柴三郎の門下生で、コッホの元へ留学。わが国の細菌学研究・教育に貢献。化学療法の発展に貢献。

注8 微生物の狩人
19世紀から20世紀にかけて多くの細菌学者が微生物を発見した。この時代に活躍した微生物学者を狩人と呼び、著した本の名前。ポール・ド・クライブ著、秋元寿恵夫訳、1980、岩波文庫。

注9 エドワード・ジェンナー
Edward Jenner（1749-1823）イギリスの医学・動物学者。天然痘予防のための種痘法を開発。

注10 緒方 洪庵（おがた こうあん）
1810-1863年、医師・蘭学者。

注11 秦 佐八郎（はた さはちろう）
1873-1938年、細菌学者。

に有効であることを示しています。わが国でもジェンナーの「種痘」が伝来し、緒方洪庵注10（1858年）らにより天然痘の予防に「種痘」が全国的に普及しました。

感染症の治療は、ホストの自然治癒力をひきだし、利用することを試みていたことになります。表I-3に示すように、ワクチンは病原体の発見と同時に開発されました。自然治癒力の科学的な根拠を究明すべく免疫学は発展しており、いまもなお、その探求は続いていますが、感染症の治療の根本はホストの免疫力であることにはかわりがありません（ワクチンについては第VI章参照）。

感染症に対する薬物療法は、病原体発見から40年以上も遅れて開発されています。1910年、秦注11とエールリヒ注12が、梅毒にサルバルサン酸が有効であることを発見したことを契機に、化学療法剤の開発競争が始まりました。

1929年、フレミング注13が偶然にアオカビからペニシリンを発見し、これをフローリー注14とチェーン注15が1940年に再評価し、実用化して、抗菌化学療法が本格化しました（表I-3）。これがワックスマン注16により抗生物質と命名され、感染症の特効薬として広く使用されるようになると、感染症による死亡者数が急速に減少し始めました。その後、

column 2

天然痘：疱瘡神社から ワクチンによる撲滅まで

天然痘（痘瘡、疱瘡）はわが国でも753年ころから流行し、『日本書紀』などにも多くの為政者が感染した記録があります。一度流行し始めると多くの犠牲者（死者・後遺症）がでて、民衆の恐怖感をあおっていました。厄病、疫病として恐れられ、原因がわからないだけに、流行地域では疱瘡神社、疱瘡大明神などを祀り、ただただ恐れて病気にかからないことを神頼みに祈るだけでした。いまでも日本全国各地にその名残として疱瘡神社があります。

しかしこの疫病に1度感染すると2度と感染しない（免疫）ことが知られていたようで、流行時にあらかじめ軽度に感染することが試みられていたようです。1750年以前から、中国や欧州では痘蓋を鼻から吸入したり、痘瘡を糸で傷つけその膿を健康人の皮膚に塗りつけることで人工的な免疫獲得が行われていました。わが国でも1790年に緒方春朔が息子にそれを試みた記録があります。1776年、ジェンナーは種痘（牛痘）が科学的に有効であることを実証し、その後に種痘が実用化されました。わが国でも1830年、緒方洪庵により大阪に除痘館が開設され全国的に普及し、流行は激減しました。1885年には国として種痘法が制定され、天然痘の本格的な征圧が始まりました。1966年、世界保健機関（WHO）は全世界の天然痘の根絶を目指してすべての人にワクチンを接種する活動を始め、1980年に天然痘撲滅宣言を発表しました。

迷信や風聞などで恐れられていた流行性疾患を、全世界の人がワクチン接種をしたことで、根絶できた成功例の第1号です。ヒトだけが感染する病原体の撲滅を目指して、いま、ポリオやハシカなどを対象に国際的なワクチン接種のプロモーションが進んでいます。

ストレプトマイシン、クロラムフェニコール、テトラサイクリンなど各種の抗生物質がめざましい速さで開発され、感染症の治療が劇的に改善されました。そのため、1950年代後半には、感染症は完全に征圧されたとみなされ、感染症は過去の疾患とさえいわれ始めました。

　抗生物質は、もともと真菌（カビ）や細菌が産生する天然の抗菌物質を精製して利用していましたし、1960年以降、化学的合成による合成抗生物質も開発されました。これらを利用し始めた当初には、抗菌効果が顕著であった薬剤が、頻繁に利用されるようになると、これが効かない病原細菌すなわち薬剤耐性菌が出現し始め（p216 コラム21参照）、その菌による感染症が再発するようになりました。1970〜1980年に薬剤耐性菌による感染症が再発して流行し始めたことから、国際的にこれらの疾患を「再興感染症」と呼ぶことになりました。

　1980年ころから、分子生物学や免疫学の新しい医療技術の発展により、それまでは原因が不明であった感染症の病原体が発見・同定されるようになり、これを「新興感染症」と命名しました。以前より病原体であると認知されていた細菌から、新しい病原因子が発見され、国際的に流行し始めた感染症もあります。世界保健機構（WHO）はこの事態を重要視して、これらを「新興・再興感染症」と名づけ、国際的な警告を発して総合的な対策を始めました。

　なぜ、世界的に新興・再興感染症が発生してきたのでしょうか。感染症は、原因となる病原体とホストであるヒトとの共生の一形態です。共生の形態は、生物が育む自然環境の変化と、ホストの生活環境の変化とともに変遷するのは当然です。どんな変化が、なにを、どのように変化させているのか、その実像をしっかりとらえることは、感染症を克服するうえで重要なキーポイントとなります。

注12　パウル・エールリヒ
Paul Ehrlich（1854-1915）ドイツの生化学者・細菌学者。

注13　アレクサンダー・フレミング
Alexander Fleming（1881-1955）イギリスの細菌学者。唾液などから抗菌作用のあるリゾチームを発見。1920年代にアオカビからペニシリンを発見。フローリーとチェーンが1940年以降に実用化。1945年、この3名がノーベル生理学・医学賞受賞。

注14　ハワード・ウォルター・フローリー
Howard Walter Florey、Baron Florey（1898-1968）オーストラリアの生理学者、1945年度ノーベル生理学・医学賞を受賞。

注15　エルンスト・ボリス・チェーン
Ernst Boris Chain（1906-1979）イギリスの生化学者、1945年度ノーベル生理学・医学賞を受賞。

注16　セルマン・エイブラハム・ワックスマン
Selman A. Waksman（1888-1973）アメリカの微生物学者。土壌微生物を研究し、ストレプトマイシンを産生する菌を発見。産生物質を抗生物質と名づけた。1952年ノーベル生理学・医学賞受賞。

2. 新しく病原体が発見された疾患（新興感染症）

　1980年以降、新しく発見・同定された病原体を表I-4に示します。エボラ出血熱やクリミア・コンゴ出血熱、ラッサ熱、マールブルグ出血熱などの病原体である出血熱ウイルスは、いずれもアフリカを起源としています。しかし、発見・同定されたのは、1970年ころにヨーロッパのいわゆる「文化国家（Industrialized Countries、Civilized Countries）」へ伝播されてからです。隔絶され閉鎖状態にあった地域へ、先進国が開発と称して侵入した結果、その土地への訪問者が感染し、その感染者が帰国後、病原ウイルスが同定・発見されました（コ

注17 BSE (Bovine Spongiform Encephalopathy)：狂牛病
ウシが麻痺をおこしたり、音や接触に対して過敏な反応をするようになり、進行すると運動機能がおかされて立てなくなるなどの症状を示す。プリオンが脳の神経細胞を海綿のように「スカスカ」に変性し、全身の神経麻痺をおこし致命的。ヒツジの眠り病も同じような病態をおこす。

注18 スタンリー・ベン・プルシナー
Stanley Ben Prusiner(1942-)アメリカの生化学者、1997年ノーベル生理学・医学賞を受賞。

注19 ライム病
p146参照。

ラム3)。

また、ウシの狂牛病（伝染性海綿状脳症：BSE注17）の病原体がプリオンであることは、1981年にプルシナー注18により発見・同定されました。それまでは独立した疾患とみなされていた、ニューギニアのヒト・クールー病やヒツジ・スクレピー病（眠り病）、アリューシャン列島のミンク病、ヒトのクロイツフェルト・ヤコブ病などが、プリオン（第Ⅳ章p171参照）により惹起されることが明らかになりました。

1977年に集団発生した肺炎からレジオネラ菌が、またライム病注19からボレリア・ブルグドルフェリが発見されました。1992年には、新型のコレラ菌O139型がインド・アジア地域で流行しました。そのとき、旧来のコレラ菌O1型は一時影を潜めましたが、現在はふたたびコレラ菌O1型によるコレラが流行しています。

環境常在菌であり強い病原因子をもたないアシネトバクターやセラ

表Ⅰ-4　1980年以降に新たに発見・同定された病原体

発見年	病原微生物・病原因子	主たる疾患	発症状況・発見の意義
1957～1979	フンニウイルス、マチュポウイルス、マールブルグ熱ウイルス、ラッサウイルス、エボラウイルス、リフトレバー熱ウイルスなど出血熱の原因ウイルスが発見され、レジオネラも病原細菌としてこのあいだに同定されている		
1980	成人T細胞白血病ウイルス（HTLV-1）	成人T細胞白血病（ATL）	発症数は漸減しているが、いまだに全国に広がっている。感染経路は母乳
1981	プリオン	狂牛病、ヒト海綿状脳症、クロイツフェルト・ヤコブ病	1997年にプルシナーが発見。ノーベル賞受賞。病牛の抹殺で感染拡大を防止
1981	黄色ブドウ球菌のスーパー抗原	毒素ショック症候群（TSS）	スーパー抗原はグラム陽性菌に広く分布し、早期の診断により治療・予防が可能になった
1982	腸管出血性大腸菌O157:H7（EHEC）ベロ毒素	出血性下痢、溶血性尿毒症症候群（HUS）	毎年全国で数千例が集団・散発的に発生。早期診断・治療・予防が可能。ウシレバー生食禁止
1982	ボレリア・ブルグドルフェリ	ライム病	野外活動の活発化で発症数が増加している。治療法が確立された
1983	ヒト免疫不全ウイルス（HIV-1）	エイズ（AIDS）	わが国の感染者約8,000名。なお漸増中。抗ウイルス薬の開発がされたがワクチンは未開発。遺伝子変異による薬剤耐性が続出
1983	ヘリコバクター・ピロリ	胃炎・胃潰瘍	抗菌薬により再発性の胃炎・胃潰瘍が完治するようになった。2005年、バリー・マーシャルとロビン・ウォレンがノーベル賞受賞
1984	ヒトパルボウイルスB19	伝染性紅斑（リンゴ病）	ワクチンの開発が可能
1988	E型肝炎ウイルス（HVE）	E型肝炎	わが国ではシカ肉の生食で感染例。ワクチンを開発
1988	ヒトヘルペスウイルス7（HHV6）	突発性発疹	

チアが医療器具に混入して院内感染をおこした例もあります。

　後天性免疫不全症（AIDS[注20]、エイズ）は、1981年、アメリカ・ロサンゼルスでカリニ肺炎などの日和見感染[注21]にかかった同性愛男性から最初に発見され、その原因がレトロウイルスのヒト免疫不全ウイルス（HIV-1[注22]、エイズウイルス）であると同定されたのは1983年です。エイズは現在も全世界にまん延していますが、ウイルスの起源は中央アフリカであると考えられています。現在、全世界で感染者数3,200万人以上、死者210万人以上（2007年）（日本では2011年現在、感染者数13,913人、エイズ患者1,450人）を記録しています（p100参照）。

　これらの新しい病原体の発見に、科学技術の進展がおおいに寄与しています。新たに発見された病原体に対して、新たな治療法が開発されていますが、病気そのもの、病原体そのものが撲滅されたわけではありません。

注20　AIDS（エイズ）
Acquired Immune Deficiency Syndrome (p100参照)。

注21　日和見感染（症）
健常人には病原性を示さない、あるいは病原性が非常に弱い微生物が、特に感染防御能の低下した人に感染すること。原因となる微生物、特に細菌などを日和見感染菌という。

注22　HIV-1
ヒト免疫不全ウイルス、Human Immunodeficiency Virus

発見年	病原微生物・病原因子	主たる疾患	発症状況・発見の意義
1989	C型肝炎ウイルス（HVC）	C型肝炎	インターフェロンによる治療の開発　ワクチンは未開発
1992	ビブリオ・コレラO139	コレラ	国際的な調査・協力で防疫
1992	ヒトヘルペスウイルス7（HHV7）	突発性発疹	ワクチン開発を可能に
1992	ボルデテラ・ヘンゼレ	ネコひっかき病	
1993	シンオプレウイルス	成人呼吸窮迫症候群	
1993	ハンタウイルス	ハンタウイルス肺症候群	
1994	シビアウイルス	ブラジル出血熱	
1997	トリインフルエンザウイルス：A/H5N1	重症インフルエンザ	日本では2008年に問題化、国際協力、国内防疫体制で防止
1998	ウエストナイル熱ウイルス	ウエストナイル熱	アメリカで流行
1999	ニパウイルス	マレーシアで脳炎	オオコウモリ-ブタ-ヒト感染。地域流行がある
2002	ノロウイルス	下痢	ノーワークウイルスから改名。2004年から冬期下痢症として日本国内で流行
2003	SARSウイルス（コロナウイルス科）	重症急性呼吸器症候群（SARS）	WHOが主導して国際的な防疫に成功。世界的に約8,000人が罹患、人獣共通感染症
2008	ヒトパピローマウイルス（HPV）	子宮頸癌	因果関係を証明、ワクチンの接種を推奨。ハウゼンはノーベル賞受賞
2009	新型インフルエンザウイルスA/H$_1$N$_1$	インフルエンザ	A型H$_1$N$_1$の変異株。低免疫力の人は注意
2009	SFTSウイルス（ブニヤウイルス科）	重症熱性血小板減少症候群	マダニにより媒介。わが国でも発症死亡例あり
2012	MEPSウイルス（コロナウイルス科）	中東呼吸器症候群	感染経路は不明、2013年7月現在死者40名

注23 SARS
重症急性呼吸器症候群、Severe Acute Respiratory Syndrome (p154参照)。

2002～2003年には、中国奥地を発生源とする重症急性呼吸器症候群（SARS）注23が発生し、シンガポールやカナダへも飛び火して感染者数8,098人、死者774人の犠牲者をだしました。その原因ウイルスは、ヒトの鼻孔・咽頭にも常在するコロナウイルスの一種であることが、2003年には判明しました。この感染症が世界的に広まった原因のひとつに、当初、中国政府が流行の発生を公表せず、自国内でのみ対処しようとしたために対策が遅れたことがあると指摘されています。最終的には、国際的な協力・監視により、774人（推定）の死者をだしながら、2003年には一応の終息をみました。この感染症の流行では、

① 感染症は国際化していること
② 伝播はきわめて迅速であること
③ 正しい情報公開が必須であること
④ 国際的な監視機構を確立しなければならないこと

など大きな教訓を残しました。

column 3

風土病　地方病

　ある特定の地域に限局して発生する疾患を風土病あるいは地方病ないし地域病といいます。環境因子（河川水の汚染や食べ物など）や特定の風土・文化により特定の病原体が原因となる感染症です。わが国では水俣病やイタイイタイ病、スモン病さえも風土病とみなされた歴史がありますが、これらは飲料水に混入した鉱毒によるものでした。これに対して一定の地域の動物・昆虫に媒介される感染症があります。日本紅斑熱（原因はマダニ媒介リケッチア、徳島県）、ツツガムシ病（原因はツツガムシが媒介するオリエチア、山形県、秋田県、新潟県、埼玉県、その他の河川敷）、日本住血吸虫症（山梨県、広島県など）などの感染症がありました。流行地域は他の地域からの偏見・差別に苦しんだ歴史がありますが、現在では原因・治療・予防法が明らかになり発症数は激減しています。しかし、わが国から消滅した疾患でも国際的には流行地、特に開発途上の熱帯地方にはまだまだ風土病とみなされている感染症があります。風土病の流行地に住む人たちは不顕性感染などにより自然免疫あるいは適応免疫を獲得しており、罹患率は比較的低いのですが、外部からその地を訪れた人はその地の風土病にかかりやすいといわれます。アフリカなどの未開発地を訪れた人は、それまでに曝露したことがないその地の風土病の病原体に接すると感染しやすく、そのまま自国の都市へもち帰り、流行を広めることがあります。ラッサ熱やマールブルグ熱など多くのウイルス性出血熱は、もとは風土病であったものを、訪問者が文化国家へもち帰り発病しました。未知な病原体は風土病から広がる可能性は大きいと考えられています。

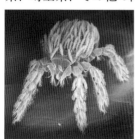

ツツガムシ（多村　教材集）

3. 既知の微生物に新しい病原因子が発見・同定された疾患（再興感染症）

　ヒトに常在している細菌がじつは病原体であったもの、環境のなかに普遍的に常在して無害な雑菌とみなされていた細菌が実際には病原性を発揮しているもの、感染症と疑われていた疾患の病原体が決定されたもの、普通の感染症の原因菌から強い病原因子が発見されたもの、新しい薬剤耐性を獲得した病原体の出現などがあります。また、ホストの感受性の変化が関係して病原性が明らかになったものなどもあります。それらは、新しい科学的な技術で発見されたものもありますが、一方では、見逃されてきたものや医療技術の進歩で医原的におこったものなどもあります。いくつか例をあげます。

　胃にらせん状の細菌がいることを、1919年、小林六造[注24]がみいだしていましたが、病原菌としては同定されていませんでした。1983年になって、バリー・マーシャル[注25]とロビン・ウォレン[注26]らが、自分を人体実験に供して、これが胃潰瘍・胃炎の原因となっていることを証明し、ヘリコバクター・ピロリ（ピロリ菌）と命名しました。慢性化した胃潰瘍や萎縮性胃炎は抗菌薬で除菌することで、治療することが可能となってきました。

　従来の病原菌が新しい病原因子をもっていることが発見された例としては、黄色ブドウ球菌のスーパー抗原[注27]と腸管出血性大腸菌が代表例です。1981年、アメリカで黄色ブドウ球菌感染症により2名が死亡し、その症例の解析から、黄色ブドウ球菌が免疫系をかく乱する抗原（スーパー抗原）を産生していることが明らかにされました。これを機に、それ以後、溶血性連鎖球菌やエルシニアなど他のグラム陽性菌も同類のスーパー抗原を産生していることが判明しました。

　また、腸管出血性大腸菌は、1982年にアメリカの代表的な食品「ハンバーガー」による食中毒から同定され、そののちにこの菌は赤痢菌と同じベロ毒素[注28]を産生していることが解明されました。この毒素遺伝子をもつ大腸菌の血清型はO157:H7（p188参照）であり、それ以前の記録にはカナダで下痢の原因と報告された以外には注目されていなかった血清型です。その後、わが国では1986年に幼稚園や学校給食で大きな食中毒の原因となり、現在でも毎年4,000人以上の患者が発症しています。

　環境に常在する細菌で、従来は病原性がないとみなされていた細菌が院内感染をおこすことがあります。アシネトバクターやセラチアなどによる肺炎、敗血症がこの例です。抗菌薬の効かない薬剤耐性菌が市中感染、院内感染の原因となります。メチシリン耐性黄色ブドウ球菌（MRSA[注29]）、バンコマイシン耐性腸球菌、多剤耐性結核菌、ペニシリン耐性肺炎球菌などなど馴染みのある病原体が次々と耐性を獲得

注24　小林 六造（こばやし ろくぞう）
(1887-1969)慶應義塾大学教授、北里研究所副所長を兼務。国立予防衛生研究所長、国立癩（らい）研究所長。

注25　バリー・マーシャル
Bary James Marshall（1951-）オーストラリアの微生物学者。1982年ピロリ菌の培養に成功。胃潰瘍患者から分離培養したピロリ菌を自分で飲み、胃潰瘍を発症（自己人体実験）することを証明。2005年ノーベル生理学・医学賞受賞。

注26　ロビン・ウォレン
John Robin Warren(1937-)オーストラリアの病理学者。1979年カンピロバクター・ピロリを胃内に発見。その診断キットを開発。2005年ノーベル生理学・医学賞受賞。

注27　スーパー抗原
免疫抗体の産生を調節するTリンパ球（CD4陽性ヘルパーT細胞）へ直接はたらき、抗体やサイトカインを過剰に産生させて免疫系をかく乱するたんぱく質抗原。

注28　ベロ毒素
詳しくはp189参照。

注29　MRSA
メチシリン耐性黄色ブドウ球菌、Methicillin-resistant Staphylococcus aureus（コラム29p262参照）

しています。

ウイルスもまた再興感染症の重要な原因です。

2009年には世界的にインフルエンザが流行しました（**コラム4**）。原因ウイルスはH1N1型で、1918年の世界大流行をおこしたスペイン風邪の病原ウイルスと同じ型でした（p195参照）。しかし、2009年に分離されたウイルスは、以前のウイルス株とは外層のたんぱく質にわずかな変異が生じており、新型インフルエンザとして国際的に流行する（パンデミック）兆しがありました。わが国では国内で自然発生した変異株が全国的に流行しました。流行が懸念されていたトリインフルエンザH5N1は、ヒトには感染せず、大流行をおこしませんでした。2013年にはさらに新しいトリインフルエンザH7N9の感染が中国で確認され、すでに21人が死亡しています。そのウイルスの毒性は明らかでなく、おそらくブタあるいは鳥類のなかで流行し、ヒトに感染するように変異したのかもしれないといわれています。このようにインフルエンザウイルスは頻繁に変異して再興感染症となります。

山野に棲息するマダニがヒトに感染を伝播することが明らかになっています。2011年、中国から重症熱性血小板減少症候群（SFTS[注30]）が報告され、その原因は、山野に棲息するマダニの一種が保有するブニヤウイルス（SFTSウイルス）であると同定されました。マダニによ

注30 SFTS
重症熱性血小板減少症候群、Severe fever with thrombocytopenia syndrome virus（p156参照）。

インフルエンザの2009年のパンデミック

インフルエンザウイルスは感染力が強く、個人が疾患に対処するだけではなく、集団的・社会的な対応が必要です。2009年に世界的なパンデミックをおこした経過を追ってみます。

2009年4月12日、メキシコ南部の町でインフルエンザ様の患者が発生しました。続いて4月15～17日、カリフォルニア州南部の町で、同じような症状の患者が発生しました。そのため、WHOは4月25日にこれを緊急事態ととらえ、27日、ヒトからヒトへ同じような症状が発生したことから、パンデミック・フェーズⅣとして感染症拡大の危険を喚起しました。

6月11日、WHOは国際感染症対策フェーズⅥという最高警戒基準を発して、インフルエンザのパンデミックの宣言をしました。しかし、感染の経路をはっきり追跡することはできませんでした。このあいだの報道を顧みると、「新型猛毒ウイルスインフルエンザ」「毒性の高いウイルス」など危機感をあおるような報道が目につきます。

日本国内では約2,000万人（6人に1人）が感染したと推計されましたが、死亡率は100万人について0.2人、イギリスでは2.2人、カナダでは2.8人で、それに比べてわが国では一桁も少ない数値でした。

このパンデミックは、8月に一応の終息宣言がだされました。2011年5月16日現在の集計では、世界的に214か国に感染が広がり、18,097人が死亡したと報告されています。日本では大流行しないで、死亡者もきわめて少なかった理由は、2009年2月、厚生労働省がトリインフルエンザA/H5N1のパンデミックを想定して「新型インフルエンザ対策行動計画」を立てており、これに則り、新型インフルエンザに対応し

る咬傷からウイルスが感染し高熱を発する疾患をおこすことがわかったのですが、じつは2013年にわが国でも独自に発症して死者があったと報告されました。中国の例では、2009年6～9月の調査で感染者171名、うち死者21名でした。

普通の風邪の原因とみられていたウイルスに病原性が強い種類があることが発見されました。その一例はコロナウイルスです。2013年、サウジアラビアなどの中東諸国ではコロナウイルスによる熱性呼吸器疾患（MERS[注31]）が発生しました。原因ウイルスは2002年、中国で発生したコロナウイルスと類似したウイルスです。

新規ウイルスや病原体の変異による感染症の発生とは別に、すでにヒトに常在しているヒトパピローマ・ウイルスが子宮頸癌の原因であったこともわかりました。これを早期に防止するために、12歳までの女性には予防接種をすることが義務づけられました。しかし、その副作用の問題はまだ解決されていません（p270参照）。

現在は原因不明とされている疾患のうち、感染症であると推察されている疾患も多くあります。ベーチェット病、川崎病、アテローム性動脈硬化、リュウマチやサルコイドーシス[注32]など自己免疫疾患は、きっかけとなる感染症があるのかもしれません。ヒトの感染症はヒトと病原体との相互関係で発症するので、ヒトをとりまく環境とヒトの

注31 MERS
中東呼吸器症候群、Middle East Respiratory Syndrome（p157参照）。

注32 サルコイドーシス
類上皮細胞肉芽腫病変を主とする原因不明の全身性疾患。主に肺、眼、皮膚に病変が出現する。臨床症状は肉芽腫による圧迫症状と機能障がいで、臓器の組織へ侵襲することは少ない。治療によって、あるいは自然に消退することがある。

---

column 4

たためでした。これに対して、多少厳格すぎたという批判もありますが、結果的には正しい対処法でした。強い感染力をもつ感染症の対応には政府機関の早期・適切な介入が必須であることを示す好例でした。

感染症のフェーズⅠ～Ⅵ

WHOにおけるインフルエンザパンデミック・フェーズ（厚生労働省HPより）

フェーズ1（前パンデミック期）
ヒトから新しい亜型のインフルエンザは検出されていないが、ヒトへ感染する可能性をもつ型のウイルスを動物から検出した。

フェーズ2（前パンデミック期）
ヒトから新しい亜型のインフルエンザは検出されていないが、動物からヒトへ感染するリスクが高いウイルスが検出される。

フェーズ3（パンデミックアラート期）
ヒトへの新しい亜型のインフルエンザ感染が確認されているが、ヒトからヒトへの感染は基本的にない。

フェーズ4（パンデミックアラート期）
ヒトからヒトへの新しい亜型のインフルエンザ感染が確認されているが、感染集団は小さくかぎられている。

フェーズ5（パンデミックアラート期）
ヒトからヒトへの新しい亜型のインフルエンザ感染が確認され、パンデミック発生のリスクが大きな、より大きな集団発生がみられる。

フェーズ6（パンデミック期）
パンデミックが発生し、一般社会に急速に感染拡大している。

後パンデミック期
パンデミックが発生する前の状態へ、急速に回復している。

体内環境が病原体を変異させる要因となります。なぜ、感染症は変化しているのか、その要因をしっかり見守ることが、感染症の予防・対策には必須の作業となります。

再興感染症の治療は、病態の詳細が解明されるとともに改善されてきました。感受性のある抗菌薬の選択、重症症状に対する対症治療法、原因となる病原因子に対する薬剤およびワクチンなど、従来の感染症治療法を深化させてきました。今後は、新興・再興感染症がどのような原因で出現したかを解析して、さらに新たな感染症の出現を厳しく監視しながら、新たな治療・予防法・対策法を開発し普及しなければなりません。

4. 新しい感染症が発生する背景

新病原体や新病原因子の出現にはいろいろな条件が関与しています。ひと口でいえば「生態系」がかわれば感染症がかわります。それらを分析すると、次のような要因があげられます。このことは第Ⅶ章で詳しく検討します。

① 病原体がかわる（変化・変異する）
　　病原体の遺伝子が適応変異する
② 病原体の分布がかわる
　ⅰ）地球の気候変動・温暖化（図Ⅰ-4）
　ⅱ）未開地、自然環境の開発へ人が侵入・接触した野外活動
　ⅲ）野生保菌動物、媒介動物との接触の機会の増加

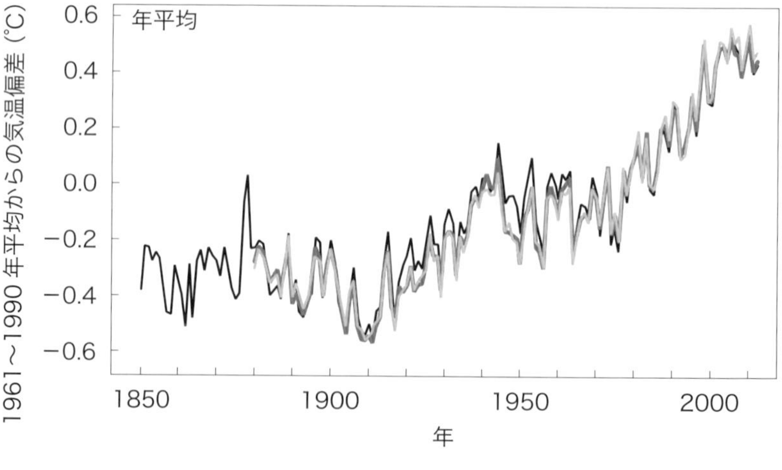

図Ⅰ-4　観測された世界平均地上気温
（陸域＋海上）の偏差（1850～2012年）
1961年から1990年の世界気温（3セットのデータ）を基準として各年の偏差を表している。1980年ころから右肩上がりに平均温度が上昇していることがわかる（気象庁データ）。

ⅳ）食肉獣鳥などの大量飼育
③ ホストの感受性の変化
　　生活環境、文化、習慣などの変化
　　ⅰ）食生活・食習慣の変化
　　ⅱ）環境の整備・改善
　　ⅲ）人口構成の変化
　　ⅳ）風俗・生活習慣の変化
④ 抗菌薬剤や医療技術の進歩の影響

5. まとめ

　感染症は人類の歴史とともにあり、古くて新しい病気です。1940年に抗菌薬が発明され、1980年ころまでには感染症は「征圧された病気」(under control) とみなされていました。しかし、その後に新しい病原体の出現・発見、新しい病原因子の発見、抗菌薬耐性病原体の出現など、感染症が新たな顔をして新興し、再興してきました。人類社会のあらゆる面での「グローバル化」に伴い、地球環境が大きくかわり、疾病構造やその予防対策も大きく変容しています。なにが、どのように感染症に影響を与えているかを解析し、実態を把握し、個人から国際社会まで一貫した対策をすることが感染症征圧の鍵となります。

第Ⅱ章
感染症の症状と病態

　病原体に感染し、発病するまでの経過を概観し、感染症の一般的な特徴をとらえます。病原体、感染源、伝播経路、病原体の毒力、宿主のいろいろな抵抗力、病態の特徴などを総括的に概観し感染症の病態を把握します。

感染症は、感染して発症し治癒するまで、病原体の種類によりそれぞれ独特の経過をたどりますが、感染者（ホスト）の感受性や抵抗性、環境条件などが病態に大きな影響を及ぼします。感染症の成立にかかわる条件と因子を図Ⅱ-1に示します。

病原体は、特異的な場所（ニッチ）やもの（感染源）に棲息しており、独特の経路でホストへ接触し（感染症経路）、侵入します（侵入門戸）。ホストへ侵入すると、病原体は増殖し、増殖した病原体はふたたびホストから環境へ放出され、さらに健常者へ感染するという循環を繰り返して棲息し続けます。この循環をどこかで断ち切れば、感染症は克服・撲滅できるはずです。

1. 感染源

感染源とは、病原体が生育・生存している場所・物体をいいます。感染しているホストは、ヒトでも動物でも感染源です。感染者が排出する痰や便などの排泄物、分泌物と、それらが付着した食品や器具、物体などが感染源となります。感染者は感染の初期から完全に治癒するまで原因病原体を体内で増殖させ、いわゆる保菌状態にあり、他のホストへ病原体を伝播する可能性がもっとも高い状態です。

病原体は、排出物、分泌物などのなかで生き続けて感染力を維持していますが、そこで増殖し続けることは稀です。しかし、環境の温度・湿度・栄養条件によっては増殖したり、病原体によっては異常に

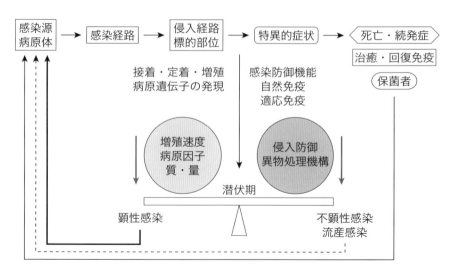

図Ⅱ-1 感染の全体像
感染症用語の整理

増殖して感染力を強めます。感染源となりやすい物体と、注意をすべき病原体の関係は次のとおりです。

① 病巣の膿・分泌物・浸出物……黄色ブドウ球菌、連鎖球菌、腸球菌などグラム陽性菌[注1]、緑膿菌、クレブシラ、淋菌などのグラム陰性菌、疣ウイルス、ヘルペスウイルスなど。
② 喀痰・飛沫……呼吸器疾患起因病原体（結核菌、肺炎球菌、黄色ブドウ球菌、連鎖球菌、緑膿菌、インフルエンザ菌、レジオネラ、ライノウイルス、インフルエンザウイルス、アデノウイルスなど）、全身性ウイルス感染（ハシカウイルス、風疹ウイルス、ノロウイルス、流行性耳下腺炎など）
③ 食材残渣・食器……腸管感染起因菌・ウイルス（食中毒起因菌およびウイルス）
④ 尿……性器感染症、膀胱・尿路炎起因菌類、真菌（カビ）など
⑤ 大便・吐物……腸管感染症起因菌・ウイルス、その他の糞口感染する病原体
⑥ 医療廃棄物……ガーゼ、包帯、シーツ類、注射器・針、カテーテル、マスク、手袋、おしめなど、患者の保有する病原体
⑦ 医療機器……各種カテーテル、創傷処置機器（はさみ、ピンセットなど）、内視鏡などの検査器具、呼吸管理関連機器など

注1 グラム陽性球菌
第Ⅳ章1-(3)細菌の分類(p165およびp172)を参照。

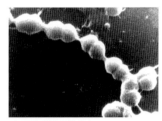

連鎖球菌(教材集)

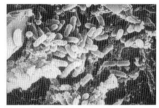

緑膿菌(教材集)

2. 感染（伝播）症経路と侵入門戸

感染症経路とホストへの侵入門戸は、病原体の種類によりそれぞれ特徴があります。ちなみに、「伝播」経路と「感染」経路は同義語的に使用されますが、ここでは、伝播は病原体を主語とするのに対して、感染はホスト側を主語とすることとします。

伝播の経路には、集団のなかで流行・伝播する水平伝播と、母体から胎児・新生児へ伝播する垂直伝播があります。

（1）水平感染（伝播）

環境の空気、水、食物、動物、昆虫、医療機器、食器など多様な媒体物が病原体を伝播し、集団に感染を広げます（表Ⅱ-1、図Ⅱ-2）。

1）空気感染

咳やくしゃみで気道や口腔の分泌物とともに病原体を排出します。くしゃみは時速150 km以上の高速で空気を動かし、一度のくしゃみでウイルスなら15,000コ（PFU）[注2]をまき散らします。病原体は粘液

注2 病原体の数え方
凡例およびp162参照。

などに包まれて小粒子（エアロゾル）となって埃などとともに2m以上、浮遊・飛散します。乾燥に強く、温湿度の変化に耐える結核菌や炭疽菌や多くのウイルス、特に呼吸器感染ウイルス、ハシカウイルス、風疹ウイルス、水痘ウイルスなどが空気感染をします。

2) 飛沫感染

咳やくしゃみに伴って病原体が病巣から分泌物や粘液と一緒になった飛沫や飛核となって飛散するため、患者に近い距離（2m以内）で感染します。空気感染と厳密な区別はできませんが、病原体では結核菌、抗酸菌、レジオネラ、インフルエンザウイルス、ノロウイルスなどが伝播されます。

3) 水系感染

環境水や人工浄化していない飲料水などが担体となって伝播します。上水道が完備されず、環境水や下水道が混流する地域では伝播

> 注3 Q熱（コクシエラ症）
> リケッチアの一種であるコクシエラ・バーネッティによる感染症。1930年代にオーストラリアで多発した。経気道感染する熱性疾患で、頭痛、筋肉痛、関節痛などを伴い、肺炎、肝炎、髄膜炎などの症状を伴う。2週間で症状は改善するが、一部では慢性へ移行して心内膜炎などを発症する。

表Ⅱ-1 感染症経路別にみた主たる病原体・疾患

感染経路	伝播症経路の特徴	主たる疾患・病原体
空気感染	感染源から呼気により不特定多数に伝播、もっとも危険	ポリオ、結核、ジフテリア、トリインフルエンザ、ハシカ、風疹、流行性耳下腺炎、水痘、手足口病
飛沫感染	咳・痰などにより感染源から1～2m範囲内で伝播	SARS、インフルエンザ、風邪、マイコプラズマ肺炎、百日咳、ノロウイルス
接触感染	感染源へ皮膚・手指などで直接接触し、他人へ接触（ヒトが媒介）など	皮膚化膿症、メチシリン耐性黄色ブドウ球菌、インフルエンザ、赤痢、腸管出血性大腸炎、ノロウイルス、ヘルペス、若年性いぼ、表皮真菌症
糞口感染	感染者の糞便を経口摂取する（環境循環を含め）、水系感染	コレラ、赤痢、腸管出血性大腸炎、腸チフス、パラチフス、ノロウイルス
媒体物感染	食物、食器、タオルなどを介して	A型肝炎、E型肝炎、ボツリヌス、メチシリン耐性黄色ブドウ球菌、流行性結膜炎、細菌性およびウイルス性食中毒
動物媒介	イヌ、ネコ、家畜、実験動物など	Q熱[注3]、狂犬病、炭疽、野兎病、オウム病、腎症候性出血熱
蚊媒介	地域特有および季節的	黄熱、マラリア、デング熱、日本脳炎、各種脳炎
ノミ、ダニ媒介	野生温血動物に寄生、森林・野原などに分布し、ヒトへ接触・吸血	ペスト、ツツガムシ病、日本紅斑熱、発疹チフス、ライム病、クリミア・コンゴ出血熱、アルゼンチン出血熱、熱性血小板減少症候群
輸血・性行為感染	粘膜接触、輸血・血液製剤、性行為	B型肝炎、C型肝炎、後天性免疫不全症、淋病、梅毒、性器ヘルペス症、性器クラミジア、コンジローマ
院内感染	閉鎖空間内で病原体の密度が高く、濃厚感染がおこりやすい	日和見感染症、薬剤耐性菌感染症、呼吸器感染症、消化器感染症、泌尿器感染症、敗血症
垂直感染	妊産婦から胎児、新生児へ感染	風疹、トキソプラズマ症、淋病、梅毒、B型肝炎、後天性免疫不全症
医原性感染	手術、医療機器など人為的に媒介	肺炎など呼吸器感染症、泌尿器感染症、敗血症
	感染した移植臓器	プリオン、HIV、B型肝炎
	留置カテーテル、自家感染症	膀胱炎、敗血症、肺炎
土壌・環境水	皮膚外傷や塵芥・飛沫など	レジオネラ症、破傷風、炭疽

範囲が広くなり、集団感染や汎流行をおこす可能性があります。食品媒介と厳密な区別はできませんが、水系感染は流行範囲が広く、コレラ菌、腸チフス菌、サルモネラ菌、赤痢菌、腸炎ビブリオ菌、大腸菌、カンピロバクター、レジオネラ、ポリオウイルス、腸管ウイルス、A型肝炎ウイルス、アメーバ赤痢菌、ジアルジア、クリプトスポリジウム、ランブルギョウチュウ、レプトスピラなどが伝播されやすい病原体です。

4) 食品媒介感染

病原体が付着した食物を食べることで感染します。調理中に混入・付着させることが多いため、調理や盛り付け、包装などの衛生管理を徹底すればこの感染症経路は遮断できます。サルモネラ、カンピロバクター、腸炎ビブリオ菌、赤痢菌、ウエルシュ菌、黄色ブドウ球菌、ボツリヌス菌、溶血性連鎖球菌、各種大腸菌、エルシニア、セレウス菌などの食中毒起因菌は食品に付着し伝播されます。

5) 動物媒介感染

ハエなどが機械的に病原体を付着して媒介伝播するのではなく、野生動物やペットなどに寄生している病原体を、吸血昆虫である蚊、ノ

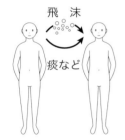
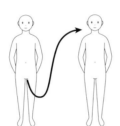
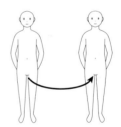
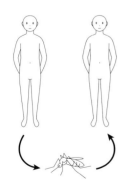
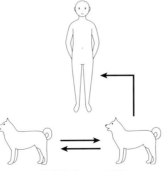
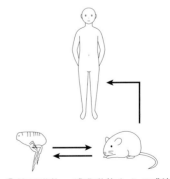

図Ⅱ-2 感染症経路

ミ、シラミ、ダニなどがとりこみ、ヒトを刺したり、咬んだり、吸血するときに伝播します（**コラム5**）。マラリア原虫、デング熱ウイルス、日本脳炎ウイルス、発疹チフスのほか、日本紅斑熱、ライム病など動物由来の人獣共通感染症の病原体が含まれます。

6）接触伝播・間接接触感染

感染者と直接接触したり、感染者が使用した衣類や食器などから伝播します。また、感染者をケアする医療従事者や看病人が媒介伝播す

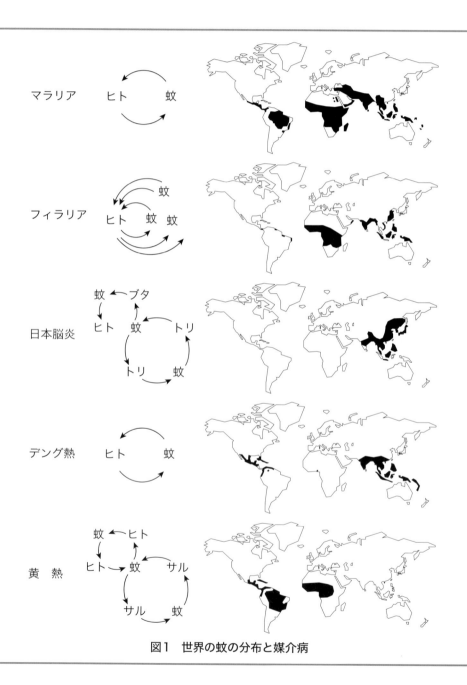

図1　世界の蚊の分布と媒介病

ることがあります。院内感染の防止にもっとも留意しなければならない経路です。真菌（カビ）、常在菌、ウイルスなどが含まれます。

7）性的接触感染

感染者との性行為（粘膜接触）や輸血によって伝播します。性行為感染症の病原体である淋菌、梅毒トレポネーマ、HIV、陰部ヘルペス、コンジローマと、輸血によるB型肝炎ウイルス、C型肝炎ウイルスなどがあります。

---

column 5

病原体媒介「蚊」の生態

蚊はヒトよりはるかに古く7,000万〜1億年以前から地球上に棲息し、その生存様式は地域の生態系（温度、湿気、水、森林、動物種など）により多様性があります。それは蚊という生物が強い環境適応力を備えて地球上で進化してきたからだといわれます。蚊の種類は多く、現在では約3,000種類以上もあるといわれます。

病原体を媒介する蚊の伝播方法は図-1に示すようにいろいろです。

ハマダラカはマラリアに感染したヒトから吸血して他のヒトへ伝播し（都市型循環）、フィラリアは複数属の蚊がヒトを吸血し、他のヒトへ媒介します。日本脳炎ウイルスは森林山野でトリなどをホストに循環していますが、たまたまコガタアカイエカがブタを吸血して感染させ、感染ブタを吸血した蚊がヒトを吸血するとヒトに感染します。黄熱ウイルスは森林内で動物間を循環しています（森林型循環）が、動物を吸血したヤブカがヒトを吸血するとヒトに感染します。デング熱ウイルスは感染したヒトをヒトスジシマカ（p148参照）かネッタイシマカが吸血し、ヒトへ伝播するので、人口密度の高い地域、都市で流行しやすくなります。

蚊の生態にもっとも大きな影響を与える条件は「年間平均温度」です。図-2に示すように、わが国でも温暖化の影響をうけて蚊の分布が北へ北へと移動しています。デング熱を媒介する蚊は全国に分布しています（図-2）。

（池庄司敏明　「蚊」　東京大学出版会　1993）

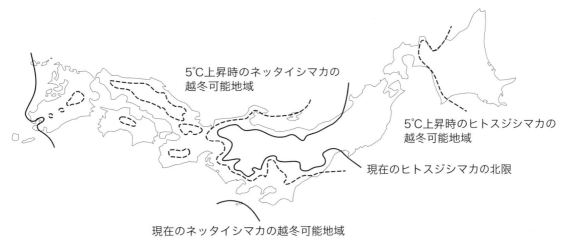

図2　日本におけるヒトスジシマカとネッタイシマカの発生の北限と地球温暖化に伴う発生の可能地域の北上

8) 医原性感染

医療の実施に際して感染を助長することがあります。外科手術、内視鏡検査、呼吸補助器や尿管カテーテルを装着する際に皮膚や腸管の常在菌を気管へ挿入したり、会陰部や尿道口の常在菌を膀胱へ押し込むなどの不注意によって人工的に感染させることもあります。特にコンプロマイズド・ホスト[注4]では、腸管の常在菌を気管支へ医原性に伝播することがあります。また、輸血や血液製剤（グロブリンやアルブミン）、凝固因子などの注射で、混在菌やウイルスを注入することもあります。

注4 コンプロマイズド・ホスト
免疫力の低下したホスト。

(2) 垂直感染（伝播）

妊婦が胎児へ病原体を伝播することを垂直感染といいます。その経路には、胎盤感染（伝播）と産道感染（伝播）、経授乳感染（伝播）の3つがあります。

1) 胎盤感染

妊婦が感染者あるいは保菌者である場合、病原体は胎盤を通過して胎児へ伝播します。感染すると、多くは胎生3〜5か月で重大な発生障がいが生じ、内臓の奇形や生後に精神発達障がいなどがおこります。病原体として、梅毒トレポネーマ、風疹ウイルス、サイトメガロウイルスなどがあります。

2) 産道感染

出産時に産道で胎児が感染する場合です。病原体は胎盤を通過しないものの、産道で母体の血液に接触して感染します。帝王切開で出産すればこの危険性は回避できます。HIV-1、B型肝炎ウイルス、サイトメガロウイルス、淋菌などがこの経路で伝播します。

3) 経授乳感染

産後、病原体が母乳に高濃度に分泌され、新生児に伝播する場合です。母乳にはグロブリン抗体（IgG、IgA）が含まれていますが、母体が病原体を保存し、乳汁に分泌している場合には乳児が感染します。典型的な例は成人T細胞白血病ウイルス（HTLV-1）です。この疾患は潜伏期が長く、受乳児が成人になって発症する白血病です。

(3) 侵入門戸

病原体が侵入する身体の部位のことを侵入門戸といいます。空気および飛沫伝播する病原体は呼吸器から、食品を介して伝播するものであれば消化管から、動物媒介されるものは皮膚の刺傷、咬傷などから伝播されます。マラリアは蚊の吸血により感染しますが、感染者からの輸血などでは伝播せず、マラリア原虫に感染したハマダラカに吸血されなければ感染しません。マラリア患者に直接接触しても、マラリア原虫はヒトからヒトへは伝播しません。同じように、日本脳炎やデ

ング熱も、伝播するヒトスジシマカがいなければヒトからヒトへは感染しません。伝播の媒介は蚊ですが、侵入門戸は皮膚であり、蚊に刺されないように皮膚を防護すれば感染しません。病原体はそれぞれ特殊な侵入門戸から感染するのでその部位での感染防御が可能です。すなわち、個人レベルの感染予防対策では感染症経路とともに侵入門戸を清潔に衛生管理することが重要です。

3. 潜伏期

　ホストは病原体の感染に対してさまざまな感染防御機能を備えています。侵入した病原体とホストの防御機能との攻防の前哨戦の期間が、潜伏期です。潜伏期の症状は、全身倦怠、食欲不振、微熱などの不定愁訴[注5]がほとんどです。また、潜伏期間は、病原体の種類により、数時間から数年に及ぶものまでさまざまです（図Ⅱ-3）。この潜伏期の長短は、病原体の増殖速度（世代時間、分裂時間）で決まります。食中毒をおこす腸炎ビブリオ菌は1世代の分裂時間が7〜10分と早く増殖するため、潜伏期間は数時間です。コレラ菌やサルモネラの潜伏期間は1〜2日以内です。これに対して、腸管出血性大腸菌は、少量の菌数（10〜100コ）が胃酸に耐えてゆっくり大腸まで運ばれて増殖するので、潜伏期間は2〜7日と長くなります。

　感染性腸炎、特に食中毒は細菌・ウイルスの種類により潜伏期間に

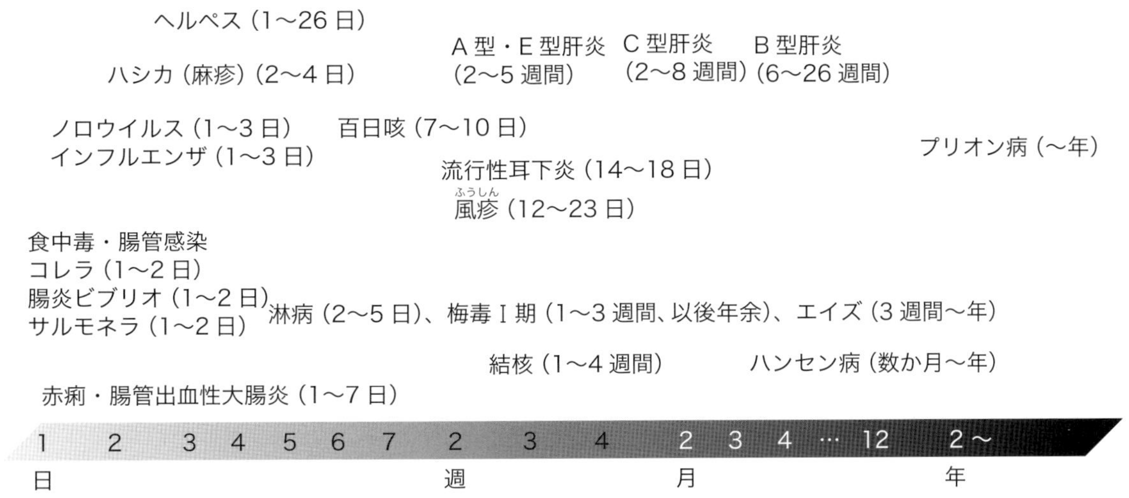

注5　不定愁訴
全身倦怠、頭痛、抑うつ気分など、時と場合により多彩な症状を訴えること。

ヘルペス（1〜26日）
ハシカ（麻疹）（2〜4日）
A型・E型肝炎（2〜5週間）　C型肝炎（2〜8週間）　B型肝炎（6〜26週間）
ノロウイルス（1〜3日）　百日咳（7〜10日）
インフルエンザ（1〜3日）
流行性耳下炎（14〜18日）
風疹（12〜23日）
プリオン病（〜年）
食中毒・腸管感染
コレラ（1〜2日）
腸炎ビブリオ（1〜2日）
サルモネラ（1〜2日）　淋病（2〜5日）、梅毒Ⅰ期（1〜3週間、以後年余）、エイズ（3週間〜年）
結核（1〜4週間）　ハンセン病（数か月〜年）
赤痢・腸管出血性大腸炎（1〜7日）

1　2　3　4　5　6　7　2　3　4　2　3　4　…　12　2〜
日　　　　　　　　　　週　　　　　　月　　　　　　　　　年

図Ⅱ-3　さまざまな病原体・疾患の潜伏期間

特徴があることから、感染から発症までの時間は、起因病原体を診断するための重要な情報となります。

　結核菌は世代時間が24～48時間と長く、発症するために必要な菌数に増殖するまでに数週間から数か月かかることから、潜伏期間が非常に長くなります。インフルエンザウイルスやノロウイルスは、感染後数時間で典型的な症状をおこしますが、同じく腸管から感染するポリオウイルスは7～14日と長くなっています。B型肝炎ウイルス、C型肝炎ウイルスは数か月間、エイズウイルスは感染からエイズ発症までに1年から10年以上かかります。

　このように、潜伏期間は病原体の種類によりさまざまです。潜伏期間中は、ホストと侵入病原体が攻防を繰り広げており、特有な症状は現れませんが、この期間中、病原体はホスト内で増え続けており、感染者は保菌状態にあります。感染している本人は感染源であるという自覚がなく普通に生活して他人に接触することが多いため、もっとも危険な感染源となります。感染のまん延を防止するために、感染した疑いのある人は潜伏期間を自覚して、自ら節制しなければなりません。また、海外の流行地を旅行したり、流行地域で感染者に接した人たちは帰国後に一定期間、疑われる病原体の潜伏期間を超えて保護観察することが必要です。

4. 発症の病態と症状

免疫・免疫機構については第Ⅴ章で詳しく記述します。

　感染症では、器官・臓器・組織などに炎症がおこります。この炎症はホストの防御反応のひとつであり、障がいを修復する過程です。炎症反応がたとえ局所的であっても全身的な症状がおこります。

（1）炎症の病理（図Ⅱ-4）

　外来の病原体に対してホスト体内では防御機構がはたらき、感染し

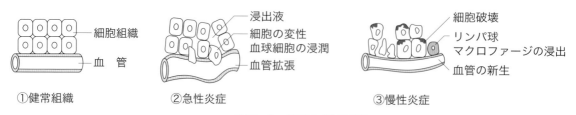

図Ⅱ-4　組織の炎症反応

た組織内で炎症をおこします。炎症をおこすと、その部分に痛みが生じ、熱っぽくなり、赤く腫れます。この疼痛、発熱、発赤、腫脹が炎症の4徴候です。これに、組織や臓器の機能障がいを加えて、炎症の5徴候といいます。皮膚に外傷を受けて赤く腫れて化膿したり、風邪や扁桃腺炎で喉や扁桃腺が赤く腫れ、熱がでる場合が典型的な例です。これを急性炎症といいます。

　病原体が侵入した部位では、白血球（主として好中球）が病原体を貪食[注6]して処理しようとします。この処理の過程で、好中球はいろいろな種類の炎症起因性物質[注7]を産生・分泌します。これらの炎症起因性物質は、毛細血管を拡充して血管の透過性を亢進します。その結果、赤血球や血小板などの血球成分やグロブリンや補体などの血清成分が血管外へ漏出・浸出して組織間に貯留し、組織の腫脹や浮腫をおこします。また、循環している血液の好中球が呼び寄せられると同時に、骨髄からも貯蔵されている白血球が動員されて、組織内へ集合し浸潤します。これによって、急性炎症の特徴である疼痛、発熱、発赤、腫脹が生じます。

　急性炎症には、
　① 奨液性炎症……血清成分が浸出液の主体をなし、鼻炎で鼻汁、腹膜炎で腹水などを分泌する
　② カタル性炎症……粘膜上皮の剥離や粘膜の浮腫や粘液の分泌を主とする
　③ 繊維素炎症……血管の透過性があがり繊維素（フィブリン）が大量に分泌され胸膜や腹膜のゆ着をおこす
　④ 化膿性炎症……白血球が浸出し壊死した細胞とともに膿を生じる

の4つの症状の型があります。この症状は、病原体の種類やホストの抵抗性により異なった経過を示します。たとえば、俗にいう鼻風邪[注8]は、初期には奨液性炎症をおこし、ついでカタル性炎症となって治癒に向かいますが、副鼻腔炎を併発すると化膿性炎症となります。

　病原体が持続的に増殖を続けて急性炎症が長く続くと、組織の修復機構と免疫反応とが入り乱れて慢性炎症となります。慢性炎症では、急性炎症とは異なり浸潤する血液細胞はマクロファージやリンパ球が主体となり、繊維芽細胞の増殖、血管の新生・増殖、壊死、肉芽腫などがおこります。急性炎症では、病原体を抗菌剤などで排除すれば自己修復機構がはたらいて局所を修復します。慢性炎症では、病原体を抗菌剤などで排除しても、免疫反応が組織を障がいしているため、免疫抑制剤や血栓予防剤などを併用する必要があります。つまり、急性炎症と慢性炎症では同じ炎症反応ですが、その質が異なっています。慢性化すると完治するまで時間がかかり、治療法も異なります。

　感染当初からゆっくり進行する特異的炎症疾患（結核、梅毒、ハン

注6　貪食
細胞が細胞膜へ付着した異物を膜で包み込んで細胞内へ取り込み、消化・分解処理すること。白血球やマクロファージが代表例（p223参照）。

注7　炎症起因性物質
ヒスタミン、セロトニン、ロイコトリエンなどのケミカルメディエーター、TNFα、血球走化因子、血球走化阻止因子などのサイトカイン。

注8　鼻風邪
鼻炎と同義語。鼻粘膜に炎症が生じた状態（p58参照）。

セン病、エイズなど）では、急性炎症や慢性炎症とは異なり、免疫反応が強く関与して、結節[注9]や肉芽腫など独特な病理組織像を形成します。この場合は、抗菌剤や免疫抑制剤や刺激剤などを長期間服用しなければならなくなります。

（2）臨床症状と病態

潜伏期間の不定愁訴に引き続いて、発熱・疼痛・咳や下痢などの自覚症状と末梢血での白血球数の増多などが全身症状として現れます。

1）発　熱

感染の潜伏期の初発症状として全身倦怠、意欲低下、食欲不振などがおこり、発熱（通常36.5度以上）すると同時に、局所の疼痛や頭痛などが出現します。これらの症状は感染防御反応によるものです。主として、好中球が産生するサイトカイン（インターロイキンIL-1、IL-6など）や、病原体とその代謝産物などが発熱素（ピロゲン）となります。インターロイキンの刺激を受けた血管内皮細胞から産生されるプロスタグランジンが、脳の体温調節中枢を刺激して体温[注10]を平常体温より上昇させます。体温が上昇すると、基礎代謝[注11]が亢進して、感染防御（抗体の産生など）や障がい部位の修復作用（線維細胞などの増殖）が促進されます。体温が1℃上昇すると、基礎代謝率は30％上昇し、免疫能力は10％亢進するといわれています。

感染症による発熱は、さまざまなパターンを示します。このパターンは、疾患や原因病原体の診断に重要な手がかりとなります。急性疾患は概して短期間に高熱を発し、慢性疾患では1週間以上の長期にわたり微熱から中等度の発熱をおこします。発熱には次のような型があります。

① 稽留熱……1日の体温の高低差が1℃以内で、38℃以上の高熱が持続するもの。重症肺炎や腸チフス、髄膜炎などでみられる。
② 弛張熱……1日の体温が上下して高低差が1℃以上あり、37℃以上の発熱が続くもの。敗血症、ウイルス感染症をはじめ種々の感染症、化膿性疾患などでみられる。
③ 間欠熱……1日の体温差が1℃以上あり、最低体温は37℃以下にまで下がるが、ふたたび高熱が反復する。マラリアの発熱期などでおこる。
④ 波状熱……発熱時期と発熱しない時期（2～数日の間隔）が周期的に繰り返されるもの。ブルセラ症やマラリアなどでみられる。
⑤ 周期熱……熱帯熱マラリア、三日熱マラリア、四日熱マラリアなどでおこる。

これらの熱型は、治療を施さない場合の経過です。近年では、発熱すればただちに抗菌薬や解熱剤が服用・処方されるため、これらの典型的なパターンはほとんどみられなくなっています。そのため、熱帯

注9　結節
皮膚よりもりあがって、限局的に充実して隆起し、表皮、真皮、皮下成分が増殖したもの。

注10　体温
体温は体温調節中枢（視床下部）で37℃前後にセットされ維持されている。この部分が刺激を受けると、セット温度が上昇し全身の発熱がおこる。測定部位により異なり平均的には舌下（37℃）、脇の下（36.6℃）、肛門（37.5℃）。測定する体温計には、伝統的に普及しているのが水銀体温計（測定時間約3分）、電子体温計（1～2分）、赤外線体温計（1分以下）などがある。

注11　基礎代謝
安静にしているときに最低限消費するエネルギー。

地域からマラリアや腸チフスに感染して帰国後に発熱した人の早期診断を誤らせることがあります。

2) 疼痛・痛み[注12]

炎症をおこしている器官・組織の粘膜や結合織（病巣）では、毛細血管が拡張して充血、うっ血し、腫脹します。それにより末梢の感覚神経[注13]の受容器が刺激され、脳の疼痛中枢で痛みを感じるようになります。局所の刺激による痛みには、咽頭痛、耳痛、歯痛のように病巣の局所におこるものと、胸痛、腹痛、頭痛のように漠然として限局しない関連痛があります。

また、内臓の痛みは、臓器とそれを包む腹膜や胸膜に分布する痛覚神経が感受します。内臓の痛覚神経は、脊髄の神経節で他のニューロンとも交差するため、痛みを感じた部位が必ずしも炎症の局所を示すものではありません。たとえば、「みぞおち（心窩部）」が痛い場合、食道、胃、十二指腸、胆のう、膵臓、心臓、肺、大動脈などさまざまな臓器が原因として疑われます。

内臓痛は、神経支配が同じ臓器や組織へ痛みが放散して、関連痛（放散痛）や違和感や凝り感が生じます。たとえば、急性胆のう炎では右腹部から背部へ向けて突き刺すような激痛（疝痛）があり、肩から肩甲骨あたりへも放散します。膵臓炎では、左側腹胸部から肩、背中へ重い激痛があります。大腸炎の場合には、左側・下腹部に絞り込むような痛さが蠕動運動とともに周期的に繰り返します。虫垂炎や回盲腸炎では右側・下腹部へしめつけるような痛みが持続的に繰り返しおこります。腎盂炎、膀胱炎などによる腰痛や、肺結核による肩凝り、胃潰瘍などでの背中痛も関連痛です。

頭痛は、ほとんどの感染症でおこります。脳の痛覚の受容器は髄膜の血管周囲にあり、脳炎、髄膜炎やクモ膜下出血では、痛覚の受容体を直接刺激して激しい頭痛が生じます。全身性あるいは身体の一部に炎症があると、炎症局所から各種のサイトカインやオータコードが分泌され、交感神経が刺激されて脳血管が拡張するため脳の痛覚受容器が刺激されて頭痛がおこります。したがって、全身の感染症では、頭全体が重い、痛いと感じることが多くあります。また、耳・眼・歯などの感覚器から直接に刺激があれば、「耳の奥から頭全体が痛い」とか「眼の奥から後頭部が痛い」と表現され、病巣の部位が推察できることもあります。

3) 機能障がい

機能障がいとは、それぞれの器官や組織の正常なはたらきが損なわれることです。

消化管ではおう吐、悪心、下痢、頻回におこる便意、便が残っている感じで痛いしぶり腹や残便感などがおこります。下痢は腸管内に過剰の水分が排泄され、腸管の蠕動運動が亢進して内容物が吸収さ

注12 痛みの表現
痛みは主観的な感覚で客観的な痛みの程度や質についての評価法はない。あくまでも主観的に表現され、よく使われる表現には次のような言葉がある。
疼痛（普通の痛み）、疝痛（内臓に刺し込むような激しい痛み、癪）、激痛（焼けるような激しい痛み）、鈍痛（重苦しい持続的な痛み）、拍動痛（血管の脈拍に連動した痛み）、絞やく痛（平滑筋の収縮によるしめつけられるような痛み）。
ズキズキ痛む、キリキリする、ガンガンするなど、「オノマトペ」で表現することもある。

注13 感覚神経
感覚神経は末梢の感覚受容器の刺激を受けて、求心性に大脳中枢へ伝える。受容器からの信号は中枢へ向けて順次集約され、脊髄神経節で次のニューロンへ伝達される。このとき他の部位からの信号と混線することがあり、胆嚢からの信号を右腹部と感じることがある。これが関連痛である。

れることなく、素早く便となって排泄されることです。1日に3回以上の排便、便の形状が固型でバナナ状にならず柔らかくドロドロしている軟便、水のようにかたちにならない水様便、あるいは粘液や血液が混じった粘血便などで、排便回数と便の形状で下痢と定義します（p76参照）。腹痛があるもの、排便時に痛みを伴うもの、排便後もただちに便意をもよおすもの、便意がないにもかかわらず排便（漏らす）する、などの症状があります。発熱・おう吐などを伴う場合もあります。

尿路では乏尿・頻尿、排尿痛、残尿感、混濁尿[注14]など排尿の障がいがおこります。呼吸器では咳・痰、呼吸困難など、呼吸する機能が障がいされます。全身のホメオスターシス[注15]の変化による意識レベルの低下、不穏・不安、不随意運動の頻発などの精神・神経障がいをおこすこともあります。

全身あるいは局所の炎症がまん延したり慢性化すると、病原体に対する抗体が産生され、その抗体が自己の臓器や組織に反応して障がいをおこすことがあります。たとえば、カンピロバクターによる腸炎を発症した場合、胃腸症状が治るころに手足のしびれ感、脱力感が始まり、四肢筋肉の麻痺などへ移行するギランバレー症候群（脱力など）などがおこることがあります。感染部位（巣）に限局しないで、他の臓器に障がいが生じることもあります（第Ⅴ章参照）。

発熱、疼痛、機能障がいが発生すると医療機関を受診する前に鎮痛・解熱剤などを服用することがあります。これが誤診を招く大きな原因となります。「素人診断・治療」をせず、謙虚に医師に受診することが肝心です。薬のネット販売が始まりますが、この点を十分理解して服薬しなければなりません。

4）白血球の増多とCRP

炎症がおこると末梢血液中の白血球が増加します。急性期には、主として多核白血球が8,000/μℓ以上に増加します。この増加は、炎症の局所で産生されるインターロイキンやサイトカインが骨髄からの好中球を炎症部位へ遊走させる結果です。多核白血球には細胞核の数が1〜2個（桿状核球）のものと、それ以上の多核球とがあります。炎症の急性期では桿状核球が多く（核の左方移動という）、慢性へ移行すると多核球が増える傾向があります。

ウイルス感染では、感染初期には多核白血球はむしろ減少し、リンパ球が増加することがあります。アレルギー性の炎症では、好塩基球や好酸球が増加し、寄生虫感染では好酸球が増加する傾向にあります。このように、炎症の状態や原因病原体の推定診断に、末梢血の血球分類像が信頼できる指標となります。

炎症反応のもう一つの指標としてCRPテスト[注16]（C多糖体反応性たんぱく質、急性相反応たんぱく質）があります。これは生体防御た

注14 混濁尿
細菌が増殖し、尿が濁っている状態。尿路感染の典型的な症状。

注15 ホメオスターシス
生体の内部環境の恒常性。生体の内部環境は多くの器官・臓器の生理機能が協調的にはたらき、動的平衡状態を一定に保っている。この恒常性が崩れると生体は病的状態となる。正常状態を維持すべく、各器官の相互の情報を伝達しているのは、血液、体液、ホルモン、サイトカインなどの液性成分と、神経系である。

注16 CRPテスト
体内で炎症がおこっているときに血清に増加する「C-反応性たんぱく質」を測定する。この血清中の量的変化は炎症の消長の指標となる。

んぱく質の一種で、炎症や組織の壊死がおこると血液中の濃度が増加し、炎症の経過に素早く反応することから、感染の有無、炎症の程度・経過などの判断の指標に利用されています。

その他の具体的な臨床検査については第Ⅱ章8（p48）の臨床検査の項を参照してください。

5. 病気の経過

感染してから治癒するまでには一定の時間を要します。その時間経過により急性感染・亜急性感染・慢性感染に分けられます。また、病原体が体内でどのように消滅したり生き残るかにより、急性病原体消滅型感染（acute infection）と持続感染（persistent infection）に分けられ、持続感染は、さらに（1）潜伏性感染、（2）遅発性感染、（3）遷延性感染に類型化されます。その概要を図Ⅱ-5に示します。

（1）急性病原体消滅型感染

急性感染症は、一定の部位に病巣を形成し、治癒すれば病原体を完全に体外へ排除する場合です。障がいを受けた病巣部は、健康な状態に修復され、正常な機能を回復し、治癒します。回復後、病原体に対する特異的な免疫抗体を獲得します（病後免疫、回復期免疫）。風邪や食中毒など普通のありふれた急性感染症やインフルエンザ、A型肝炎、マイコプラズマ肺炎、扁桃腺炎などはこの例です。

ただし、急性症状が治癒して健康を回復したあとも、病原体を保有している場合があります。この状態を健康保菌者といいます。食中毒をおこすサルモネラは、臨床症状が治癒しても胆のうに菌が潜んで生き残ることがあります。食品取扱者や調理人がこの状態になると、食中毒の感染源となる可能性があります。また、病院感染をおこしやすいメチシリン耐性黄色ブドウ球菌（MRSA）は、急性症状が治癒しても鼻孔に潜伏し続け、健康保菌者となることがあります。

（2）持続感染

急性病原体消滅型感染症の病状が回復したにもかかわらず、数週から数か月、あるいは数年後まで病原体がホスト体内に持続的に感染した状態をいいます。病原体は一定の組織や器官で感染力を維持しながら棲息し続け、感染者の免疫力が低下すると、ふたたび増殖を始め

て臨床症状を発症します。急性期の回復後、しばらくのあいだ特異抗体の量は維持されますが、特異抗体の量は時間経過とともに減少します。また、免疫記憶細胞の活動が低下すると、同じ病原体がふたたび感染源となることもあります（第Ⅴ章参照）。

病原体が組織内で殻や袋をつくり、そのなかにこもると、抗体が病原体へ到達できなくなり、病原体は潜伏した状態で生存し続けます。結核菌や梅毒、ヘルペスウイルスなどはこの例です。

医原性の慢性感染では、体内へ留置するカテーテルや人工心弁膜、人工関節やペースメーカーなどに日和見感染菌、特に表皮ブドウ球菌や緑膿菌が付着してバイオフィルム[注17]を形成し、持続感染をおこすことがあります。バイオフィルムは、細菌が異物の表面に強く接着し、菌体周囲に繊維素やグリカンなどの不溶性の糖たんぱく質をかぶり膜状にゆっくり増殖します。抗菌剤が浸透せず貪食細胞を逃れて増殖

注17　バイオフィルム
病原体の病原因子（p185参照）。

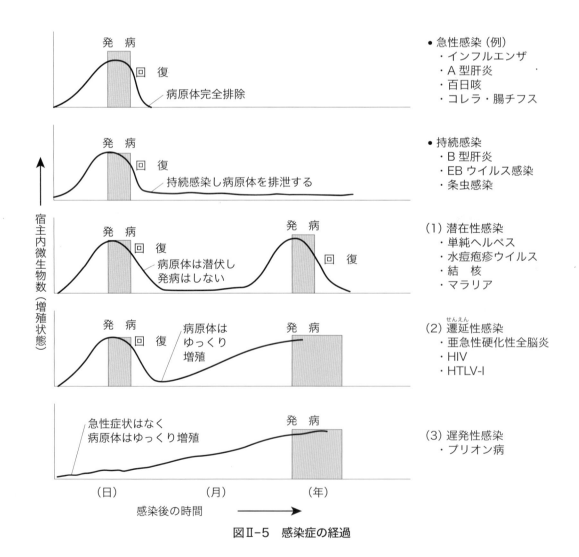

図Ⅱ-5　感染症の経過

し、その一部が血中へ遊離して菌血症や敗血症をおこすことがあります。

　病原体に対する抗体が誤ってホストの組織や細胞と抗原抗体反応をおこし、自己免疫反応がおこります。この場合は急性期とはやや異なる炎症反応をおこします。たとえば、慢性活動性Ｂ型肝炎やＣ型肝炎、ある種の腎炎なども長期にわたり炎症反応を繰り返すこともあります（第Ⅴ章参照）。

1）潜在性感染

　持続感染のひとつの様式ともいえますが、急性感染をおこした後、症状は治まり病巣は治癒し、防御抗体を持続的に産生していても、病原体は抗体の影響を受けない部位、たとえば、神経細胞内などに潜み、休眠状態かゆっくりと増殖し続けていることがあります。この状態が潜伏感染です。ホストの免疫防御機能がなんらかの原因で低下したとき、病原体はふたたび増殖を始めて発症します。単純ヘルペスウイルス、水痘・帯状疱疹ウイルス、結核菌などがその例です。

2）遷延性感染

　急性症状は一時回復して特異的な抗体も産生されますが、病原体が体内で抗原構造を変化させてゆっくり増殖を続ける状態をいいます。はっきりした症状の悪化は認められませんが、病態は徐々に悪化・進行します。ハシカウイルスによる亜急性硬化性全脳炎（SSPE[注18]）、エイズウイルスによるエイズ、HTLV-1による成人Ｔ細胞白血病（HATL）などがこの例です。

注18　SSPE
subacute sclerosing panencephalitis（p113参照）。

3）遅発性感染

　急性期の症状をおこさず、病原体がゆっくりと増殖して長い時間をかけて組織を変性させます。プリオン病[注19]（クロイツフェルト・ヤコブ病、狂牛病、ヒツジスクレーピ病など）が代表例です。プリオンは脳内のグリア細胞の構成たんぱく質で、そこへ変性したプリオン分子（構造変化した分子）が加わると、正常なたんぱく質分子が変性し始め、脳神経の機能を障がいします。

注19　プリオン病
プリオン（p171、p202）による疾患の総称。

　変性プリオンたんぱく質は伝染性で、正常なプリオン構造の変性を誘発しますが、それ自体は分裂・増殖する微生物ではありません。特異的感染防御抗体が産生されているか否かは、いまだ明らかではありません。

6. 病巣の治癒・修復

　細胞や組織は再生力を備えています。組織の一部を外傷などで失っても、組織の構造と機能は修復され復元されます。「治る」のは、細胞の再生力の強さによります。その再生力は細胞の種類により異なります。骨髄芽球のように分化の幼弱（未熟）な細胞ほど再生力が強く、神経細胞など分化が進んでいる細胞は再生力が強くありません。皮膚の表皮細胞は数日間で新陳代謝して表層の角化細胞となり、はげ落ちて垢となりますが、その下層では皮膚の幹細胞が分化して新しい細胞を供給します。粘膜細胞も、浅い傷を受けても4～6日で修復再生されます。再生力の強い細胞・組織は、結合組織、血液、表皮、粘膜組織、肝臓、骨などです（**コラム6**）。反対に再生力が弱い組織は、腺上皮、骨格筋、平滑筋などです。再生力が欠如している組織、言い換えれば細胞がもっとも分化している細胞は、脳の神経細胞、眼球のレンズ、心筋などで、これらは損傷を受けると修復再生をしません。

　再生力の強い肝臓や骨髄は、臓器の一部を他人へ移植しても元の大きさに回復しますが、脳の神経細胞や心臓は部分的に組織をとりだして他人へ移植することは不可能です。

　感染による組織の損傷・障がい・回復は、炎症反応がその役割を担っています。炎症はホストを障がいしますが、生体の防御反応であ

組織細胞の分化と再生

　ヒトの身体は約60兆個の細胞からできています。1個の受精卵が母体内で2分裂して、2、4、8、16個……と繰り返し、これを40週間で約48回繰り返すと、一体の新生児となり、出産します。分裂を続けるあいだに、それぞれの

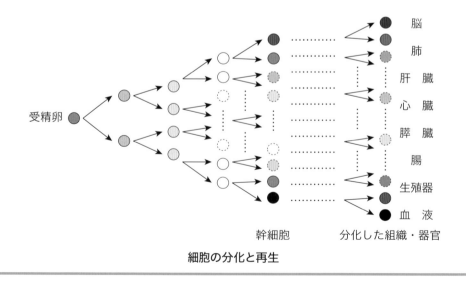

細胞の分化と再生

り、治癒反応でもあります。病原体が侵入した部位では、好中球やマクロファージが貪食して殺菌・不活性化し、殺菌した死骸や壊死細胞などの不要物は、スカベンジャー・システム（p227 **コラム22**参照）により処理されます。病原体を処理する過程で、各種の起炎症性物質やサイトカインが付近の組織細胞を壊死させ、アポトーシス[注20]を誘導して組織を障がいします。同時に、サイトカインは病巣の障がいの修復を促進する繊維芽細胞や血管内皮細胞を刺激し、これらが細胞増殖刺激因子、血管伸展因子、コラーゲン合成促進因子などを産生して組織の修復を刺激・促進します。つまり、この修復過程には炎症・免疫・ホルモンのきわめて巧妙なホメオスターシスがはたらいています。感染症の治療には、適度な安静に加えて、適度なストレスを与え、栄養のバランスを考慮して、組織修復機構のネットワークを強化することが不可欠です。

注20 アポトーシス
細胞死のひとつの過程で、プログラム化された細胞の死。核（染色体DNA）が最初に溶解し始め、細胞変質がおこる。これに対して、ネクローシス（壊死）は炎症などで細胞質やミトコンドリアの変質から細胞死がおこる。

注21 ES細胞（Embryonic Stem Cell）
胚性幹細胞。受精卵が分裂増殖する初期の細胞群で、培養すればいろいろな細胞へ分化する能力を維持している。

注22 iPS細胞（Induced Pluripotent Stem Cell）
人工多能性幹細胞。分化した細胞、たとえば表皮細胞を培養し、4種類の遺伝子を挿入すると細胞が多能性幹細胞になり、培養を続けるといろいろな細胞へ分化するようになる。

column 6

細胞は機能が異なる細胞となり、肝臓や心臓などの組織・器官ができていきます。受精卵からそれぞれの機能の異なる細胞（たとえば、赤血球とか粘膜上皮細胞とか）になることを「分化」といいます。組織・器官を構成する細胞群を成熟細胞ともいい、それらは相互に緊密に連絡（血清やホルモン・神経などにより）しながら、個全体を形成し、機能を維持しています。

　成熟細胞には寿命があり、数日から数か月で新陳代謝されて細胞は死滅します。しかし、同じ機能をもった新しい細胞が組織や器官の幹細胞から再生されます。幹細胞はある程度分化した細胞で、その細胞はいずれは血球細胞や粘膜細胞に分化します。組織の一部が障がいを受けたり外傷などで失われても、元のように修復され復元されるのは、この幹細胞が成熟細胞へ分化するからです。細胞の再生力は細胞の種類により異なります。皮膚の表皮細胞などは数日間で新陳代謝して入れ替わり、粘膜細胞などは浅い傷を受けても4～6日で元のように復元します。上皮細胞、結合組織細胞、血管内皮下細胞などの幹細胞は再生力が強い細胞です。これに対して、神経細胞や心筋、腎臓などは1度障がいを受けると元のようには復元できません。すなわち、これらの器官へ分化する幹細胞は再生力が弱く、ひとたび障がいを受けると復元しない細胞なのでしょう。

　すべての臓器に分化する可能性があるといわれている胎児細胞（ES細胞[注21]）、人工多能性幹細胞（iPS細胞[注22]）などは、分化度がきわめて低く、多機能な細胞へ分化する能力を保持しています。したがって、失われた組織や細胞の部分的な修復・改修へも利用できるもので、その実用化が期待されています。

7. 回復後免疫（病後免疫、獲得免疫、適応免疫）

　疾患の治癒の過程では、病原体に対する抗体が産生され、一定期間、感染免疫が維持されます（獲得免疫）。抗体の持続期間（＝感染を防御するのに必要な濃度を維持している期間）は、病原体の種類により異なり、数か月から終生にわたるものまでいろいろです。獲得免疫能には遺伝的な背景が関係し、個人差があります。

　細菌に対してグロブリン抗体IgMやIgGが産生されると、補体との共同作用で殺菌的にはたらきます。しかし、日和見感染菌や黄色ブドウ球菌などの常在細菌に対しては、殺菌的にはたらく抗体が産生されないか、産生されても持続期間は短い傾向にあります。それに対して、破傷風毒素（テタノリジン）やジフテリア毒素、百日咳毒素などに対する抗体は、長期間保持される傾向があります。

　ウイルスに対する抗体は、風邪ウイルスやノロウイルスに対しては持続力が短く（ウイルスの型が多様、また変異も頻繁におこるのでみかけじょう、抗体の防御能が短いのかもしれない）、ハシカ、風疹、ポリオなどに対しては持続期間が長く、生涯防御能が保持されます。

　原虫・真菌（カビ）、またそれらが分泌するたんぱく質や病原体構造物に対して抗体はできますが、病原体に殺菌的に作用しませんし、感染防御抗体はできないようです。

　ヒトに病原性が強い毒素やウイルスに対しては免疫抗体ができやすいのに対して、常在細菌やそれが産生する弱毒素や、病原性の弱いウイルスなどに対しては、抗体の産生が弱いのが一般的です。不顕性感染でも免疫抗体（必ずしも感染防御抗体ではない）を獲得していることがあります。感染回復後、抗体を産生しても、病原体の抗原が変異して感染防御抗体としてはたらかないことがあります。エイズウイルスやB型肝炎ウイルス、C型肝炎ウイルス、ヘルペスウイルスやインフルエンザウイルスがこの例です。

　逆に、回復後免疫が確実に得られる疾患は、ワクチンで予防が可能です。

8. 診断と臨床検査

　感染症の診断は、医師による問診がもっとも重要で、受診する人は次の事項について正しく説明するように心がけなければなりません（図Ⅱ-6）。

(1) 問　診

① 既往歴……生まれてから今日までにかかった病気、受けた治療など。特に、結核、水痘などの感染歴、ワクチン接種歴
② 生活歴……海外渡航歴、疾患の流行地の訪問歴、薬物の使用歴
③ 家族歴……家族の構成員の疾患既往歴、健康状態、同居者の健康状態
④ 現病歴……いつから症状が始まり、どんな経過をたどっているか
⑤ 現症状……局所および全身の症状（発熱、疼痛、発赤、貧血、倦怠感、気分、神経症状、食欲、睡眠、便通など）
⑥ 食習慣、嗜好品、常用薬剤、サプリメントなどの使用

(2) 臨床診察

診断のためには次のような項目が検査されます。

① 視診……全身状態、栄養、貧血、皮疹、外傷、昆虫刺口、動物咬傷、浮腫、出血斑など
② 聴診……呼吸音、心音、腸ぜん動音注23、血流音など
③ 触診……体温、脈拍数、脈波、局所の圧痛、腫瘤、浮腫など
④ 打診……神経・腱反射、骨導痛、胸水・腹水など

(3) 臨床検査

① 血液検査……白血球数の増加あるいは減少、ヘマトクリット、血色素量、赤血球数の変化、血小板数の変化、血液塗沫試料で白血球の分画、血球の形態の変化、赤血球沈降速度（血沈の亢進）、血液培養など
② 血清検査……炎症反応、血清たんぱく質分画検査、グロブリン抗体量（IgM、G、A、E）、疑われる病原体の抗原および抗体検査（下記）

注23　腸ぜん動音
腸管が蠕動運動をすると腸管内の消化物やガスが移動する。その際グルグルと音がする。

注24　酵素抗体法、アイソトープ抗体法
抗原あるいは抗体の量を測定する方法。検出したい抗原あるいは抗体に対する抗体（たとえば抗グロブリン抗体）を作成し、それを酵素あるいはアイソトープで標識し、試験管内で探索したい抗体あるいは抗原と反応（結合）させる。その後に発色操作を施しその光度、あるいは放射線量を測定する。微量の抗体あるいは抗原を測定でき、感度、特異度ともに高く、各種の測定に利用されている。

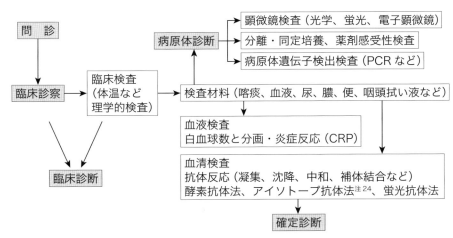

図Ⅱ-6
感染症の診断の流れ

③ 生理機能検査……体温、血圧、心電図、呼吸量、その他
④ 画像診断……レントゲン撮影、超音波、X線CT、MRIなど

(4) 原因病原体の診断

1) 検査材料

新鮮な材料を採取して迅速に処理することが肝腎です。病態や病期により検体の種類、採取場所などが異なるため医師・専門家の指示を遵守します。検査材料は、保存中に変化がおこらないように、定められた方法で低温で保存し、密閉して輸送します。

2) 顕微鏡検査

もっとも簡便で、即時にできる検査法です。検体をスライドガラスに塗沫し、染色して観察します。

- 排泄物・バイオプシー(生検)……尿沈渣、喀痰、膿分泌物などの標本の混在物の形態、白血球数、粘液物質などの性状から、ある程度の原因の病原体を推測します。

 真菌（カビ）は皮膚の病巣から検体を採取して顕微鏡で観察し、原虫・寄生虫卵は便を直接、顕微鏡観察します。

3) 分離・培養検査

原因病原体を特定、同定する方法です。病原体が増殖する最適な条件（培地、温度、ガスなど）を設定して、病原体を生きた状態で分離します。このとき、培養した病原体の薬剤感受性も検査します。

4) 遺伝子の検出・ゲノム診断

ゲノム診断法では病原体の生死は関係なく、化石のような古い検体からでもゲノムの検出は可能ですし、少量の材料（たとえば、10コの病原体）でも検出することができます。

薬剤耐性の有無なども遺伝子検索法で検出できます。培養法では2〜3日を要していた検査が、4時間以内でできます。

5) 病原体成分の検出　メタボローム

感染した病原体が特異的に産生する微量の代謝産物、たとえば、アンモニアやインドールなどを網羅的に調べて微生物を特定する方法です。ただし、まだ一般化するほど自動分析機器が普及していません。

6) イムノクロマトグラフィー法

検査材料をクロマトグラフィーで展開し、そのまま起因病原体に対する抗体と反応させて、病原体を検出する方法です。近年急速に発達し、臨床現場で短時間に簡単な操作で実施できることから、インフルエンザウイルス、ノロウイルス、腸管出血性大腸菌の毒素の検出などの迅速診断に利用されています。10分から1時間で検査結果がえられ、臨床現場での診断精度が上がり、治療効果も上がっています。

7) 血清抗体検査

感染者が疑われる病原体に対する抗体を獲得しているか否か、過去

にワクチンを接種しているか否か、あるいは十分な抗体を保持しているか否かなどを調べます。妊婦の風疹抗体（IgM）検査、A型肝炎や破傷風毒素など疾患流行地への出張や危険性のある地域での作業に従事するときの予防のための検査にも利用できます。

感染症の確定診断法として、ペア血清検査があります。感染症状が不確かな時期（潜伏期を含む）や、急性期の血清中の抗体価（p77参照）と病気回復後（2～4週後）の抗体価を比較して、回復後の抗体価が急性期の抗体価より高ければ、それを起因病原体と確認する検査です。

風疹ウイルスの初感染ではIgM抗体が早期に産生されるので、妊婦が風疹ウイルス感染の疑いがある場合、抗風疹ウイルスIgM抗体量を測定し、先天性風疹症などの発生の予防に役立てます。

8）補体結合反応検査

補体の量を測定し、体内で抗原抗体反応がおこっているか否か、特定の補体成分の増減はないかなどを測定します。現在、血清たんぱく質の微量検出が可能で、C3やC5（p226参照）の補体量を直接測定することができます。

9. 感染症の治療（第Ⅵ章参照）

感染症の治療法には大きく3つの方法があります。

① 病原体に対する化学療法・薬剤療法……抗菌薬、抗ウイルス薬、抗真菌薬、抗原虫薬など病原体の種類により適切に選択して、一定期間に濃厚に加療し、病原体を完全に体外へ除去します。結核などの例外を除いて、病原体除去には1～2週間以内の服薬が現実的です。その期間内に治癒しなければ、病巣が明確であれば手術により摘出することもあります。

② 防御能の強化……免疫力の増強・補助・補強・ワクチン接種などで自然免疫力、適応免疫力を補強します。

③ 対症治療……解熱・鎮痛剤、抗炎症剤や栄養補給などで緩和し、修復能力を促進させます。

10. 感染症の予後、続発症、後遺症、終末感染

ほとんどの感染症は免疫不全に陥らないかぎり、早期発見・早期治療により完全に治癒して回復、予後良好な疾患です。わが国の死亡原因の第1位は悪性新生物30.1％、第2位は心疾患18.8％、第3位は脳血管疾患10.7％、第4位は肺炎9.8％、第5位は老衰3.4％で、感染症の順位は高くありません。罹患率に比べれば死亡率は低く、統計的には感染症は直接死亡原因とならないように見受けられます。

感染症の終末段階は免疫不全です。敗血症、全身性炎症反応症候群（SIRS[注25]）、多臓器機能不全症候群（MOFS[注26]）、播種性血管内凝固症候群（DIC[注27]）など免疫機構のかく乱・過剰反応か、あるいは逆に免疫不全の状態です。免疫不全となった感染症は、末期感染あるいは終末感染といわれます。

この時期に大量の抗菌薬の投与や人工心肺などの救急処置が行われます。終末感染症であると判断することはきわめて難しく、自然死、尊厳死など生命活動の終焉を予測し宣言することは難しいことです。死を看取るとか見守ることは、本人が死を受け入れて同意していても（尊厳死の遺言など）、家族や医療従事者あるいは宗教家・弁護士でも容易には実行できないことです。終末期の患者が救急車で運び込まれる例は多く、高齢社会の終末医療は深刻な課題です。

感染症の予後に、合併症、続発症、後遺症があります。

感染症が治癒し、一定の期日を経過した後に、病原体に対する免疫抗体が原因となって、自己免疫疾患を含む特有な疾患を続発する場合があります。起因病原体との因果関係がいまだはっきりしないものなどを含み、表Ⅱ-2のような例があります。腸内細菌感染、特にエルシニア感染後に多発性関節炎をおこしたり、自己免疫疾患を誘発することもあります。いわゆる難病[注28]に指定されている疾患にも、その初発は感染症であるものがあるに違いないのですが、病原体との因果関係がはっきりしていないものが多々あります。まだまだ明らかでない病原体に知らぬ間に感染している可能性もあり、常在細菌や非病原性のウイルスなどの感染や、それに対する抗体が原因となっている可能性も否定できません。

後遺症は、感染を受けた細胞・組織・器官が不可逆的な障がいを受け、

注25　SIRS（Systemic Inflammatory Response Syndrome）
炎症反応が全身の組織に及び、高熱・血圧降下・循環不全などショック状態に陥ること。

注26　MOFS（Multiple Organ Failure Syndrome）
敗血症などで全身のいろいろな臓器（肝、腎、肺など）が機能不全になる重篤な病態。

注27　DIC（Disseminated intravascular coagulation）
播種性血管内凝固症候群。

注28　難病
法律用語で「治療方法が確立していない疾患その他特殊な疾病であって、政令で定めるもの」とされており、厚生労働省が主導して研究を推進する46疾患を定め、平成25年からは130疾患を障がい者総合支援の対象としている。

表Ⅱ-2　代表的な感染症の続発症・後遺症

病原体または疾患	続発する可能性のある疾患・後遺症
溶血性連鎖球菌	糸球体腎炎、リウマチ熱
ピロリ菌	MALTリンパ腫、胃癌
腸炎エルシニア	反応性多発性関節炎
ジフテリア	眼瞼下垂、運動神経麻痺
肺炎クラミジア	動脈硬化
カンピロバクター	ギランバレー症候群
ハシカウイルス	亜急性硬化性全脳炎
エンテロウイルス	ギランバレー症候群
ポリオウイルス	運動神経麻痺（四肢麻痺）
細菌性髄膜炎	てんかん
風疹（妊娠中）	奇形、精神発達障がい、先天性風疹
梅毒	先天性梅毒、鞍鼻、ハンチントン歯
トラコーマ	失明

機能的な障がいが残る場合です。ポリオウイルスによる運動神経麻痺、ムンプス（おたふく風邪）ウイルスによる男性不妊症、髄膜炎菌や日本脳炎ウイルスによる髄膜炎で意識障がいやてんかんなどが後遺症となることがあります。これらの後遺症、続発症も早期発見・早期治療することで予防することが可能となります。

11. まとめ

　感染症の成立の条件、病態、症状、診断などを全体的に概観しました。病原体の種類によりそれぞれ特有な性質があり、またホストには個人的な多様性があり、感染の成立には病原体とホストの各個的な特異性があります。この章ではあえて「感染症に共通した病気の特徴」を概観しました。それぞれの病気について第Ⅲ章以降の各論を参照してください。

第Ⅲ章

器官別の感染症

　感染症学は疫学（発症の頻度、地域的な特性、感染者の年齢、性別）、公衆衛生学（伝播経路、潜伏期、発病率、予防など）、病原微生物学、感染免疫学、病理学を統括する臨床医学です。この章では具体的に、器官別の感染症、その病原体の種類とそれがおこす病態の特徴などを広く浅く概観します。感染症の病名は、病原体の名称を付したもの、単に器官名に炎を付したもの、ひとつの臓器のいろいろな病態を表すもの、1種類の病原体がいろいろな器官に障がいをおこすものなど、「なにが、どうなっているのか？」と混乱を生じやすいものです。これを整理しながら、それぞれの感染症の特徴をイメージとして捉えます。用語はかなり難しく複雑ですが、第Ⅳ、Ⅴ章を参照しながら読むと理解しやすいと思われます。

感染症は身体のどの器官にも発症します。器官別に「炎」をつければ、感染症名となります。どんな疾患がどのような原因でおこり、どうなるか、疾患のイメージ（特徴や経過）などを知ることは、治療や予防の取組みの基本となります。

1. 呼吸器系の感染症

呼吸器系は、上気道系（鼻腔、副鼻腔、咽頭、喉頭、気管、気管支）（図Ⅲ-1）と下気道系（細気管支、肺胞、肋膜、肺）（図Ⅲ-2）で構成されています。上気道系は、主として多層扁平上皮と粘膜細胞でおおわれた空気の通過道で、下気道系は、扁平上皮と粘膜細胞、肺胞で構成され二酸化炭素と酸素のガス交換が行われます。

上気道系の主たる機能は、外気の温度調整、外来異物の捕獲・ろ過・浄化です。吸気中には何百万もの微生物や浮遊粒子が含まれていますが、それらのほとんどは上気道で捕捉されます。上気道の粘膜組織から分泌される粘液[注1]が外来粒子を捕捉して凝塊（痰となる）をつくり、この塊を気管支上皮の繊毛細胞が咽頭へ押し返して体外に排泄したり（粘膜エスカレータ）、咳とともに痰として排出します。また、繊毛細胞から分泌される粘液は、気管上皮全体を湿潤に保っていま

注1　粘液
粘膜細胞が分泌する粘性のある液体。ムチンやたんぱく質分解酵素を含み、粘膜の表面をおおうもの。

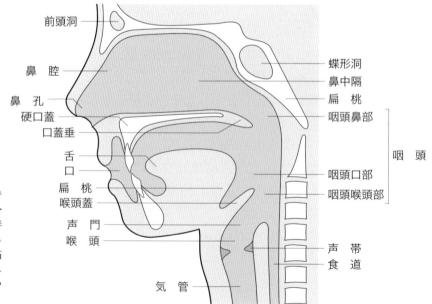

図Ⅲ-1　上気道の構造（鼻孔、咽頭、喉頭、気管など）
気道の表面は粘膜細胞でおおわれ、粘液・奨液が分泌されて常に湿潤さを維持している。吸気に含まれる塵埃微粒子や病原体は粘膜表面に付着し捕獲されて、下気道への侵入を防いでいる。

す。さらに、気管支周囲にはリンパ節が密に分布していて、病原体の侵入を防ぎ、感染の拡大を防御しています。

この上気道の粘膜組織が外傷やウイルス感染で障がいを受けると、常在細菌[注2]が起因菌となって炎症を増悪させることがあります。寒冷や乾燥した外気は、上気道の粘膜の感染防御作用を減弱させ感染をおこしやすい状態にします。

下気道系は、気管が枝分かれして気管支、細気管支、終末気管支と順次細くなります。これらを平滑筋がとりまき、気管支の収縮・拡張に関与して呼吸を調整しています。下気道系の気管粘膜には常在細菌はおらず、通常は無菌状態です。

終末細気管支は肺胞となり、気道の終末点です。肺胞は肺胞細胞が1層に並び、袋を形成し、血管と気道との境界をつくり、酸素を吸収して二酸化炭素を排出するガス交換を行っています。この肺胞内の表面には肺胞マクロファージ[注3]が分布して異物の貪食・処理にあたっ

注2 常在細菌
外来病原体の接着を防御する常在細菌として、ブドウ球菌や連鎖球菌、ヘモフィルスなどが上皮道系に定着している。詳しくはp176参照。

注3 肺胞マクロファージ
肺胞に定着するマクロファージを総称する。

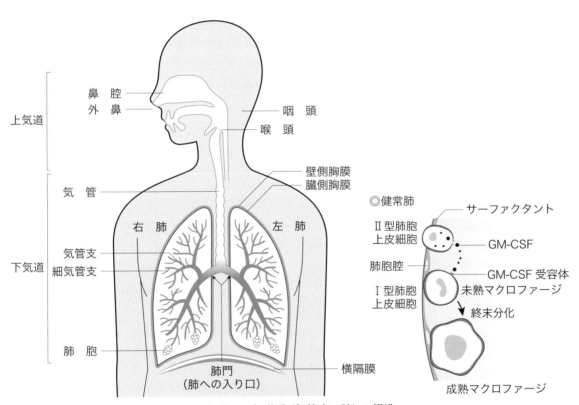

図Ⅲ-2　下気道系（気管支・肺）の構造

気管は太い1本の管が左右に2つに分かれ、木の枝のように順次細くなり、肺胞へ続く。気管の内面は繊毛粘膜上皮でおおわれ、付着物を外へ逆走させる。外層は平滑筋がとりまいており、気管を収縮させ、異物・痰などの排出を促す。肺胞は1層の細胞からなる袋で、毛細血管と接してガス交換を行っている。気管の上部には常在細菌が定着しているが、下部気管支には通常は定着細菌はいない。肺胞内には肺胞上皮と細胞が分泌するサイトカイン（CSF）の刺激を受けて成熟したマクロファージが定着して、吸入される異物や病原体を処理している。

ています。

　呼吸機能は、中枢神経系、循環器系、内部分泌系などが複雑にからみあって調節されているため、呼吸器の感染症はいろいろな条件・因子の影響を受けて複雑で多様な症状と経過をたどります。

(1) 上気道感染症
1) 風邪症候群あるいは感冒様症候群

主な症状	疲労・全身倦怠感、37℃前後の発熱、喉・鼻腔の違和感・掻痒感、鼻汁、くしゃみ、軽度の咳、意欲の減退、食欲減退
病原体	ライノウイルス、コロナウイルス、アデノウイルスなど多種ウイルス
性差・好発年齢	全年齢、高齢者・幼少児は感染しやすい
流行・分布	季節により、また地域で流行する
感染経路	空気、飛沫、自己感染
潜伏期間	数時間〜数日

　風邪はもっとも馴染み深い病名で、誰もが何回もかかった経験をもつ感染症です。風邪は直接の死亡原因とはなりませんが、「風邪は万病の元」ともいわれ、各種疾患の初発症状となり看過することはできません（**コラム7**）。

　風邪にかかりやい状態は、睡眠不足やストレス過多の疲労状態や、急激な寒冷や乾燥に曝された後です。自覚症状は、全身倦怠感、発

---

column 7

風邪の治療法と予防法

　風邪の特効薬（抗ウイルス薬）はなく、特別な治療方法はありません。個人の自然治癒力（免疫力）がもっとも重要なはたらきをします。自然治癒力を強めるためには、心身の安静（リラックス、ストレスからの解放）と、バランスのとれた栄養の摂取、十分な睡眠をとることが基本です。理想的には3日間程度の静養が望ましく、温かくして眠るのが最善の治療法です。この方法は、感染防御の免疫系ネットワーク（第Ⅴ章参照）を健全に回復する方法でもあります。

　風邪の原因病原体はウイルスなので、治癒後は抗体ができるはずです。しかし実際には、いく度も繰り返して風邪をひきます。その理由は、ウイルスの抗原型が多様（おそらく100種類以上）で、またその抗原型は変異しやすいので、風邪ウイルス全抗原型に対する感染防御抗体を産生するのは難しいようです。

　昔から、「風邪は膳の下」といわれます。たまご酒、しょうが湯、ホットレモンなどで身体を温める方法、代謝を亢進する方法などさまざまな民間療法が言い伝えられています。これらは、上に述べた治癒力強化の基本に沿ったものです。実際には、「風邪がごときで休むか！」などと休養することを軽視されますが、この休養の基本を守ることが、万病へ進展することを予防する最善の対策です。

熱、喉の違和感、鼻汁、軽度の咳などに加え、意欲の減退、疲労感、食欲減退などが混在します。症状の程度には個人差がありますが、これらを一般的に「感冒様症状」といいます。

原因病原体の多くは小型RNAウイルス[注4]で、これは健康者の呼吸粘膜に常在しています。風邪の約50％はライノウイルスであるとされていますが、ライノウイルスには約120種類の「型：抗原型」があり、原因ウイルスの型を特定することは容易ではありません。

注4 ウイルスの種類
p171、p174参照。

季節によりコロナウイルス、パラインフルエンザウイルス、インフルエンザウイルスB、アデノウイルス、コクサキーウイルス、エコーウイルス、エンテロウイルスなどが原因となります。風邪のウイルスを特定することは少なく、どのウイルスが原因で風邪をひいたかあまり深刻に診断されません。

風邪の病原体ウイルスの種類は多様なので、ある種のウイルスには一過性の抗体が産生されますが、回復後に長期間は持続しないようで、感染防御抗体とならないようです。

空気感染、飛沫感染、接触感染などで伝播します。外気中に浮遊するウイルスや気道粘膜に常在しているウイルスが、上気道の上皮粘膜細胞に侵入・感染して増殖すると炎症をおこします（図Ⅲ-3）。鼻粘膜や咽頭粘膜が充血し、鼻汁が過剰に分泌され、咽喉・咽頭痛、喉部の異物感、咳、痰、頭痛、全身倦怠感などの症状がおこります。

ウイルスが粘膜細胞から皮下のリンパ管・節を経由して咽頭・気管周囲のリンパ節へ感染を拡大することがあります。さらに、一時的に

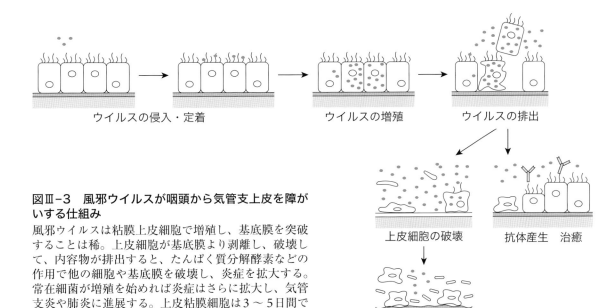

図Ⅲ-3　風邪ウイルスが咽頭から気管支上皮を障がいする仕組み
風邪ウイルスは粘膜上皮細胞で増殖し、基底膜を突破することは稀。上皮細胞が基底膜より剥離し、破壊して、内容物が排出すると、たんぱく質分解酵素などの作用で他の細胞や基底膜を破壊し、炎症を拡大する。常在細菌が増殖を始めれば炎症はさらに拡大し、気管支炎や肺炎に進展する。上皮粘膜細胞は3～5日間で新陳代謝するので、一時的に剥離し、破壊しても数日で修復再生される。

ウイルスが流血中へ混入してウイルス血症をおこし、高熱・筋肉痛・関節痛などが生じることもあります。局所粘膜の炎症が強く、粘膜細胞が剥離すると、常在する化膿性連鎖球菌や肺炎球菌、インフルエンザ菌などが急速に増殖して、細菌性気管支炎、肺炎へと進展します。この場合、さらに高熱となり、咳・痰が多く、呼吸困難を訴えるようになります。

普通の風邪は、二次的な細菌感染がおこらなければ2〜4日以内に症状は改善し、抗ウイルス抗体が産生されて上皮細胞も2〜4日以内に再生して治癒します（**図Ⅲ-3**）。

治療は、主に症状を緩和する対症治療薬です。症状により、解熱・鎮痛剤や、抗炎症薬、抗ヒスタミン剤、カフェイン類などの鎮咳・去痰薬も処方されます。症状は感染防御にはたらく発熱因子（インターロイキン1、6など）や血管拡張因子・炎症因子（ヒスタミン、ロイコトリエン）を分泌することに起因します。ウイルスそのものが直接原因となる症状ではありません。これらの症状は、障がいを受けた局所を修復する過程でもあるため、症状をむやみに抑えこむことは望ましくありません。修復力を高めるために心身の安静を保つことが基本です。

発熱で体温が38℃になると全身倦怠感が強く、精神的にも恐怖感や不安感、焦燥感がおこります。体温が平常より1℃上昇すると、基礎代謝率は10〜15％上昇し、心拍数は1分間に10回程度、呼吸数も5〜10回程度上昇します。また、免疫力（免疫担当細胞とそのネットワークの活性）は、平時より10％程度上がるといわれています。したがって、解熱・消炎剤でむやみに解熱を図らず、苦痛の程度にあわせて適切に利用することが肝心です。

市販の総合感冒薬は、このバランスを考慮して宣伝しています。総合感冒薬の服用は、症状の軽減や改善には効果的ですが、1〜3日間服用しても症状が改善しなければ、必ず医師を受診するようにします。通常、風邪は3日間以内に回復します。

風邪の治療では、抗生物質（抗菌薬）を使用（服用）しないことが原則です。しかし、多くの場合、細菌感染の併発を疑って抗菌薬が併用されます。その場合、3日間程度の処方にとどめられます。この処方量を完全に服用して、なお症状が改善しない場合は、必ず再診するようにします。症状が治まっても、自己判断で服薬を中断したり、残った薬を次の機会へ持ち越してはいけません。「前によく効いたから」と思ってそれを服用すると、症状が錯そうし、診断を狂わせる原因となります。処方された薬は、その期間内に飲みきるようにします。

2）鼻炎・副鼻腔炎（蓄膿症）

主な症状　　　鼻汁（漿液性、あるいは粘液性）、前頭部の頭重感、鼻

	声、微熱
病原体	風邪関連ウイルス、表皮・粘膜常在細菌
性差・好発年齢	比較的小児、学童児童に多い
流行・分布	全国
感染経路	空気、直接・間接接触
潜伏期間	数日〜　慢性になりやすい
伝播可能期間	症状があるかぎり

　鼻粘膜がウイルスやアレルゲン、寒気・乾燥などの刺激を受けると、漿液性の分泌物である鼻汁が多く分泌されます。鼻汁の分泌が亢進した状態は、鼻風邪といわれます。鼻粘膜の炎症が持続し、炎症が副鼻腔に及ぶと発熱、頭痛、頭重感が増悪して副鼻腔炎となります。

　副鼻腔は前頭部、上顎骨にある骨空洞で、鼻甲介に開口しており、内面は粘膜細胞でおおわれ、通常は音声の共鳴機能を担っています。鼻腔から常在細菌などが副鼻腔へ侵入して増殖すると、副鼻腔粘膜が細菌性炎症をおこし鼻孔への開口部が浮腫で閉鎖されると、蓄膿症になります。また、副鼻腔に粘液物質が蓄積すると、ポリープ（乳頭腫）になることがあり、さらに分泌物をためこみます。慢性的な頭痛、集中力の低下、鼻閉、呼吸困難、異臭などが続き、ときには脳髄膜炎や中耳炎へ進展します。

　起炎菌は、連鎖球菌、ブドウ球菌、ヘモフィルス（インフルエンザ菌）、緑膿菌、大腸菌、クレブシエラ、モラクセラなどの常在細菌です。また、虫歯[注5]の原因菌であるミュータンス菌などが鼻孔へ穿孔して起因菌となることもあります。これらの細菌は抗生剤に耐性なものが多く、慢性化しやすく、粘稠な分泌物（青洟）を長期にわたり排出します。アレルギー性鼻炎とは異なるので専門医の受診が必要です。鼻汁をためず、頻繁に清拭・排出させて鼻腔を清潔に保ち、鼻炎を完全に治癒することが予防の原則です。

注5　虫歯
p132参照。

3）咽頭炎・喉頭炎

主な症状	38〜40℃の高熱、咽頭異物感、咽頭痛、嚥下痛、嚥下困難、しゃがれ声、頭痛、稀におう吐など咽頭刺激症状、頸部リンパ腺腫脹
病原体	溶血性連鎖球菌、ブドウ球菌、コクサキーウイルス、エコーウイルスなど
性差・好発年齢	性差なく小児・学童児童
流行・分布	全国
感染経路	空気、直接・間接接触
潜伏期間	1〜3日
伝播可能期間	局所に炎症があるかぎり

a. 咽頭・喉頭炎

　風邪による鼻炎などの炎症が喉頭・扁桃に波及すると発熱、咽頭痛、燕下痛、嚥下困難、しゃがれ声（嗄声）などの症状が強くなります。さらに細菌感染を合併すると高熱を発し、扁桃腺炎、アデノイド、頸部リンパ節腫脹をおこします。病原体は風邪ウイルス群と、その他の上気道感染性ウイルス、細菌としてはA群連鎖球菌、黄色ブドウ球菌、ジフテリア菌、その他の常在細菌などです。

b. ジフテリア

　第2類感染症で、病原体は皮膚などの常在細菌の一種でグラム陽性桿菌のジフテリア菌です。わが国ではほとんど発症例はありませんが、1990年、ロシアで大規模な流行があり5,000人以上が死亡したといわれます。2～3日の潜伏期間後、高熱を発して、扁桃腺とその周囲粘膜に白く硬い偽膜[注6]を形成します。ジフテリア毒素は強い細胞毒で、細胞のたんぱく質の合成を障がいして心筋炎や神経麻痺をおこし、重症例では呼吸筋の麻痺をおこします。ジフテリア毒素はバクテリオファージ（p202参照）でもちこまれるので、バクテリオファージをもつ菌が病原性をもちます。

　ジフテリア菌はヒトを唯一のホストとします。抗毒素ワクチンで発症を予防できます。わが国ではワクチンの接種が普及して発症例はありませんが、開発途上国などでは危険な疾患のひとつです。

c. ヘルパンギーナ

　コクサキーウイルス、エコーウイルスなどの感染により、咽頭の口蓋弓部の粘膜に小さな水泡や浅い潰瘍が生じます。主として6～8月の夏季に、4歳以下の幼児に好発します。2～4日の潜伏期間後、38～40℃の発熱、食欲不振、よだれ、咽頭痛、嚥下困難などで始まります。食事が進まないと脱水状態となるので要注意です。通常の風邪症候群よりは症状が重く、咽頭痛が強く、高熱期間は1～3日です。稀に成人も発症します。

　感染経路は飛沫、汚物の接触伝播で、発症の3日前から発症後数日はウイルスを排出します。ときには症状消失後、4週間もウイルスを排出し続けます。

4）インフルエンザ

主な症状	悪寒戦慄、突然に40℃程度の発熱、筋肉痛・関節痛、咽頭痛、遅れて咳、鼻汁、痰などの過剰分泌
病原体	インフルエンザウイルスA、インフルエンザウイルスBおよびCは症状が軽度（p195参照）
性差・好発年齢	全年齢、小児と高齢者は重症になりやすい
流行・分布	10月から3月ころまで、世界中に分布
感染経路	空気、飛沫、直接・間接接触

注6　偽膜
壊死した細胞が膜を形成する。壊死細胞と繊維細胞など混合物が膜状に表面をおおう。

潜伏期間	1～3日
伝播可能期間	発症前1日から発症後5日まで

　インフルエンザは風邪症候群の一種だと思われがちですが、原因となるインフルエンザウイルスは他の風邪ウイルスと性質が異なり、病原性と感染力が非常に強く、重篤な流行性感染症をひきおこします。

　混同しやすい病原体に、インフルエンザ菌があります。インフルエンザ菌は、グラム陰性桿菌で、小児や高齢者に肺炎をおこし、インフルエンザではありません。

　インフルエンザの症状の特徴は、感染源に接触して12～24時間以内に、急激に全身が震えるような寒気（悪寒・戦慄）を感じ、体温が急上昇して38℃以上になることです。頭痛、咽頭痛、筋肉痛、関節痛など全身に痛みを感じることが多く、ときにはおう吐を伴います。ついで、気管支炎症状へと進みます。小児や高齢者で免疫力が低下していると、気管支炎症状からウイルス性肺炎や細菌性肺炎、特に黄色ブドウ球菌性の肺炎へと進行し、幼小児では脳炎をおこすこともあります。肺炎などを併発すると、全身のショック症状をおこし重篤な状態になります。

　高熱、咳、痰などが2～3日間続きますが抗体が産生されると、症状は軽減し、気管支上皮が再生され3～7日で治癒に向かいます。回復後は、原因ウイルスに対して強い感染防御抗体が産生されます。

　しかし、ウイルスの型が毎年変異するので獲得した抗体が変異したウイルスには、無効なことがあります。感染予防のためのワクチンは、新たに流行すると予測されるウイルスの抗原型に対して作製しなければなりません。数多くあるウイルス株のどれを対象にワクチンを作製するか、毎年、さまざまな解析と検討が重ねられています。

　抗インフルエンザ薬が1963年ころから開発され、インフルエンザウイルスに特異的に効くオセルタミビルやザナミビルなどが1999年に実用化されました。そのかいあって、わが国では致死率が低く抑えられています。

（2）下気道感染症

主な症状	持続する37℃以上の発熱、咳、痰、胸痛、息苦しさ、息切れ、増悪すればチアノーゼ[注7]・呼吸困難
病原体	風邪ウイルス、肺炎球菌、インフルエンザ菌、黄色ブドウ球菌、肺炎桿菌、インフルエンザウイルス、ヘルペスウイルス、マイコプラズマなど
性差・好発年齢	全年齢、小児と高齢者は重症になり肺炎へ移行しやすい

注7　チアノーゼ
血液の酸素濃度が低下して鮮紅色の血液がどす黒くなり、唇や皮膚・粘膜の赤味が青黒くなること。

流行・分布	10月から3月ころまで、世界中に分布
感染経路	空気、飛沫、直接・間接接触
潜伏期間	1〜3日
伝播可能期間	発症前1日から発症後5日まで

1）百日咳

主な症状	37℃前後の発熱、激しい咳こみ、痙咳、痰、胸痛、息苦しさ、息切れ、増悪すればチアノーゼ
病原体	ボルデテラ・ペルツッシス、百日咳菌・パラ百日咳菌
性差・好発年齢	乳幼児、小児、学童、成人
流行・分布	10月から3月ころまで、世界中に分布
感染経路	飛沫、直接・間接接触
潜伏期間	7〜10日
伝播可能期間	発症前1日から発症後7日まで

　百日咳は激しく頑固な咳が長期間続く気管支の疾患です。ワクチンが普及しているにもかかわらず、小児や集団生活する学童間に流行することがあります。百日咳菌が気管支上皮に定着して百日咳毒素を産生し、気管支平滑筋を収縮させ激しく特徴のある咳をおこします。病原体の伝播経路は空気・飛沫感染で、感染後2〜3日で、感冒様症状（カタル期）が約1週間続き、ついで頑固な発作性の激しい咳を、特に夜間におこすようになります（痙咳期）。気管の分泌物が気管支を閉塞し、毒素が気管支の平滑筋を収縮させるので、呼気時に強い連続的な咳で痰を喀出し、吸気時に喘鳴[注8]、笛音（ピューピュー音）を発します。吸気が困難でチアノーゼをおこすことがあります。2〜3週間の後（回復期）には、咳は次第に治まります。敗血症など侵襲性の疾患へは進展しません。ワクチンが普及し罹患率は低下していますが、ワクチン未接種の成人や大学生のあいだに流行が散発することがあり、現在でも問題となっています。

2）気管支炎

　病原体が上気道から下方へ移動して気管上皮に炎症が拡大すると、上気道炎よりさらに強い咳、痰、発熱、全身倦怠などを伴う気管支炎・気管支肺炎へ進展します。細気管支に分泌物がたまれば、呼吸時にゼーゼー音が聞こえるようになり、また、気管支の平滑筋が収縮すると笛音が聞こえるようになります。気道が狭くなり吸気や呼気が障がいされると血液の酸素含量（酸素分圧、酸素飽和度）が低下して顔面蒼白となり、チアノーゼをおこすことがあります。

　起炎病原体は、上気道炎をおこす各種ウイルスと、肺炎連鎖球菌、百日咳菌、類百日咳菌、黄色ブドウ球菌、ヘモフィルス属、クレブシエラ、マイコプラズマなどです。

注8　喘鳴
気管支が収縮したり、分泌物がつまったりして狭窄すると、呼吸するたびにピューピュー、ゼイゼイなど音がする。あえぎながら息をするときに鳴る音。

3）気管支肺炎

　気管支肺炎は気管支の炎症が終末期気管支へ進展した状態をいいます。上気道感染が内向して悪化し、肺炎となることもあります。多くは誤飲や嚥下障がいにより異物を気管支の奥深くまで吸い込み、誤嚥性肺炎（**コラム8**）をおこします。特に嚥下障がいのある傷病者や高齢者が液体物を気管へ誤飲したり、ゼリーなど粘着な食べ物を誤嚥したり、ときにはカテーテルを気管支へ誤挿入することが原因で発症します。誤嚥性肺炎の原因菌は、ほとんど口腔・上気道に常在する細菌です。

　気管支炎・気管支肺炎は連続した呼吸器上皮の炎症ですが、部位により症状や重傷度が異なります。

---

column 8

誤嚥性肺炎

　誤嚥性肺炎が高齢者の主要な死亡原因となっています。食べ物の誤飲・誤嚥により口腔内の常在細菌が気管支、細気管支へ押し込まれ、流れ込んで気管支肺炎をおこすものです。食欲低下、そしゃく困難、嚥下困難な状態が誘因となります。

　食欲は脳の高次機能（感覚、情操など）が調節し、そしゃくと嚥下は脳神経と筋肉（30種類以上）が複雑かつ巧妙に調節しあって行われる機能です。食欲、そしゃく、嚥下は生命活動の基本であり、随意および反射運動です。摂食・嚥下は、食物の認識（どんな物を食べるか）から始まり、捕食し、食感を味わい、口腔筋肉と舌でそしゃくし、唾液と混合し、ある程度の大きさの塊（食塊）をつくって、咽頭へ送りこみます（ここまでは随意運動）。食塊は咽頭の飲み込み反射を刺激し、喉頭蓋が気管を閉じた上を越えて食道へ送りこまれ、食道の蠕動運動で胃へと運んでいきます（ここは反射運動）。このとき、随意運動と反射運動が円滑に行われなければ食物や唾液が喉頭蓋の隙間から気管へ迷入します。健康なときには、ただちに咳反射がはたらき強い咳でそれを外へ排出します。

　高齢者ではこの食欲の高次機能、摂食・嚥下機能の調節がスムーズに行われなくなり、判断力、筋力も低下し反射力も弱まります。そしゃく・嚥下が十分に行われなければ食物が口腔内へ残留し付着します。唾液量も減少して口腔の自浄作用が低下して、口腔内は細菌の増殖の温床となります。そしゃく・嚥下困難な人は、いわゆる体力が低下し、免疫力も低下してコンプロマイズド・ホストとなっています。経管栄養や胃ろう栄養を受けている人でも、唾液は分泌されているので、これが気管へ誤流入することもあります。起因病原体は抗菌薬に耐性の常在細菌ですので、治療が困難となります。

　このような高齢者の状況でも誤嚥性肺炎は予防できる感染症です。

　高齢者の誤嚥性肺炎の予防対策は、

① 食べる意欲を刺激し、そしゃく・嚥下にかかわる筋力を維持する。食を楽しむ感覚を維持する、声をあげてしゃべる、歌う、笑うことで筋力を向上させる
② 口腔内の清潔ケアを丁寧にする
　食後のうがい、歯磨き
③ ゆっくりそしゃくし、小さい食塊をつくり、楽しみながら、注意深く嚥下する

という「あたりまえ」の食行動を実践することです。食欲低下、そしゃく力・嚥下反応の低下があると誤嚥性肺炎は避けて通れない感染症です。

人工呼吸器を装着していると、外気が直接気道へ押し込まれ、常在細菌なども細い気管支へ押し込まれて炎症をおこすことがあります。

4）肺　炎

主な症状	38℃以上の発熱、咳、痰、呼吸が浅く早い、胸痛、全身衰弱、チアノーゼ
病原体	肺炎球菌、インフルエンザ菌、黄色ブドウ球菌、肺炎桿菌、レジオネラ、インフルエンザウイルス、ヘルペスウイルス、マイコプラズマ、クラミジアなど多種類、カンジダ
性差・好発年齢	小児と高齢者
流行・分布	冬季に多い
感染経路	空気、飛沫、直接・間接接触
潜伏期間	1～3日
伝播可能期間	症状のあるかぎり

　病原体の種類により、a. 細菌性肺炎、b. マイコプラズマ肺炎、c. クラミジア肺炎、d. ウイルス性肺炎、e. 真菌性肺炎があります。症状は似ていますが、治療法、特に抗菌薬の選択が重要で、予後を決定します。適切な診断が予後の決め手となります。

a. 細菌性肺炎

　気管支炎や上気道炎が気管内を下降・進展して炎症が呼吸上皮へ及べば気管支肺炎となり、肺胞へ病原体が定着して炎症を惹起すれば肺炎となります。それぞれで病理像がやや異なります。肺葉性肺炎は、ガス交換を行う呼吸上皮の炎症で、発熱、粘稠な血痰、息切れ、呼吸困難、胸・背部痛、血液酸素分圧の低下などが先行します。

　肺胞上皮には肺胞マクロファージが定着しており、異物を貪食して処理します。大気汚染物質や刺激物（たばこの煙）などを頻繁に吸入していれば、肺胞マクロファージは飽食状態となり貪食機能が低下し、各種の細菌が増殖しやすくなります。肺胞上皮細胞が壊死すれば出血し（喀血）、ガス交換が不可能となり低酸素血症となり死亡する率が高くなります。

　幼児、高齢者では肺炎球菌とインフルエンザ菌が主要な原因菌です。肺炎球菌による肺炎は、肺葉全体に広がり大肺葉性肺炎をおこします。黄色ブドウ球菌は膿瘍病巣[注9]を呈し、治癒しにくい肺炎となります。その他、ブランハメラ、肺炎桿菌（クレブシエラ）、大腸菌、レジオネラ、鼻疽菌、類鼻疽菌、緑膿菌などさまざまな細菌が原因となります。

　レジオネラ肺炎は高齢者施設や温泉の循環式給湯装置を備えている施設で集団発症した例があります。高熱と咳・痰を主症状とする肺炎で、あまり一般的ではないので診断が遅れることがあります。レジ

注9　膿瘍病巣
低膿性分泌物などが限局性に腔を形成し、膿がたまり周囲の境界部分に膜様の結合組織ができる。

オネラは恒温の環境水に棲息するアメーバ体内へ寄生して棲息しており、水冷式空調設備の水滴・水泡やジャグジー温泉（泡立て）などに混在して、飛散水滴などを吸入して感染します。潜伏期は2〜10日で、急な発熱、悪感、頭痛、下痢、おう吐など多彩な症状で始まります。急速に病勢が進行すると腎不全で死亡することがあります。

診断は現病歴と聴診、画像診断（X線、CT、MRIなど）が主で、白血球増多、CRP^{注10}の上昇などの補助診断が有用です。

治療は、感受性のある抗菌薬の選択が重要となります。肺炎球菌ワクチン、インフルエンザ菌に対するHibワクチンが開発され、乳幼児や高齢者に接種が推奨されています。レジオネラのワクチンはまだありません。

注10 CRP
p42参照。

b. マイコプラズマ肺炎

春季および秋季に幼稚園児・学童のあいだに流行することがあります。発熱は軽度で乾性（痰がでない）の咳が続きます。肺X線像が特異的で、スリガラス様の陰影を確認して診断されます。潜伏期は12〜14日で、他の細菌性肺炎とは異なり、ペニシリン系以外の抗菌薬、テトラサイクリンやエリスロマイシンが有効です。他の細菌などの混合感染がなければ、予後は良好です。ワクチンはまだ完成したものはありません。

c. クラミジア肺炎

病原体としてオウム病クラミジア、トラコーマ・クラミジア、肺炎クラミジアの3種類あります。

オウム病クラミジアは、主として室内で飼育するセキセイインコやオウムなど熱帯系の鳥類ペットの糞便から飛沫感染します。熱帯鳥のみならずアヒルや鶏などの保菌鳥類の糞便を混じえた羽毛、飛沫などを吸入して感染することもあります。1〜2週間の潜伏期のあと、発熱・咳・痰など、症状は他の肺炎とほぼ同様です。抗菌薬のβラクタム薬は無効で、テトラサイクリン系が第一選択薬です。診断には、鳥類の飼育歴、接触歴が重要な手がかりとなります。ヒトからヒトへの感染はほとんどありません。

トラコーマ・クラミジア肺炎は尿路に慢性感染をもつ母体から出産した新生児が発症することがほとんどです。

肺炎クラミジアは保菌者から空気・飛沫感染し、ヒトからヒトへ感染します。成人の市中肺炎の約10％程度にみられます。微熱、乾性咳が続き、鼻汁、頭痛など症状は比較的軽微です。テトラサイクリン、ニューキノロンなどが有効です。

d. ウイルス性肺炎

上気道感染をおこすインフルエンザウイルスやパラインフルエンザウイルス、アデノウイルス、コロナウイルス、ライノウイルスなどが上気道感染の延長として肺炎をおこします。多くの場合、細菌感染の

合併があります。単純ヘルペス、水痘・帯状疱疹ウイルス、ハシカウイルス、サイトメガロウイルスなどが局所に感染し、増殖したウイルスが血行性に（ウイルス血症から）肺へ運ばれ、肺組織で増殖して炎症をおこします。

ウイルス性肺炎は細菌性肺炎と異なり、血中のリンパ球が比較的に増多し、X線像も異なります。重篤なウイルス性肺炎はサイトカインストームをおこし、全身の免疫応答のネットワークが混乱して、ショック症状をおこし致命的となることがあります。インフルエンザウイルス肺炎、ヘルペスウイルス肺炎はその代表例です。

ハンタウイルス肺症候群ハンタウイルスは、1993年、アメリカで同定された病原体で、発症後24時間以内で24名が死亡した記録があります。げっ歯類から感染したようですが、詳細は不明です。わが国にはウイルスが常在しないはずですが、急性ウイルス性肺炎は致死率が高いことから、げっ歯類の糞尿などの飛抹を吸入しないように注意が必要です。

ウイルス性肺炎は今後も既知・未知のウイルスが原因となる可能性が高く、病勢の進行が早いので診断が遅れることもあり油断は許されません。公衆衛生の整備が遅れている地域へ出張・旅行する際には特に注意を要します。

e. 真菌性肺炎

原発性に真菌性肺炎をおこすことは、わが国では稀ですが、コンプロマイズド・ホストは格好の標的となります。環境や人体に常在している真菌（カビ）類が原因となり、慢性の炎症をおこすことが多くなっています。アスペルギルス、カンジダ、ニューモシスチス・カリニ、ノカルジア、クリプトコッカスなどが病原体となります。このほか、ヒストプラズマ、ブラストミセスなどが肺感染症をおこします。抗菌薬が無効で、主症状は持続性の微熱、咳、喀痰などです。

アスペルギルスは外耳、副鼻腔などにも表在性に感染します。また、結核や白血病など免疫力が極度に低下した傷病者に感染して、終末感染の病態を呈します。アスペルギルスはアレルゲンとして気管支喘息・肺炎の原因にもなります。

クリプトコッカスはヒトの皮膚や消化管からも分離されますが、土壌、特にハトの糞で汚染された土壌に豊富に存在し、本菌（胞子）は乾燥に耐えて空中を浮遊しハトの糞の飛沫などから経気道的に感染します。肺に孤立性の小病巣を形成し、髄膜炎へ進展することがあります。悪性リンパ腫、腎移植などの患者では全身に病巣をつくることもあります。

カンジダは表在性感染と深在性感染であるカンジダ症などをおこします。いずれも日和見感染で、進行すれば終末感染症[注11]の様相となります。

注11　終末感染症
p52参照。

ニューモシスチス・カリニは健常なヒトの肺に常在しており、ホストの免疫力が癌やエイズでCD4細胞数が200/μℓ以下に低下したときに肺炎をおこします。菌は肺胞上皮に付着して上皮細胞を障がいし、ガス交換能を低下させます。肺炎は両側性にび漫性に進展して、呼吸困難、低酸素症へ移行します。

5）結　核

主な症状	持続する微熱、全身倦怠、体重減少、咳、痰、血痰
病原体	結核菌、非定形性抗酸菌
性差・好発年齢	小児、高齢者
流行・分布	通年
感染経路	空気、飛沫、直接・間接接触
潜伏期間	1〜4週間
伝播可能期間	症状のあるかぎり

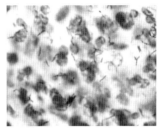

結核菌（桑原・清水　教材集）

　わが国では結核はいまももっとも感染者数の多い細菌感染症で、国際的にももっとも重要視されています（コラム9）。
　結核はヒト型結核菌[注12]とウシ型結核菌[注13]がおこします。
　結核菌は1〜4μmの多形性の桿菌でグラム染色ができず（酸やアルコールでは染色できず抗酸性を示す）、特殊なチールネルセン法で染色します。偏性好気性で、生育速度は遅く、培地上でコロニーが観察できるまでに3週間以上かかります。菌体の25〜40％は脂質（ミコール酸）が占め、乾燥（冷暗所では半年は生存する）、高温（100℃）に1〜2分も耐え、消毒剤に抵抗し長期間空気や土壌の環境中に生残します。日光や紫外線には弱く、殺菌灯では数分で殺菌されます。
　結核菌は、感染者の咳・しわぶきによる飛沫や、喀痰による飛沫核により空気伝播します。菌は空中に飛散しながら1〜2か月は生残し、10〜100コの菌体を吸入すれば10％のヒトは感染します。2〜3週間の潜伏期間の後、風邪のような症状から始まり、微熱・全身倦怠感、軽い咳、体重減少などが初発症状です。菌は肺胞マクロファージに貪食されて細胞内で増殖し、肺上葉の尖端部か下葉の上部の肺胞に初感染病巣をつくります。95％の感染者はこの段階で自然治癒し、細胞性免疫により肉芽を形成して、病巣に石灰化がおこります。この時期に感染防御免疫を獲得します。
　免疫力が弱ければ、菌は肺胞マクロファージのなかで増殖を続け、病巣を拡大し、リンパ管を流れ、肺門リンパ節へ広がり、リンパ節が腫大して1次肺結核症となります。この時期には細胞性免疫を誘導して、結核アレルギーが顕著になり、ツベルクリン反応[注14]（マントー反応）が陽性になります。菌は病巣から気管支内に伝播し、リンパ節から肺葉へ浸潤し、肺野周囲をワックスで固めた空洞の乾酪巣を形成したり、肋膜炎をおこします。肺だけでなく、頸部のリンパ節に伝播すれば頸部リンパ

注12　ヒト型結核菌
Mycobacterium tuberculosis var. hominis

注13　ウシ型結核菌
Mycobacterium tuberculosis var. bovis
以前にはヒト型とウシ型の結核菌は種類が異なるとされていたが、ゲノム解析の結果、同じ種類であることが判明した。

注14　ツベルクリン反応
ツベルクリン反応は、結核菌に対して生体の免疫感受性があるか否か（つまり、結核菌が感染したか否か）をみる検査です。ツベルクリン反応が陰性の場合、結核菌に感染したことがないと判断される。ツベルクリン反応陽性は結核菌感染を示唆するが、結核であることを示すものではない。

結核症、腎臓では腎結核症、脊椎では脊椎カリエス、腸では腸結核症など全身の臓器に病巣をつくります。全身の多数の臓器がおかされると播種性結核症（粟粒結核症）となります。治療しなければ病状は進行性で、持続的な微熱、夜間発汗、体重減少、咳、痰、喀血など、消耗性疾患といわれる特徴的な症状となり、死に至ります。

　肺結核にかかったヒトでは、結核菌は乾酪化[注15]・石灰化した病巣のなかで生き残ります。ホストの免疫力が低下した状態になったときに再増殖を始め再発性結核症を発症します。再発感染者は自覚症状は少なく、咳などで周囲へ排菌すると、未感染者に伝播する可能性があります。結核既往歴のある高齢者、あるいは抗癌剤や免疫抑制剤で治療を受けている結核既往歴のある傷病者は、自他ともに再発していると気づかず、感染源となります。結核未感染の看護学生や見舞いの若年者が同室に長時間滞在すると、感染を受ける機会が増えます。病院や学校での結核の集団発生はこのような状態でおこります。コンプロマイズド・ホストに結核が再発し、自他ともに自覚することがなく健常者へ結核菌を伝播していることがあり、社会問題となることがあります。

　治療はリファンピシンとイソニアジドの2剤にストレプトマイシンあるいはエタンプトールを加えた3剤を2〜6か月間服用します。抗菌薬を長期間にわたり服用するので、副作用に注意をしなければなりません。

　問題は薬剤耐性菌です。特にリファンピシンとイソニアジドの2剤に耐性を示す多剤耐性結核菌が問題で、この2剤に耐性があると治療が困難になります。

　WHOは、従来の薬による治療がきわめて困難な「超多剤耐性」結核の感染が2010年3月時点で、世界58か国で確認されたと発表しました。超多剤耐性結核の感染者数は、年間2万5,000人と推定され、また、超多剤耐性を含めた「多剤耐性」結核の感染者は2008年で年間44万人、死者は15万人にのぼったと推計されています。

　結核の診断には、既往歴、BCG[注16]などの予防接種の有無、家族歴、臨床症状から推察し、胸部X線、CRP検査などの炎症反応の有無が重要な情報になります。細菌の診断には、まず喀痰をスライドガラス上に塗沫し特殊染色（チール・ネルセン法）をして顕微鏡下で菌の存否を観察します[注17]。顕微鏡下で菌が観察されれば解放性結核といい周囲へ感染を広げる可能性があり、ただちに感染防止対策を行わなければなりません。菌が観察されなくても、迅速な遺伝子診断法、PCR法[注18]で診断します。この方法では1日以内に診断が可能です。確定診断は培養法により、薬剤感受性の検査にはさらに日数がかかります。早期に治療を開始するために、PCR法で耐性因子遺伝子の有無を調べ、感受性のある薬剤を選択します。

注15　乾酪化
壊死組織、血球細胞、ワックスなどが乾いたチーズのような塊となる。

注16　BCG
Bacillus Calmette-Guerin。結核菌を弱毒化したワクチン（p267参照）。

注17　菌の存否観察
排出される菌数は伝染力に影響する。顕微鏡下で喀痰中に観察される菌数をガフキーの号数（Ⅰ〜Ⅹ）で表記。ガフキーⅩ号といえば、無数の結核菌が観察される状態で、周囲への感染力が非常に強い状態。

注18　PCR法
Polymerase Chain Reaction ポリメラーゼ連鎖反応、遺伝子増幅法。特定の遺伝子を人工的に増幅し、細菌やウイルス、薬剤耐性遺伝子などを同定する方法。

結核菌は感染力が強いので、患者は専用の感染症病棟あるいは結核専門病棟（サナトリュウム）で治療を受けます。

予防のためにワクチンがあります。BCGは、ウシ型結核菌を弱毒化したワクチンの一種です。乳幼児の播種性結核予防に効果のあることがわかっていますが、結核菌未感染の小児・成人の感染予防に有効か否かは明らかではありません。しかし、わが国では予防接種法で接種することが勧奨されています。

column 9

結核
いまも発病者が増えている感染症

結核は結核菌による感染症で、エジプトのミイラから典型的な結核の痕跡が見つかるなど、人類の歴史とともにある古い病気です。日本では、明治以降の産業革命による人口集中に伴い急増し、国内に広くまん延していました。「結核は国民病」と呼ばれ、若い人々が多数結核で命を失い、その悲劇が小説・演劇・映画にしばしばとりあげられてきました。

1951年に「結核予防法」が制定されて以来60年経過して、結核の死亡率順位は常に20位以下で、なかば忘れ去られようとしていました。結核は過去の病気、簡単に治る病気との認識が広がってきていました。

しかし、2010年には感染症法で第2類にランクされ、新規登録患者数は23,261人、罹患率は人口10万人に対して18.2人となりました。日本における結核発症者・死者数は近年横ばい状態にあり（図）、先進国中でも、不名誉ながら、高い水準にあります。患者のうち高齢者の占める割合が高く、70歳以上は51.2％、80歳以上は29.7％で、特に大都市の一部の結核罹患率は依然群を抜いており、集団感染事例もあとを断ちません。

世界では、WHOの推計によると、2011年には8,600万人が結核に感染し、そのうち毎年800万人の新たな結核患者が発生し、300万人（そのうち30万人は15歳未満の子どもたち）が結核で死亡しています。その99％が開発途上国に集中していますが、単独の病原体による死亡としては依然として最悪の第1位です。

開発途上国では公衆衛生上の大問題です。交通手段の高速化、大量化、効率化によって感染者の移動も容易なことから、問題は開発途上国にとどまらないことが指摘されています。一方、エイズの世界的まん延によって、結核との重感染者の重症化が心配されています。こうしたことから、結核は「再興感染症」として注目すべき疾患となっています。

結核に感染する機会は多く、治療には長期間を要し、発病すると他人へ感染を広げやすく、結核を一度発病すると結核菌は病巣で終生生き残っているなど、問題の多い感染症です。

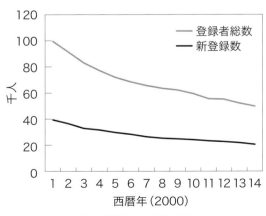

結核患者数の年次推移

6）非定型性好酸菌感染症

　非定型性好酸菌はヒト型結核菌と同じ属にありますが、病原性がやや弱く、鳥や他の動物に感染する抗酸菌を総称します。本菌は環境常在菌で、コンプロマイズド・ホストに日和見感染をおこし、結核と類似した慢性の肺感染症の病状をおこします。肺を初感染巣としますが、リンパ腺、皮膚、全身性に広がることもあり、特にエイズ患者に終末感染をおこします。本菌は結核菌に比べて増殖が早く、培地上で3〜7日後にコロニーができます。

2. 消化器系感染症

　消化管は、口から直腸までの約3mに及ぶ細長い管状臓器です。食物を輸送し、消化液を分泌して消化し、栄養物を吸収、排泄する器官です（図Ⅲ-4）。消化管の内側は粘膜細胞でおおわれ、壁は縦走・輪走筋に囲まれ、この筋肉の蠕動運動で内容物を口側から肛門へ押し流します。食物は口から肛門まで通常は12時間から30時間かけて運ばれます。消化管内へは各種の消化酵素が粘膜細胞や膵臓・胆嚢から1日に約5ℓ分泌され、食物を消化吸収します。また、食物にはたくさんの種類と量の微生物・病原体が付着しています。ヒトは1日に約$8×10^{10}$コの細菌類を飲み込んでいます。これらを処理するために以下に述べるような、巧妙な機能が備わっています。

　食物は、まず口腔内で粉砕されて唾液（アミラーゼ、リゾチーム、ムチンなど）と混合し、多糖類が分解されます。ついで、胃では塩酸が食物を酸変性し外来病原体などを殺菌するとともにペプシンなどのたんぱく質分解酵素がはたらきます。小腸では膵液が胃からの内容物を中和し、たんぱく質分解酵素や脂質分解酵素を活性化して、食物に含まれている多くの微生物を殺菌します。

注19　腸内細菌叢
p176参照。

　小腸の後半部分（回腸）と大腸には腸内細菌叢[注19]が定着しており、未消化物を消化・分解するとともに、外来病原菌の感染を防御しています。胆のうから分泌される胆汁酸には界面活性作用があり、脂肪の消化を促し、また抗菌的にはたらきます。肝臓へ病原微生物が侵入した場合には、肝臓の静脈洞でマクロファージと同類のクッパー細胞[注20]が貪食機能を発揮して殺菌します。

注20　クッパー細胞
肝臓の静脈洞に定着するマクロファージ。

注21　小腸内腔の襞
テニスコート約1面に相当する面積。

　小腸内腔は粘膜細胞でおおわれ、細胞表面は大小の襞（ひだ）（＝絨毛と微絨毛）があり[注21]、腸管の表面を広く保ち、栄養分を効率よく吸収しています。小腸内の消化液は、食物中の細菌を殺菌するとともに、ウイ

ルスも不活化します。

　小腸の後半部分の回腸にはパイエル板と呼ばれるリンパ節があり、リンパ球やマクロファージが集合しています。このリンパ節は小腸への病原体の侵入を阻止するとともに、全身の免疫機能として重要なはたらきをしています。

　大腸は、虫垂突起の近傍の小腸末端から直腸までの臓器で、管腔に棲息する常在細菌叢により食物が消化されます。ここで大部分の水分が吸収され、消化されなかった食物残渣は糞便となります。大腸内では常在細菌が外来性の病原体や日和見感染菌の定着・増殖を阻止しています。この常在細菌叢のバランスが破綻すると、腸管感染症を発症します。

　腸管系の異常によりおこる腹痛は、「急に激しく」おこることが多く、「急性腹症」といわれます。原因は感染のみならず腸閉塞、腸ねん転、腸管血栓症などの物理的障がいもありますが、急性感染や慢性感染の場合がかなり頻度が高くなります。

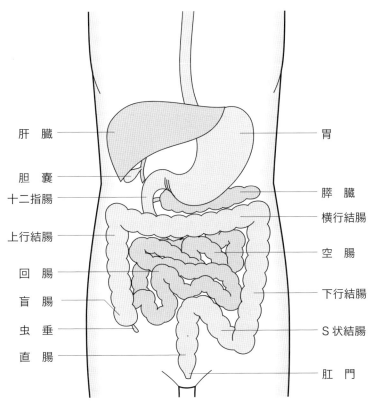

図Ⅲ-4　消化管の構造
口から肛門まで粘膜細胞でおおわれた中空の管で構成される。粘膜上皮は胃、十二指腸、空腸、回腸、大腸でそれぞれ特徴的な機能を備えた細胞で消化・吸収をしている。腸管の周囲は平滑筋が包み、腸管の蠕動運動で内容物を口側から肛門側へ移動させている。肝臓と膵臓は胆管・膵管の細い管で十二指腸に開口して、消化酵素や肝臓で無毒化された排泄物を排出している。

注22　アニサキス症
アニサキスは寄生虫で、寄生虫による病名は寄生虫名に症をつけることが慣例化されている。
例：回虫症、ジアルジア症

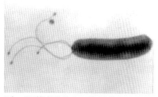

ピロリ菌（平井ら　教材集）

（1）胃炎、胃潰瘍、十二指腸潰瘍、アニサキス症[注22]

主な症状	腹痛、特に上腹部痛、胸やけ、おう吐、消化不良、食思不振
病原体	ヘリコバクター・ピロリ（ピロリ菌）、アニサキス
性差・好発年齢	若年〜成年
流行・分布	通年
感染経路	おそらく経口伝播
潜伏期間	不顕性感染で潜在している
伝播可能期間	多くの成人は保菌している

　胃炎は、暴飲暴食による飲食物や化学物質（アルコールなど）による刺激で発症することが多いのですが、慢性萎縮性胃炎や消化性潰瘍、十二指腸潰瘍は、ピロリ菌が原因のひとつです。ピロリ菌のみで潰瘍がおこるのではなく、保菌者が心身の過労やストレスに曝されると、慢性委縮性胃炎を発症し、慢性委縮性胃炎が進行して潰瘍となると考えられています。わが国ではピロリ菌の保菌者は成人で60％程度、発展途上国では80％程度といわれています。

　感染経路は経口感染です。媒介する担体は特定されていませんが、家族内感染が多くみられます。食欲不振、消化不良感、胸焼け感など胃腸不良症状で始まり、心窩部痛（空腹時にあれば十二指腸潰瘍、食後に強ければ胃潰瘍の可能性がある）、背中へ放散痛、悪心・吐き気、おう吐、吐血（コヒー残渣様）、下血などがおこります。萎縮性胃炎や胃潰瘍は癌化する傾向があり、ピロリ菌が癌化を促進しているといわれています。

　ピロリ菌の発見以前は、潰瘍の治療は手術による胃患部の摘出でしたが、本菌の発見以後、抗潰瘍剤（H2ブロッカーなど）と抗菌剤を併用して除菌することで完治させることができるようになりました。ピロリ菌を除菌すると、胃癌発症率が低下します。2013年4月から、健康保険でピロリ菌を除菌することができるようになりました。

　アニサキス症はイカ、サバ、アジ、タラなどの近海の回遊魚を生食した後、12時間以内に急激な腹痛をおこし、ときにはおう吐を伴いますが、下痢や発熱はありません。魚肉に寄生した寄生虫であるアニサキスの幼虫が胃粘膜を突き破るように侵入して激痛をおこします。胃内視鏡下で虫体を摘出すれば全快します。稀に、アニサキスが腸粘膜へ侵入して腸アニサキス症をおこし、初期感染で感作[注23]されていると、胃腸粘膜のアレルギー反応をおこすこともあります。

　アニサキスは−20℃、48時間の冷凍で死滅しますが、虫体は硬く、60℃の加熱では死滅せず、酸にも耐性があります。イカ、サバ、アジ、タラなど魚肉の生食、寿司、酢漬けなどが媒介食物のようです。

注23　感作
感染防御抗体を保有している状態。

(2) 小腸炎

主な症状	へそ周囲から下腹部の腹痛、下痢、おう吐、発熱（平熱のこともある）、腸チフス・パラチフスは高熱
病原体	コレラ菌、サルモネラ属、腸炎ビブリオ菌、カンピロバクター属、ウエルシュ菌、大腸菌、エロモナス属、セレウス菌、腸チフス菌、サルモネラ、腸内細菌、ノロウイルス、ロタウイルス、腸管寄生虫など
性差・好発年齢	小児、高齢者は重症になりやすく、成人では軽症が多い
流行・分布	初夏～初冬
感染経路	経口伝播
潜伏期間	1～4日
伝播可能期間	通常はヒト－ヒト感染は少ない

　小腸は全長5m以上あり、口側約2mは空腸で、主として消化作用を、肛門側2～3mは回腸で主として吸収作用を営みます。空腸から回腸へ下降するにしたがい腸内細菌叢が密になります。腸管に感染する病原体は、菌種により腸管の微小環境を選んで感染するので、症状が少しずつ異なります。食品を介して感染し、食べ物の種類、食後から症状が現れるまでの時間が病原体を推定する決め手となります。

　小腸炎の主要症状は、へそ周囲から下腹部の腹痛、吐き気、おう吐、水様性・粘血便性・軟便性下痢、発熱、脱力感、倦怠感などです。これらの症状は起因病原体の種類により異なり、診断には自覚症状が重要なポイントとなります。

1）コレラ

　ビブリオ属コレラ菌による第3類感染症です。コレラは世界的なパンデミック（集団発生）をおこす代表的な伝染性疾患です。これまでに7回の世界的大流行があり、1991年には南米を含む地域に第7次のパンデミックがありました。図Ⅲ-5は第7次世界流行の伝播の広がりを示しています。1961年にインドネシアで発祥したコレラは、1991年にペルーまで達し、瞬く間に南米大陸全土へ流行しました。それまで南米大陸ではコレラは発生していませんでした。

　コレラ菌の発生地はインド・ベンガル地方で、菌は1882年、ロバート・コッホにより発見されました。疾患は激しい水様性下痢と脱水をおこす急性下痢症で、熱帯・亜熱帯地区にパンデミックします。かつては乳幼児の死亡率がもっとも高く、熱帯地域のもっとも危険な下痢症でした。

　病原因子は菌がつくる腸管毒素で、毒素が腸管からの水分の分泌を過剰刺激します。1日に数ℓから20ℓの「米のとぎ汁」様の水様性の下痢で、腹痛・発熱を伴うことがあり、急速に脱水症をおこし、意識

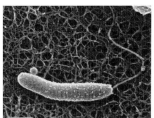
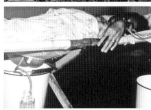

コレラ菌とコレラ患者用ベッド。患者は起きあがれず、水様性便をベッド上から垂れ流している。（微研　教材集）

混濁をおこします。菌はヒトの腸管でのみ増殖し、便1gに1億コの菌を排泄し、環境水を汚染することもあります。排泄物からの経口感染が主要な感染経路です。不思議なことにコレラ菌は流行地の汚染環境水からは分離されません（VNC[注24]の状態）。菌は3％の食塩を好む好塩菌で、真水のなかでは長期間は生残しません。

わが国では第3類感染症に分類されていますが、輸入冷凍食品から感染し、一部地域で河川水で流行したことがあります。治療は経口補液（点滴補液では間にあわないことがある）です。これにより世界的に死亡率は激減しています。抗菌薬は下痢に対しては効果がありません。経口死菌ワクチンがありますがまだ普及はしていません。

2) 腸チフス、パラチフス

サルモネラ属の腸チフス菌・パラチフス菌による第3類感染症で、敗血症を伴う重篤な腸炎です。わが国内で原発性の発症は稀で、流行地（インドネシアやインドなど）を旅行・滞在中に感染して、健康保菌者となった人（多くは調理人・給食関係者など）から感染します。この菌はヒトにのみ感染し、動物を介することはありません。

菌は小腸から侵入し、感染3〜21日後に、徐々にあるいは急激に悪寒戦慄で高熱（稽留熱[注25]という）を発し、腹痛や下痢[注26]などの腸管症状は必ずしも早期には現れません。典型的な症状は敗血症の高熱が1週間程度継続し、皮膚に独特なバラ疹、肝臓・脾臓の腫大、鼻出血、高熱にもかかわらず脈拍数が少ない徐脈を呈します。治療しなければ2〜4週目に病変は小腸管へ進み、下痢・腹痛などを発し、血便や場合によっては腸管の穿孔をおこします。

感染初期には原因菌は血液に棲息して敗血症をおこしており、高熱

注24　VNCの状態
生きているが培養できない状態。細菌がある種の冬眠状態にある。

注25　稽留熱
p40参照。

注26　下痢の目安
排便回数1日3回以上
便の性状
・水様便：水のようにまったく便が固まっていない。
・軟便：塊とならない半流動性物
・粗血便：粘液と血液が混じったゼリー状の便塊の表面をおおう。
・鮮血便：便塊が血でおおわれたり、混じっている。
・黒血便：便塊が黒く染まっている。

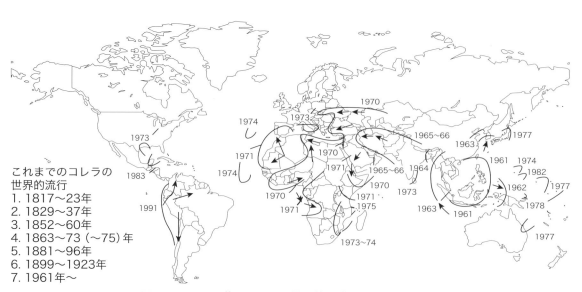

これまでのコレラの世界的流行
1. 1817〜23年
2. 1829〜37年
3. 1852〜60年
4. 1863〜73（〜75）年
5. 1881〜96年
6. 1899〜1923年
7. 1961年〜

図Ⅲ-5　コレラ菌はコレラの世界的な流行を引き起こす！

を発した後に腸管へ定着する、不思議な細菌です。したがって、原因菌の同定のための検査材料は、初期には血液、後期には便、尿です。治癒後は終生免疫を獲得し、確定診断には抗体価[注27]（ビダール反応＝細菌凝集反応[注28]）を測定します。治癒後に健康保菌者（菌が胆のうなどに潜伏感染）となることがあり、特に食品取扱者は完全に除菌をする必要があります。

パラチフスは腸チフスに類似していますが、症状は軽症です。

3）食中毒

食中毒とは、食物によりおこる中毒症状を総称します。植物毒素、毒性鉱物による中毒と、病原体による中毒とがあります。病原体による食中毒には、食品のなかで微生物が毒素を産生している場合と、ホストで病原体が増殖して毒素を産生する場合があります。前者を毒素性食中毒、後者を感染性食中毒と呼びます。前者の病原体は黄色ブドウ球菌・連鎖球菌など、後者は腸内細菌科、クロストリジウム、ノロウイルスなどです（図Ⅲ-6）。

汚染された食物・飲料水などを複数人が同時期に食べて、一定時間後に複数人が吐き気、おう吐、下痢などの消化器症状を訴えた場合、食中毒を疑い、同じ種類の原因病原体が複数人から分離・同定された場合には集団食中毒となります。個人が一人で食べて胃腸症状を

注27 抗体価
血清中に含まれる抗体の相対的な量（濃度）を表す指標。たとえば、腸チフスの患者の病後の血清では512倍まで希釈してもチフス菌を中和することができたとすると、この患者のチフス菌に対する抗体価は512と表す。価が大きいほど適応免疫力が強く、病原体に対する特異性が高いことを示す。

注28 細菌凝集反応
細菌に対する抗体は、液体中に分散している細菌を凝集する能力（性質）がある。細菌の混濁液に特異抗体を添加すると細菌が凝集し、沈殿し、上澄みは透明な液となる。スライドガラス上でも観察でき、細菌の種類の同定、抗体の有無やその濃度の測定などに利用できる。

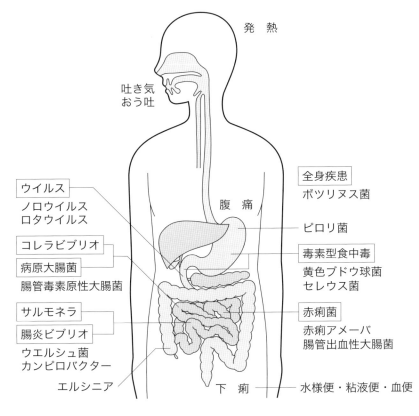

図Ⅲ-6 食中毒の病原体の分布と腹痛などの発症部位
食中毒原因病原体は腸管内での増殖部位が一定しており、腹痛や下痢の症状からある程度、原因菌やウイルスを推察できる。

おこしても、多くの場合、1～2回の下痢・おう吐程度で1～2日で回復した場合は、「食あたり」として見逃されます。

　食中毒の発生件数は、国立感染症研究所へ報告されているものだけでも年間に約800件、患者数は約2万人です（表Ⅲ-1）。平成23年の細菌性食中毒の原因は、サルモネラがもっとも多く、ウエルシュ菌、カンピロバクター、ブドウ球菌、腸管出血性大腸菌（コラム10）、その他の病原大腸菌の順となっています。これに対して、ウイルス性食中毒は、総数302件のうちノロウイルスがもっとも多く発症しています（表Ⅲ-1）。これらの数字は公的機関に届け出のあった数であり、実態はもっと多い可能性があります。最新の発生件数、病態情報は国立感染症研究所のホームページで公開されています。

　原因となる細菌種は過去10年間に変化しています。かつては、腸炎ビブリオ菌が件数・人数ともに第1位の時期がありましたが、行政的に調理法などに厳しく安全基準を定めて監視した結果、減少しました。一方、カンピロバクターは届け出基準が変更されたために統計上、件数が増加しました。ノロウイルスは公的には平成14年から届け出・統計に加わったので、それ以後、急に件数が増えています。食中毒の原因病原体は、時代とともに変化しています。

　発生件数と患者数の関係は、食中毒の規模の指標となります。平成23年の報告では、1件あたりの患者数がもっとも多いのはウエル

注29　VT
ベロ毒素（p189参照）。

表Ⅲ-1　平成23年に発生した食中毒の原因病原体と発生件数

件数ではカンピロバクターがもっとも多く、ノロウイルスがこれについでいる。1件あたりの患者数はウエルシュ菌がもっとも多く、ついでサルモネラ、その他の大腸菌、腸管出血性大腸菌（p189参照）、ノロウイルスの順です。件数あたりの患者数が多いことは、集団給食が原因となりやすい、といえます。

原因病原体	件　数	患者数	死　者	患者数／件数
サルモネラ属	67	3,068	3	46
ウエルシュ菌	24	2,784	0	116
カンピロバクター	336	2341	0	7
黄色ブドウ球菌	37	792	0	21
腸管出血性大腸菌（VT[注29]産生）	25	714	7	29
その他大腸菌	24	967	0	40
セレウス菌	10	122	0	12
腸炎ビブリオ菌	9	87	0	10
赤痢菌	7	52	0	7
その他の細菌	4	21	0	5
細菌の総計	543	10,948		20
ノロウイルス	296	8,619	0	29
その他ウイルス	6	118	0	3
ウイルスの総計	302	8,737	0	29

シュ菌、ついでサルモネラ、その他の大腸菌でした。ただし、これは参考数であって、雪印乳業による黄色ブドウ球菌中毒（2000年、約14,780人）、堺市学校給食の腸管出血性大腸菌食中毒（1996年、患者数9,451人、死者12人）、西友ストアのカンピロバクター中毒（1982年）などでは数千～数万の患者が発生していました。最近では冬季のノロウイルスによる集団発生が問題になっています。

a. 食中毒の原因食、症状、病原体の特徴

　食中毒の症状は、悪心・おう吐・下痢が初発症状で、腹痛と発熱をおこす場合があります。症状の現れ方は原因微生物により異なりますから、食中毒を疑う場合は次のような事柄に留意して、医療機関を受診します（表Ⅲ-2）。

　食中毒か否かは、発症時から2日前までの食べ物について、料理の種類と性状（生・煮物・焼き物・保存食品など）、摂取時間などを聞き取り、予測判断します。その時点で重要なことは、

①　同じ食べ物を一緒に食べた人の症状や状態
②　食後から悪心・吐き気・おう吐が始まるまでの時間
③　食後から下痢をおこすまでの時間
④　下痢便の状態（白色で米のとぎ汁様か茶色で軟便か、赤黒く血液・粘液が混じっているか、コーヒー残渣のように黒色か、真っ赤な鮮血があるか）
⑤　腹痛の部位（上腹部、へその周り、右あるいは左の脇腹、下腹など）、痛みの性状（持続的か断続的か、周期的かなど）
⑥　排便時に下腹部、肛門部に痛みがあるか否か
⑦　便意が頻繁にあり、用便後すぐに再度便意（しぶり腹）があるか

などで、患者本人と周囲の人々からの観察情報が決め手となります。

---

column 10

腸管出血性大腸菌の食中毒

　感染源はウシの糞便・腸管内容物で、汚染食品（牛肉、レバー、内臓など）を生食したり、加熱不足の調理食品から経口感染します。また、感染したヒトの糞便から、たとえば子どもの下痢便を処理した親が2次感染した例もあり、ヒトからヒトへ感染伝播する可能性があります。サラダの野菜類が感染源と疑われたことがありますが、牛糞や牛肉の処理過程で交差感染したものとみなされています。

　症状は汚染食品を食べた4～5時間後から、長い場合は1週間以上の潜伏期間をおいて、吐き気、おう吐、下痢、腹痛、発熱で、急性大腸炎の症状をおこします。最悪期の下痢便は鮮紅色で、血液は凝固せず、赤血球は溶血しています。また、左側腹から下腹部へかけてしめつけられるような強い痛みが周期的（蠕動運動）におこり、便意が頻繁に、排便後もすぐ便意をもよおす「しぶり腹」がおこります。これらの症状が数日続くと、脱水症状をおこして意識が混濁することがあります。幼小児や高齢者に発症すれば、腎臓を障がいし溶血性尿毒症候群をおこすことがあり、致命的となります。

b. 集団食中毒の対処・予防
① 行政手続き

集団食中毒を疑われた場合、個人的な感染症患者としての取扱いに加えて行政的な手続きが必要となります。ただし、結果の確定までにはかなりの時日を要します。

診察した医師は、まず保健所に届け出ます。これに応じて、保健所は、状況を確認し、どこで、誰が、いつ、なにを食べたかを調べ、近隣や喫食提供者から聞き取り調査をします。喫食食品を検査のために確保（収査）し、原因菌の同定、原因食の決定へ向けて系統的に調査を実施します。この調査は行政執行ですので強制力があり、むやみに拒否することはできません。原因菌の分離同定は地方衛生研究所でも可能で、原因食あるいは分離菌株を国立感染症研究所へ照会・同定し、全国で統一的に記録します（**コラム11**）。

表Ⅲ-2　食中毒の症状、媒介食品、原因菌の関係および対処法
複雑な一覧表であるが、症状から推定食品、疑わしい原因病原体が推察できる

症　状			
初発症状	下痢の性状・回数	腹痛部位	発　熱
悪心、吐き気、おう吐	1～2回、軟便	季肋部・みぞおち	無
吐き気、おう吐、遅れて下痢	2～5回程度	季肋部・みぞおち、腹部全体	無または有
おう吐、腹痛、下痢	3回以上、粘液軟便、悪臭が強い	へそ周囲、腹部全体	有
おう吐、下痢	粘血便、頻回	へそ周囲、腹部全体	有
下痢、腹痛	頻回の水様性、腹痛	へそ周囲、腹部全体	無または有
腹痛、粘血便から鮮血便へ進展	おう吐、頻回、残便感（しぶり腹）	下腹部の絞るような痛み、残便感（しぶり腹）	有
発熱、腹痛、粘血便、膿血便	頻回、残便感（しぶり腹）	下腹部の絞るような痛み	高熱
下痢、腹痛	粘血便、頻回	へそ周囲、腹部全体	無または有
下痢、腹痛	軟便、粘血便、頻回、腐敗・悪臭	へそ周囲、腹部全体	有
おう吐、複視、まぶた下垂、発語困難	下痢症状はない、発語困難、嚥下困難へ進展	無	無
腹部膨満感、下痢	2～5回程度	軽度、へそ周囲	無
下痢数行、おう吐	数行、腐敗臭	腹痛、右下腹部	有が多い
下痢、腹痛・おう吐	水様性、ときに血便	へそ周囲、腹部全体	無が多い

② 治 療

激しい頻回の下痢がある場合、脱水症を予防するために経口（飲料水）で補液します。たんなる水やお茶より、スポーツドリンク（生理食塩水濃度とグルコースを含む）の飲用が効果的です。小児・高齢者の場合には点滴や経管補液も必要なことがあります。腸管の蠕動運動が高くなった下痢（腹が痛くグルグル腸音がある）では、病原菌を体外へ排泄することを促進しているので、止痢剤は服用しないことが基本です。ただし、痛みが腸管のけいれん・過剰収縮による場合には、鎮痛のために平滑筋弛緩剤を服用することもあります。

抗菌薬は、感染性食中毒（カンピロバクター、サルモネラなど）には使用します。毒素性食中毒（ブドウ球菌・セレウス菌など）には無効です。おう吐には、対症的に鎮吐剤を使用します。食中毒の原因となりやすい食品、媒介されやすい病原体、予防法の概略を表Ⅲ-3に示します。

推定原因食品	食後から発症までの時間	被疑病原体	対処・治療方法	備 考
自家製おにぎり、ポテトサラダ、佃煮など、室温保存	2～3時間	黄色ブドウ球菌	安静、水分補給、制吐剤など対象的療法	ヒトや動物の体表の常在細菌、毒素によるおう吐
米飯、パスタなどでんぷん類	8～16時間	セレウス菌	安静、水分補給、制吐剤など対象的療法	おう吐型と下痢型がある、芽胞形成菌
刺身、生鮮魚介料理	4～28時間	腸炎ビブリオ菌	水分補液、抗菌剤	菌は気水・海水魚介類に棲息、淡水洗浄
食肉類、卵および卵製品、特に生玉子	12～72時間	サルモネラ	水分補液、抗菌剤	腸チフス菌・パラチフス菌と同類
生水、生野菜、非加熱加工食品、	8～48時間	腸管毒素原性大腸菌	水分補液、抗菌剤	熱帯地域旅行者下痢症
生牛肉・生牛肝臓など	2～14日	腸管出血性大腸菌	水分補液、抗菌剤（ホスミシン）、鎮痛・鎮痙剤など	菌数が10コ程度で感染ヒトからヒトへ伝搬する
保菌者から食品へ付着・混入	2～3日	赤痢菌	抗菌薬（キノロン系）	保菌者から食品媒介
生水、生野菜、非加熱加工食品	8～48時間	腸管病原性大腸菌	水分補液、抗菌剤	熱帯地域の開発途上国の子どもに多い
非加熱の鶏肉・ブタ肉	2～7日	カンピロバクター	水分補液、抗菌剤	ギランバレー症候群、学校給食などで集団発生
真空パック食品、缶詰・瓶詰など発酵食品	6～12時間	ボツリヌス菌	抗毒素	毒力の強い毒素型食中毒
食肉加工品、食肉練製品	6～18時間	ウエルシュ菌	水分補液、対象療法	軽症
ブタ肉、生肉、井戸水	2～3日	エルシニア	水分補液、抗菌剤	0～4℃で生育、小児に多い
生牡蠣、生貝類、感染者	1～2日	ノロウイルス	水分補給	感染者から2次感染伝播

③ 予　防

予防は、食物に「菌をつけない、増やさない」ことにつきます。食中毒の原因となりやすい食品と病原体の関係を**表Ⅲ-2、3**に示します。

4) ウイルス性腸炎

ウイルス性腸炎の代表的なウイルスは、以前はエンテロウイルスと総称されていましたが、近年ではノロウイルスとロタウイルスです（ウイルスの分類はp171、p172、p174**表Ⅳ-3**参照）。

a. ノロウイルス腸炎

ノロウイルスは、カリシウイルス属に属するエンベロープ[注30]をもたない1本鎖の小型RNAウイルスです。1968年ころから小児の下痢症との関係が疑われてきましたが、培養が不可能なため原因ウイルスの性状が明らかではありませんでした。最近は簡易診断キット[注31]（便中の抗原検出）が普及して診断が迅速に行われるようになりました。ゲノム診断法、ゲノム解析で遺伝子型の変異がわかるようになり、詳細

注30　エンベロープ
p170参照。

注31　簡易診断キット
ウイルスの診断法
・電子顕微鏡による観察
・酵素抗体法（ELISA）
・遺伝子増殖法（PCR）
・イムノクロマト法
などがあり、イムノクロマト法は手軽に外来診察で行える検査で、キット化されている。

---

column 11　法律による食中毒の報告・防止策

某年8月13日、某県A市内の医療機関から男児1名が大腸菌O157感染症の発生届けが所轄保健所へありました。翌14日、他の医療機関から8名の感染者の発症の届けがだされました。聞き取り調査の結果、これらの患者はいずれも8月7日に市内で開催された祭りに参加していました。保健所は祭りに参加し、販売されていた食品を喫食した発症患者とその家族33名について聞き取り調査を行いました。調査の結果、患者らは共通して腹痛、下痢の症状を呈し、33名中22名から大腸菌O157が検出されましたが、実際の発症者は9名でした。店舗は祭り閉会後にただちに片付けられ、喫食提供者・食品種ともに不明のまま、食中毒として報告されました。

この例のように、発症者が複数名あり、食中毒と疑われればただちに保健所などの行政機関が調査を始めれば、感染者数と原因を特定しやすく、対処法がたてやすくなります。しかし、食材が広域に配布されている場合には、発見が遅れ、対策がたてられず、大規模になるおそれがあります。典型的な例は、1999年に発生したイカ乾食品の食中毒事件（患者1,634人）や2000年に発生した雪印乳業の黄色ブドウ球菌による食中毒事件（患者14,780人）です。大規模な食中毒が発生すれば食品会社は破産します。これを防ぐために、食品衛生法や食品安全基本法があり、バイオハザード分析必須管理（HACCP）という管理システムが普及しています。

食品衛生法では「食品の安全性確保のために公衆衛生の見地から必要な規制その他の措置を講ずることにより、飲食に起因する衛生上の危害の発生を防止し、もつて国民の健康の保護を図ること」と規定し、食品安全基本法では「この法律は、科学技術の発展、国際化の進展その他の国民の食生活を取り巻く環境の変化に適確に対応することの緊要性にかんがみ、食品の安全性の確保に関し、基本理念を定め、並びに国、地方公共団体及び食品関連事業者の責務並びに消費者の役割を明らかにするとともに、施策の策定に係る基本的な方針を定めることにより、食品の安全性の確保に関する施策を総合的に推進すること」を目的としています。

な疫学的追跡も可能となりました。

　流行は冬季（11～12月）に多く、年間に1～2万人が発症しています。潜伏期間は12～48時間で、突然3～10回のおう吐、水様性下痢がおこり、腹痛や発熱を伴う場合もあります。

　症状の軽重には個人差があり、通常は2～3日で下痢は回復しますが、幼小児や高齢者では急速に脱水症をおこして重篤な経過をたどることがあります。1～3回の下痢のみで治癒し、ノロウイルス腸炎と診断される前に治癒することも多くなっています。自覚症状が弱いため不顕性感染者と同様、保菌者となって他人へ感染させることがあり、集団感染や院内感染をおこしやすいのが現状です。発病者は下痢が治癒しても3～7日間は便中にウイルスを排出するといわれます。

　ウイルスの感染力は強く、100コ程度で感染します。感染者の吐物、下痢便の飛沫、汚染したシーツや食器などを処理した人の手などから感染します。水洗トイレの飛沫が感染源となることもあります。自然界では二枚貝がウイルスを濃縮しており、それを生食して感染します。

　予防は、一般的な食中毒予防法に準じて、生食に注意し手洗いが基本です。アルコールや界面活性剤の消毒剤は効果が弱いので、石けん

表Ⅲ-3　食中毒など腸管感染症をおこしやすい食品類、付着しやすい病原体、処理法

原因食品	摂食法、調理法	感染をおこすの原因病原体	予防処理
ウシ枝肉	タタキなどで生食や、加熱が不十分（70℃5分以上）	腸管出血性大腸菌、サルモネラ、エルシニア（交差感染）、その他	加熱調理
ウシ腸管・肝臓など	生食、不十分加熱	腸管出血性大腸菌	同　上
ブタ肉	生食、不十分加熱	サルモネラ、エルシニア	同　上
シカ肉	生食、不十分加熱	E型肝炎ウイルス	同　上
ヒツジ肉	生食、不十分加熱	カンピロバクター、サルモネラ、大腸菌	同　上
鶏　肉	生食、不十分加熱	カンピロバクター、サルモネラ	同　上
鶏　卵	生食、不十分加熱	サルモネラ	低温保存、加熱調理
鮮　魚	生食	腸炎ビブリオ菌	水道水洗、冷凍
二枚貝類	生食、不十分加熱	ノロウイルス、A型肝炎ウイルス	水洗、加熱
穀　類	炊飯後に交差混入	セレウス菌	毒素は耐熱性
野菜類	生食（サラダ）	大腸菌、その他腸内細菌	交差感染を避ける
加工食品 おにぎり・佃煮など	調理後に保存	黄色ブドウ球菌、ウエルシュ菌、セレウス菌	低温保存
嫌気性パック食品、塩漬け、漬物	不完全包装、生食	ボツリヌス菌、ウエルシュ菌	低温保存
輸入冷凍食品	不完全加熱	コレラ菌、赤痢菌、サルモネラ、その他	厳重な低温保存

枝肉には食肉処理場、調理台などで、ウシ内臓からの汚物が交差汚染する。枝肉の内部に汚染菌が繁殖しているものではない

による入念な手洗いが必要です。次亜塩素酸消毒剤（家庭用塩素系漂白剤でも可）が有効ですが、人の手や皮膚には使えません。

b. ロタウイルス腸炎

ロタウイルスは、レオウイルス科に属する2本鎖RNAウイルスで、エンベロープをもたず、二重のヌクレオカプシドをもち、車軸のような形態をしています。世界的に広く分布していますが、ウイルスの殻を構成するたんぱく質の種類が国・地方により異なり、いくつもの型別（A～F群、さらに抗原性の分類）があります。生後6か月から2年の乳幼児が感染しやすく、世界的には年間約100万人が罹患するといわれています。

小児仮性コレラとも呼ばれ、冬季の乳幼児下痢症の原因ウイルスです。患児の排泄物から経口感染します。感染力は強く1～10コで感染します。潜伏期は2日、水様下痢便で、脱水症を伴うと重症化し、さらに脳症、ギランバレー症候群[注32]へ進展することがあります。

ウイルスは小腸絨毛上皮で増殖して上皮細胞を破壊する結果、水分の吸収が阻止され下痢となります。上皮細胞が3～6日で新生すれば治癒します。感染後免疫は1年程度は持続しますが、予防できる期間は短いため、再感染がおこりやすく、年長児になるまで再感染を繰り返すことがあります。2007年から発展途上国ではワクチンが接種され、現在、わが国でも接種できるようになりました。

c. アデノウイルス腸炎

小児の夏季の下痢症にはアデノウイルスに起因するものがあります。一般には、夏風邪、腸風邪といわれます。アデノウイルスはヒトの上気道に常在し、いわゆる風邪、咽頭炎、喉頭炎など上気道の炎症やまぶた結膜炎をおこし、炎症が腸管粘膜に及ぶと下痢をおこします。乳幼児では、ウイルスが腸管の回盲部リンパ節へ潜伏感染し、リンパ節が腫大してイレウス（腸重積[注33]）をおこすことがあります。

5) 寄生虫症・原虫症

寄生虫感染は、流行地や汚染地域で、食材に付着した寄生虫卵を摂取したり、外傷から経皮的に感染します。卵は腸管内で成虫となって定着し、産卵（回虫の場合1日あたり2,000個程度）し、体外へ排出します。これが食材へ付着して、経口感染を広げることになります。わが国では発症は多くありませんが、熱帯の発展途上国では虫卵が環境に常在し、旅行者なども感染する機会は多くあります。特異的な自覚症状は少なく、慢性に進行する栄養吸収障がいが主で、臨床症状も軽微です。しかし、寄生虫がホストの体内で生育する段階で、肺や肝臓の機能を障がいすることがあります。

主要な寄生虫として、回虫、鉤虫（こうちゅう）、条虫、鞭虫、旋毛虫（ジアルジア）、糞線虫、蟯虫（ぎょうちゅう）など、原虫としては、腸管アメーバ、クロプトスポリジュウム、サイクロスポラなどです（p199 表Ⅳ-13参照）。

注32 ギランバレー症候群
カンピロバクターやロタウイルスなどによる急性感染の1～3週間後、筋力の低下、感覚障がいで発症する末梢神経の変性神経障がい。感染で産生された抗体が神経に沈着して障がいをおこす。

注33 腸重積
小腸と大腸の連結部（回盲部）で、小腸が大腸へはいりこみ、部分的に二重の腸管となる。乳幼児に多く、腸閉塞をおこす。腹痛・おう吐・便秘、ときには下痢・腹部膨満などをおこす。

（3）虫垂突起炎、終末回腸炎

主な症状	右下腹部痛、37〜38℃発熱、おう吐、下痢
病原体	腸内細菌、黄色ブドウ球菌、ウエルシュ菌、エルシニア、その他
性差・好発年齢	全年代だが、小児が発症しやすい
流行・分布	通年
感染経路	自家感染（常在保有菌）
潜伏期間	数時間〜数日
伝播可能期間	症状のあるかぎり

1）虫垂突起炎

小腸から大腸への移行部には、内容物が小腸へ逆流することを防ぐ回盲弁があり、その部分を回盲部といいます。回盲部大腸の終末端に、虫垂（図Ⅲ-4）があります。この部分におこる化膿性炎症です。

盲腸突起部へなんらかの原因で、異物が落ち込んで腸内細菌が異常に増殖して、化膿性炎症をおこした状態です。

10〜30歳までの若年者に比較的頻度が高く、幼児や高齢者にも発症します。突然、あるいは次第に強くなる心窩部から始まり、右下腹部へ広がる腹痛、局所の圧痛、吐き気、悪心・おう吐、発熱がおこります。臨床診断は比較的やさしいのですが、処置が遅れると腹膜炎へ進展し、腸管癒着や慢性盲腸炎などの後遺症を残します。内科的な抗菌剤治療で治まることもありますが、完治しなければ再発・慢性化することがあるので、病状によって虫垂の摘出手術を行います。

2）終末回腸炎

エルシニア・エンテロコリチカが起因菌となることがあります。幼小児に発生しやすく、潜伏期2〜5日で腹痛・下痢・発熱で始まり、ときには慢性的な下痢や便秘、右下腹部の鈍痛・圧痛、微熱が続きます。

媒介食品はブタ肉の生肉が多く、環境水や汚染食品の摂取により経口感染します。菌は終末回腸のリンパ節で増殖し、腸刺激症状をおこします。食中毒起因菌として指定されていますが、最近は集団発生例はありません。急性虫垂炎との鑑別が重要です。

（4）大腸炎・直腸炎

主な症状	持続的な腹部全体痛、37〜38℃発熱、粘液性下痢、血便、しぶり腹（裏急後重）
病原体	赤痢菌、赤痢アメーバ、大腸菌、ディフィシル菌、その他
性差・好発年齢	小児と高齢者

流行・分布	施設などで集団感染がある
感染経路	感染者、保菌者からの糞口感染
潜伏期間	数日～数週
伝播可能期間	症状のあるかぎり

　大腸は約1.5mの腸管で、解剖学的な部位として盲腸、結腸（上行結腸、横行結腸、下行結腸、S状結腸）、直腸から成り立っています。横行・S状結腸は腹腔内で比較的動きやすい位置にあり、上行・下行結腸は腹膜で腹壁にゆるく固定されています。

　大腸では腸内細菌叢が発達し、100種類以上の細菌が共生して食物の最終消化・分解を行い、その代謝産物であるビタミン類やアミノ酸類、水分を吸収しています。大腸内の食物残渣には、インドールやスカトールなどの悪臭物質や発癌刺激性窒素化合物などがあり、10～24時間をかけてゆっくり大腸を通過し、最終的に糞便として排泄されます。排出される食物残渣量（便量）の半分は細菌です（p177参照）。

　大腸粘膜細胞はよく発達した絨毛・微絨毛をもち、物理的な刺激にも抵抗性があります。細菌叢は、細菌種の質と量のバランスが重要です。そのバランスが崩れると便通の不順、下痢や便秘、さらには偽膜性大腸炎などをおこします。大腸の炎症では、下腹部痛、下痢（粘血性、血性）、便の強い腐敗臭、頻回の便意（テネスムス）、発熱などの症状があります。

1）赤　痢

病原体	赤痢菌、赤痢アメーバ
性差・好発年齢	小児と高齢者
流行・分布	集団感染がある、多くは輸入感染
感染経路	糞口感染
潜伏期間	数日～数週
感染可能期間	症状のあるかぎり

　赤痢とは血液の混じった下痢便を伴う大腸炎です。原因には細菌と原虫があります。第3類感染症である細菌性赤痢は、赤痢菌が原因で、ほとんどは流行地からの輸入感染です。国内発生は保菌者が調理などにより食品を汚染して感染を広げます。感染2～5日後、下腹部痛、発熱、頻回の便意、残便感、粘血性あるいは血性下痢など重篤な症状をおこします。菌はヒトにのみ感染し、胃酸に抵抗して結腸の粘膜層細胞へ定着・侵入して潰瘍を形成します。

　赤痢菌の血清型[注34]により症状の軽重は異なり、志賀赤痢菌による赤痢が重篤です。最近ではゾンネ菌、フレクスナー菌が原因菌となっています。感染力は強く、10～100コの菌を経口摂取すると発症します。志賀赤痢菌は志賀毒素（ベロ毒素）を産生し、溶血性尿毒症をお

注34　赤痢菌の血清型
A群　志賀赤痢菌
　　　（Shigella dysenteriae）
B群　フレクスナー菌
　　　（S. flexneri）
C群　ボイド菌（S. doydii）
D群　ソンネ菌（S. sonnei）
A群がもっとも病原性が強く、B群、C群がこれに次ぎ、D群は病原性が弱い。現在わが国ではD群が主流である。

こします。

発展途上国の小児のあいだでは流行を繰り返しており、年間約60万人が死亡すると推定されています。まだ有効なワクチンは開発されていません。

第5類感染症であるアメーバ赤痢は、赤痢アメーバの感染でおこります。症状は細菌性赤痢ほど急激ではありませんが、類似した症状をおこします。赤痢アメーバは肝門脈から肝臓へ移動し、肝膿瘍をおこすことがあります。熱帯発展途上国などの公衆衛生施設・設備が不完全な地域で感染しやすくなります。赤痢アメーバ以外に腸炎アメーバがあり、腸炎アメーバは主として直腸に病巣をつくり、同性愛男性に多く発症します。

2）偽膜性大腸炎

主な症状	腹痛（鈍痛）、粘液性下痢
病原体	ディフィシル菌
性差・好発年齢	高齢者（抗菌薬の長期服用者）
流行・分布	世界中
感染経路	自家誘導（抗菌薬による）
潜伏期間	常在菌
伝播可能期間	常時

2週間以上の長期にわたって抗菌薬を服用すると、特に高齢者に慢性の腹痛・下痢をおこすことがあります。服用した抗菌薬が腸内細菌叢のバランスを変化させ、薬剤耐性であるディフィシル菌、ウエルシュ菌などが異常に増殖します。ディフィシル菌はエンテロトキシンA、Bを産生し、腸管上皮粘膜細胞に炎症性壊死をおこし、粘膜上皮が肥厚し偽膜を形成します。高齢者では下痢の持続で脱水症をおこして致命的となることがあります。抗菌薬の服用を中止するか、ディフィシル菌に感受性のある抗菌薬で治癒します。

3）炎症性大腸炎：潰瘍性大腸炎とクローン病

慢性の下痢・発熱・食欲不振、腹痛、体重減少、栄養障がいなどが主要症状です。原因病原体は特定されていませんが、なんらかの感染で炎症がおこり、それに対して免疫反応が誘発され、腸管上皮に自己免疫的な慢性炎症をおこすと推察されています。急性期と寛解期を繰り返す難病の一種です。

潰瘍性大腸炎は若い女性に発症しやすく、主として大腸に病巣をおこします。クローン病は、男性に多い傾向があり、腸管全体にわたって炎症と潰瘍が生じます。食事療法、免疫療法が治療の主体で、専門医により定期的かつ長期的なコントロールが必要です。

(5) 胆のう炎・胆道炎

主な症状	右季肋部疝痛、悪心・おう吐、右肩・肩甲骨部への放散痛、37～38℃発熱
病原体	大腸菌など腸内細菌、その他化膿菌
性差・好発年齢	中年の女性（内臓下垂のある）に好発
流行・分布	世界中
感染経路	常在菌が胆膵管を逆流
潜伏期間	不定
誘因	下痢・便秘などの胃腸機能不全、腸管過敏症

　肝臓には胆汁を集める細胆管があり、それは順次に集合して胆管、総胆管となります。胆管に付属して胆汁を一時貯蔵する胆のうがあり、総胆管は膵臓からの膵管と融合して、十二指腸のファター乳頭部に開口しています。ファター乳頭部は常時には閉鎖しており、十二指腸から消化物が胆のう・膵管へ逆流することを防いでいます。十二指腸を食物が通過するとき開口し、胆のうは収縮して胆汁を排出し、膵臓からは膵液が排出されます（図Ⅲ-4）。このファター乳頭部の閉鎖機能が弱まると、十二指腸内の食物や腸内細菌が総胆管・膵管へ逆流入して、胆のう炎などをおこします。

　炎症が慢性に経過すると、胆のう・胆管内に結石[注35]（胆汁の結晶・塊り）を生じやすくなります。結石が胆道につまったり、炎症が増悪すれば、激しい疝痛と胆汁のうっ滞により黄疸[注36]をおこします。比較的に中高年の女性に多く発症し、右季肋部の刺し込むような疝痛、右肩・背部に放散痛、悪心・おう吐、発熱、黄疸が特徴的な症状です。

(6) 膵臓炎

主な症状	左季肋部深部激痛（胃の裏）、左肩へ放散痛、悪心・おう吐、遅れて発熱
病原体	大腸菌など腸内細菌
性差・好発年齢	中年男子（酒飲み）に好発、高脂肪・高たんぱく食と酒
流行・分布	世界中
感染経路	自家誘導（アルコールと高脂肪食により誘発）
潜伏期間	不定
伝播可能期間	不定

　膵臓は腹部の左側後腹膜で、胃の裏側（後面）にあり、腹壁からは触診はできません。消化管に開口する大きな分泌性腺組織で、1日に約1.2ℓの消化液を十二指腸へ分泌しています。いろいろな消化酵素（リパーゼなどの脂質分解酵素、トリプシン、キモトリプシンなどのた

注35　結石
胆囊・胆道、腎臓・尿管・膀胱など管組織にできる不溶性の固形物。尿や胆汁の流れが炎症や狭窄により障がいされうっ帯すると、溶けている有機物や無機物が析出して結晶様の固体をつくる。次第に大きくなると分泌液の流れを閉鎖し、臓器の機能障がいをおこす。胆囊ではコレステロール結石、腎臓ではリン酸カルシュウム結石などがある。

注36　黄疸
皮膚や眼の結膜に黄色色素（ビルルビン）が沈着した状態。赤血球のヘモグロビンの分解・代謝産物であるビルルビンが肝臓から排泄されず血中にとどまり、皮膚に沈着する。肝臓・胆囊・胆道・脾臓の障がいでおこる。

んぱく分解酵素、インスリン・グルカゴンなどの血糖濃度の調節ホルモン）などを分泌する腺組織です。分泌管は胆管と合流して総胆管となり、十二指腸のファター乳頭部で開口しています。病原体はこの部から逆流して膵臓炎をおこします。ムンプスウイルスは二次ウイルス血症で膵臓細胞へ感染し、Ⅱ型糖尿病の原因となることが疑われています。

　実際に多発する膵臓炎は、自家の消化酵素が膵管を逆流して、「自己消化」のような様式で発症します。中高年の男性に好発しますが、脂質・たんぱく質に富む肉類を大量の酒とともに大食した後に発症しやすいようです。食後1～3時間後に左季肋部から背部の激烈な深部の腹痛、ときには鈍痛、悪心・おう吐、発熱など、急性腹症として発症します。大量の肉類・酒類がいっきに十二指腸へ流出したために、反射的に膵液・胆汁が大量に分泌され、その結果、分泌液の一部が総胆管を逆流して、膵臓組織の細胞壊死を誘発すると考えられています。この現象が習慣的になれば慢性膵炎となり、膵臓細胞からの分泌ホルモン、特にインスリンやグルカゴンの不足で糖尿病を発症します。

(7) 肝　炎

　肝臓は右横隔膜直下に接して存在する身体のなかで最大の臓器（1,200～1,600g、体重の約1/50、約120兆個の細胞）です。肝臓には肝動脈と門脈の2種類の血液が流入し、肝動脈は肝臓を養う血液を、門脈は腸管から吸収した栄養物などを豊富に含む静脈血を運び、両者は肝静脈へ合流して右心房へ還流しています。肝臓を構成する細胞には、全体の約70％を占め物質代謝を行う肝実質細胞と、類洞壁細胞[注37]、コラーゲンを産生して線維化に関与する星細胞、血管壁を構成する内皮細胞、その他に免疫担当細胞などがあります。

　肝臓の機能は、たんぱく質・糖・脂質の代謝および合成、アミノ酸代謝と尿素の合成、核酸代謝と尿酸の合成、血清たんぱく質[注38]の合成と代謝、ビルルビン（血色素・胆汁酸）の代謝、ビタミン類の代謝、解毒機能、生体防御免疫機能など生命維持に必須でもっとも重要な機能を担っています。

　通常の日常生活では、肝臓の約5分の1程度が機能しており、許容能力に余力のある臓器です。したがって、ある程度の障がいを受けても代償能があり、また肝細胞は再生能力が高く広範囲に障がいを受けないかぎり自覚症状および臨床症状は現れにくく、早期発見が見逃されやすいものです。

　肝臓の炎症性疾患には、アルコール性、薬物・アレルギー性、感染性があります。感染性肝炎はウイルス性肝炎がもっとも重要です。細菌性肝炎は敗血症などに併発する肝膿瘍などをおこすことがありますが、原発性の細菌性肝炎は稀です。原虫のなかには一時的に肝臓を経

注37　類洞壁細胞
マクロファージが定着してクッパー細胞となり、貪食・免疫機能を担当。

注38　血清たんぱく質
アルブミン、グロブリン、トランスフェリン（鉄を結合し運搬）など各種結合たんぱく質、補体成分、血液凝固因子など。

由して血液感染・全身感染へ進展するものがあり、しばしば肝膿瘍として発見されます。

1）ウイルス性肝炎

主要症状は、全身倦怠、意欲・気力の低下、食欲不振、上腹部に鈍痛、黄疸、背部痛などです。主要病原体としては、肝炎ウイルスA、B、C、D、E、G、EBウイルス、サイトメガロウイルス、その他に出血熱ウイルスなどがあります。肝細胞を主たる標的とするウイルスとその肝炎の特徴を表Ⅲ-4にまとめます。

現在わが国で問題視されているのは、医療行為により感染が拡大したとみなされるB型肝炎とC型肝炎です。B型肝炎ウイルスはワクチンが実効的に発症を抑えていますが、C型肝炎ウイルスは遺伝子変異が頻繁におこるためワクチン開発に成功していません。

B型肝炎ウイルスとC型肝炎ウイルスは血液感染です。母体からの垂直感染、輸血、性接触などにより感染します。潜伏期が長く、発症すれば慢性化、癌化に移行しやすい肝炎をおこします。これらのウイルスが同定される以前に、輸血、血液製剤、注射針などにより感染した例があります。現在は感染経路が確認された場合は国が責任をもって補償する方策が進められています。

C型肝炎はインターフェロンで加療をしていましたが、2013年に抗ウイルス薬が開発・承認され、インターフェロンと内服薬の併用で、ウイルスを体内から排除することが可能になりました。B型肝炎ウイ

表Ⅲ-4　ウイルス性肝炎

ウイルス性肝炎の原因ウイルスは5種類ある。この他にも肝炎をおこすウイルスがあるが、ここにあげたウイルスは肝臓を標的とする。

名称（別名）	ウイルス名と特徴	感染様式	潜伏期間	重症度	キャリアー	慢性へ移行	ワクチン
A型肝炎（流行性肝炎）	HAV：1本鎖RNA、エンベロープなし	糞口感染	15〜40日	ヒトーヒト感染はなく通常は完治	無	無	有
B型肝炎（血清肝炎）	HBV：不完全二重鎖DNA、エンベロープあり	血液感染、性交、粘膜接触、垂直感染	45〜180日	無症状〜重症、劇症肝炎がある	有 肝疾患の80%	有 肝硬変、肝癌へ移行	有
C型肝炎（非A非B炎）	HCV：1本鎖RNA、エンベロープなし	血液感染、性交、粘膜接触、垂直感染	2〜4週間、8〜12週間	無症状〜重症、劇症肝炎がある	有	有 肝硬変、肝癌へ移行	無
D型肝炎（デルタ肝炎）	HDV：環状1本鎖RNA、エンベロープなし	血液感染（HBVとの混合感染が必須）	2〜12週間	HBVと混合感染すると重症化	有	HBVと混合感染すると肝硬変、肝癌へ移行	無
E型肝炎（経口非A、非B、非C肝炎）	HEV：1本鎖RNA、エンベロープなし	糞口感染	2〜6週間	中等度	無	無	有

HBV：B型肝炎ウイルス、HCV：C型肝炎ウイルス、HDV：D型肝炎ウイルス、HEV：E型肝炎ウイルス

ルスに対しても抗ウイルス薬が開発され、ウイルスの増殖を抑えることができるようになりました。これらの薬物を適切に利用することで、肝炎の慢性化、癌化を予防できます。

B型肝炎、C型肝炎の予防のために、抗原と抗体の検査が普及しています。医療従事者、集団生活をする人、他人の血液などに接する機会のある人たちなどはこの検査を受け、抗原が陽性の場合特に注意が必要です。

3. 泌尿器・性器感染症

（1）泌尿器感染症（尿道炎、膀胱炎、腎盂炎）

主な症状	排尿困難、排尿痛、下腹部痛、尿意頻繁、腰痛、腎盂炎では38〜39℃発熱、尿の混濁・血尿
病原体	淋菌、大腸菌、黄色ブドウ球菌、マイコプラズマなど多種、クラミジア、ウレアプラズマ
性差・好発年齢	男女とも若い成人、失禁のある高齢者
流行・分布	世界中
感染経路	経尿路、尿が尿路に停滞あるいは逆流
誘因	泌尿器へ不潔な行為、寒冷
伝播可能期間	病原体が尿に生存する期間

泌尿器系は、両側の腎、尿管、膀胱および尿道から構成されます

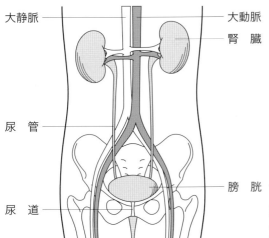

図Ⅲ-7　泌尿器の構造
尿道から腎盂までは外界へ開放された管でつながっている。尿道から膀胱までは扁平多層上皮、輸尿管・腎盂は粘膜上皮細胞でおおわれている。普通、尿道は常在細菌叢が表面をおおっているが、膀胱より上位は無菌状態である。腎臓からの尿の流れが、尿路系を清潔に保っている。

(**図Ⅲ-7**)。尿路は連続した1本の管で、1か所に病巣が発生すれば全域へ伝播する可能性があります。

　腎臓は体液の組成を調節し、窒素などの代謝産物を体外へ排泄する重要な臓器です。腎臓には腎皮質と腎髄質があり、腎皮質は約100万個のネフロン（腎小体）で構成され、ネフロンで血液中の老廃物をろ過します。腎髄質には尿細管があり、水、塩、糖などの必要な物質を再吸収し、尿素などの代謝最終産物を尿として排泄します。尿は集合管を通過して尿管から膀胱へ輸送され、貯留されます。尿道には括約筋（開口部を閉鎖する筋組織）があり、機械的バリアとしてはたらくとともに尿の逆流を防いでいます。尿道を通過する尿流は、外来から侵入する病原体を洗い流して感染防御にはたらいています。

　男性では、前立腺と精巣管が尿路へ開口しています（**図Ⅲ-8**）。腎臓から輸尿管までの上皮は単層の粘膜上皮細胞で、膀胱、尿道は多層上皮細胞でおおわれています。健常者では、腎盂から膀胱までは無菌的で感染防御にかかわる常在細菌叢はありませんが、尿道には常在

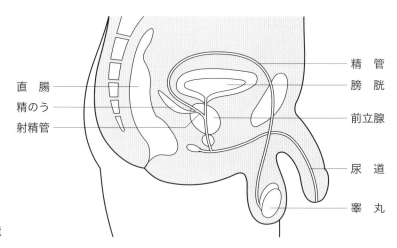

図Ⅲ-8　男子泌尿器・性器の構造

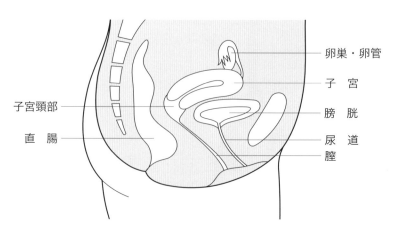

図Ⅲ-9　女子泌尿器・性器の構造

細菌叢が定着しています。女性では陰部前庭部や肛門部（図Ⅲ-9）に常在細菌叢が定着しています。

　尿路感染症は発生頻度の高い疾患で発生数が多いのですが、公的な疾病統計では、正確な発症数を把握することが困難です。

　尿路感染症は性行為感染症とは異なり治療しやすく、完治します。尿路・泌尿器感染症を表Ⅲ-5にまとめます。尿路感染症に共通する自覚症状は、頻尿、排尿痛、尿意切迫感、残尿感、下腹部や腰部の違和感などです。尿が混濁したり、ときには血液が混じって血性尿となり、発熱を伴うこともあります。

1）尿道炎

　尿道炎は、病原体が尿道粘膜へ定着しておこす炎症です。男子は尿道の長さが10〜25cm（図Ⅲ-8）、女子は3〜5cm（図Ⅲ-9）であり、男子のほうが尿道が長いので発症率が高くなります。排尿痛が主な症状です。女子では多くの場合、膀胱炎を併発します。

　淋菌性尿道炎は、淋菌による尿道の化膿性炎症です。男子に感染・発症率が高く、強い排尿痛、混濁した膿尿が特徴的な症状です。女性には無症候性感染者（保菌者）が少なくありません。

　淋菌は、尿路に親和性が強く、白血球に貪食されても細胞内で生存します。伝播は、性器が直接接触する性行為によります。淋菌は外界環境では長時間は生存できず、付着したもの、たとえば風呂用具などによる媒介物伝播はありません。20〜40歳代の性活動の高い若年者に多く発症します。

　非淋菌性尿道炎はクラミジアがおこす炎症で、女性に感染・発症率

表Ⅲ-5　尿路関連感染症

疾患名	主要原因微生物	症状の特徴	回復期免疫・感染防御抗体	ワクチン
尿道炎、膀胱炎	大腸菌、淋菌、ブドウ球菌、プロテウスなど	排尿痛、排尿障がい、頻尿、ときに混濁尿、下腹部不快感	無	無
非淋菌性尿道炎	クラミジア、マイコプラズマ、ウレアプラズマ	排尿痛、排尿障がい、頻尿、ときに混濁尿、下腹部不快感	血清抗体価は上昇	無
腎盂炎	大腸菌、ブドウ球菌、プロテウスなど	排尿障がい、発熱、夜間頻尿、背腰部鈍重感	無	無
レプトスピラ症	細菌（レプトスピラ・インテロガンス）	発熱、黄疸、肝障がい、腎障がい	血清抗体価は上昇	可能
前立腺炎	細菌（大腸菌他尿路感染から拡大感染）	排尿困難、尿意切迫、頻尿、発熱、会陰部鈍重感	無	無
膣炎	細菌（ガードネラ・ヴァジナーリス、バクテロイデスなどの混合感染）、原虫（トリコモナス）	悪臭を伴う異常分泌過多、掻痒感	無	無
卵巣炎・卵管炎・尿道炎	マイコプラズマ、ウレアプラズマ、クラミジア	尿道炎症状、不妊症・流産、発熱、下腹部不快感	血清抗体価は上昇	未開発

が高く、無症候性感染者（保菌者）が多く、性行為により男子へ感染を広げます。女子では慢性的に経過し子宮内膜炎や卵管炎へ移行し、さらに不妊症の原因ともなります。男子では尿道炎の症状が強く、淋菌についで発症数が多い疾患です。クラミジア感染は男女ともに20歳代がもっとも多く、年齢が高くなるとともに感染率は低下しています。

2）膀胱炎

　膀胱炎の病原体は、会陰部・前庭部・肛門部に常在する大腸菌、ブドウ球菌、プロテウス、緑膿菌、クレブシエラなどです。常在細菌による膀胱炎は、20歳代と更年期の女性に発症しやすいのに対し、若年女性の膀胱炎は、腐性ブドウ球菌によるケースが多くなっています。おそらく、性ホルモンの分泌バランスの影響で泌尿生殖粘膜の常在細菌叢に変動がおこるためです。会陰部は、健常な状態であれば常在細菌が棲息して、外来の細菌の侵入や異常な増殖を抑制しています。

　解剖学的に、女性の尿道口は肛門に近く、尿道の長さは3〜5cmと短いため、腸内細菌が肛門周囲から膀胱内へ侵入しやすい状態です。膀胱内の粘膜は、尿の貯蔵・排出のために膨張・収縮を繰り返しており、排尿を長時間我慢すると膀胱内圧が上がります。尿道括約筋が過剰に緊張し、膀胱内膜が伸展して薄くなると細菌が付着・侵入しやすくなります。用便後の不適切な処理などで尿道や膀胱へ過剰量の細菌が侵入したり挿入（不適切医療行為、不潔な性行為など）されると、菌は膀胱内部で急速に増殖します。また、長時間同じ姿勢で骨盤内臓器を圧迫したり、過剰な刺激で骨盤内臓器にうっ血・充血状態（エコノミー症候群など）が続くと、膀胱内で増殖した細菌が粘膜上皮に炎症をおこしやすくなります。

　尿路留置カテーテル^{注39}は膀胱炎をおこしやすく、特に寝たきり高齢者、下半身不随者など、コンプロマイズド・ホストなどに頻発します。

注39　尿路留置カテーテル
細いビニール管で尿道から膀胱まで挿入し、持続的に尿バックへ排尿する。

3）腎盂炎

　膀胱炎をおこした病原体が輸尿管を逆流・上向して腎盂へ侵入すると、腎盂炎をおこします。男性に比べて女性に罹患経験が多く、40歳までに成人女性の約30％が感染した経験があるといわれます。突然に高熱を発し、腰背部の鈍痛を伴うことがあります。腎盂の炎症が腎臓の実質（ネフロン）へ及ぶと腎盂炎となります。腎炎をおこすと、治癒までに時間がかかります。

　膀胱炎・腎盂炎は慢性化しやすく、再発を繰り返したり、潜在的に敗血症へ移行することもあります。また、慢性感染が原因で、腎臓結石、尿管結石、膀胱結石などが生じることがあります。

4) 尿路感染の予防・治療

自覚症状と尿の混濁状態[注40]をみれば、自身でも診断は容易で、発症すれば完全に治療することが肝要です。まず、起因菌を特定します。日常的に普通にみられる感染症だけに起因菌の特定をないがしろにする傾向がありますが、再発や慢性化を防止するために、原因菌種を確実に特定して完全に除菌する必要があります。抗菌薬は病原体に感受性があり、尿中の濃度を適切に維持できるものを厳密に選定し、細菌尿が完全に治癒するまで服薬を継続します。腎機能が正常であれば、充分量の水分を補給し尿量を増やして「洗い流す」ことが効果的です。加療を始めて1週間後に、必ず血液の炎症反応と尿検査を行い、薬剤の効果を厳密に評価します。比較的短日時で自覚症状が改善することから服薬を中断しやすいのですが、不完全な治療では病気が慢性化するのみならず、起因菌を薬剤耐性へ導きます。短期間で完全に起因菌を排除することが治療の原則です。

寝たきり高齢者、下半身不随者にはカテーテルやむつき（おしめ）を利用しますが、吸湿性のよい快適なものでも排尿後、数時間、濡れた状態に放置すると感染の機会は増えます。カテーテルやむつきにも殺菌・抗菌作用のあるものを利用することが賢明です。

尿路感染の予防の基本は、尿の流れを阻止しないこと（長時間排尿を我慢したり、むつきを長く交換しないなど）、外性器、会陰部を清潔に保つこと、不潔な性行為や過激な性行為を繰り返さないことです。女性では、初潮期や更年期に性ホルモンのバランスが崩れ、膣・会陰部の常在細菌叢が変動して一部の菌種が異常に増殖し炎症をおこすことがあるので、生理パッドの清潔管理がたいせつです。

注40 尿の混濁状態
p42参照。

（2）性器感染症　性感染症

主な症状	性器の掻痒・異物感、疼痛、出血など
病原体	淋菌、梅毒、エイズウイルス、B型肝炎ウイルス、C型肝炎ウイルス、パピローマウイルス、クラミジア、ヘルペス、トリコモナス
性差・好発年齢	男女とも若い成人、不摂生な性行為の乱交者
流行・分布	世界中
感染経路	粘膜接触するすべての性行為、血液の付着した医療器具、注射針など、外傷で出血した人の血液に接触
潜伏期間	淋菌（2～7日）、梅毒（約3週）、HIV-1（数週～数年）、B型肝炎ウイルス（約3か月）、C型肝炎ウイルス（2週～6か月）、パピローマウイルス（3週～8か月）、クラミジア（1～3週）、ヘルペス（2～10日）
伝播可能期間	疾患にかかっている期間

性器は外性器から内性器まで連続した粘膜でおおわれた管組織で、それぞれの部位で高度に分化し、特有な機能を発揮しています。生殖器系の開口部は尿路系と接しているので、性器系感染は尿路感染から進展します（図Ⅲ-8、9）。

女性生殖器は卵巣、卵管、子宮、膣、外性器からなります。卵巣は卵胞と上皮性組織からなり、卵管は卵巣から卵子を子宮へ運びます。子宮には子宮内膜と呼ばれる粘膜があり、その表層は周期的に肥厚・脱落して、月経をおこします。子宮頸部から外陰部へ続く粘膜が膣です。膣は多層扁平上皮で月経の排泄口、精子の受け入れ、産道となります。膣には独特の常在細菌叢[注41]が定着しており、膣内を酸性に保ち、病原体の侵入を阻止しています。

男性生殖器は精巣、精管、前立腺などの腺組織、陰茎で構成されます。精巣はテストステロンを分泌し、精子を産生し、精子は精管・射精管を通り尿道まで運ばれます。精のうと前立腺からの分泌物は精子と混和されて精液となります。

性感染症あるいは性行為感染症とは、性行為（接吻、性交、オーラルセックスなどを含む）で粘膜が接触することにより感染する疾患を総称します。性行為は動物が子孫を残す本能的な行為ですが、人は生命倫理に基づくモラルを遵守して行うべきです。性の快楽を求めるばかりにモラルが失墜・欠落する結果、不条理にも不治の病がまん延する可能性があります。性感染症は感染経路が明らかなことから、予防・対策は容易なはずです。しかし、現在でも発症数が増加傾向にあることが問題です。保菌者および保菌を疑われる他者に性接触した場合、必ず健診を受けます。

a. 疫学的現状

2011年の定点医療機関へ届け出された5大性感染症の感染者総数（表Ⅲ-6）は、平成14年には50,215名でしたが、その後、暫時減少しています。5大性感染症の男女差は、梅毒・淋病は男性に多く、尖圭コンジローマは両性に同程度、ヘルペス、クラミジアは女性に多い傾向があります。高齢化社会となり、性行為も高齢者で活発化しています。女性では更年期以後、膣の常在細菌叢が変化してpHが上昇する傾向があり、その結果、細菌性・原虫性膣炎をおこしやすくなります。

また、生理器具の不適切な利用による感染も増えています。生理器具からの感染例として、1980年にアメリカで発生した生理タンポンからの黄色ブドウ球菌感染症によるトキシンショック症候群があります。吸湿性のよい繊維に黄色ブドウ球菌が混入して最後は敗血症性ショック

注41 膣の常在細菌叢
成人の常在細菌としては乳酸菌（デーレルライン桿菌）が主体で、細菌叢はホルモンの影響を受けて変動する。乳酸菌は膣内を酸性pHに維持して外来病原体を防御するが、菌種は年齢により変動し、閉経期になると乳酸菌は減少し、連鎖球菌、ブドウ球菌、ペプトコッカスなど他の菌種が増え、pHが中性化する。その結果、膣炎などにかかりやすくなる。

表Ⅲ-6 平成23年度5大性感染症の原因病原体別発生報告数
梅毒は全数報告数、他は定点報告数

	総　数（件）	男（件）	女（件）
クラミジア	25,682	11,736	13,946
ヘルペス	8,240	3,292	4,948
尖圭コンジローマ	5,219	2,987	2,232
淋　菌	10,247	8,076	2,171
梅　毒	827	649	178

（トキシンショック症候群）で2名が死亡しました。女性の避妊器具や避妊薬の不適切な使用が、ウレアプラズマやクラミジアによる子宮内膜炎、卵管炎などの発症の誘因となっています。

b. 病原体と感染経路の特徴

病原体は**表Ⅲ-7**に示すように細菌、ウイルス、クラミジアと多種多様です。病原体の特徴は、

① 外界環境では抵抗性が弱い
② ヒトに特異的に感染するものが多い
③ 性器粘膜で増殖する
④ 粘膜へ侵入して全身へ感染する
⑤ 潜伏感染、不顕性感染が多い
⑥ 垂直感染する

などです。

性感染症には、病態が全身に及ぶものと、主に性器の局所に感染巣が限定される疾患があります。**表Ⅲ-7**に疾患名、原因病原体名、障がい部位、抗体産生性の概略を示します。

感染経路は、粘膜の接触による伝播です。感染源は顕性感染者はもちろん、潜伏感染者や不顕性感染の既往歴をもつ人などです。異性・同性との性交為、オーラルセックス、異所粘膜での接触（肛門性交）、過激な性刺激や異常な行動による粘膜外傷などで感染します。感染防御のためにコンドームなど避妊器具を利用することもありますが、感染する危険度はわずかに減少しても完全に予防することはできません。

ほとんどの病原体は抵抗性が弱く、体外へ排出されれば乾燥や高温により容易に死滅します。公衆浴場などの湯船や床などとの間接的な接触により感染することはほとんどありません。

問題は、垂直感染です。胎児や新生児に奇形や発達障がいをおこし、重症の先天性感染症をもたらすものがあります。子宮内で胎児に感染する梅毒トレポネーマやサイトメガロウイルスなどは、先天性の臓器奇形をおこします。出産時に母体の産道から感染するものにB型肝炎ウイルスやエイズウイルス、淋菌、ヘルペスウイルスなどがあります。エイズウイルスやB型肝炎ウイルスの産道感染は帝王切開で予防でき、B型肝炎は出生後にワクチンで発症を予防することができます。淋病やヘルペスは、新生児に適切な処置を行えば発症を予防できます。性行為感染症は垂直感染することを強く認識すべきでしょう。

c. 治療・予防

細菌性感染には抗菌薬が有効です。特に耐性菌には適切な対応が必須で、ホストから完全に除菌することが感染防御のうえでももっとも肝心です。ウイルス性感染に有効な抗ウイルス剤やインターフェロンがあります。ワクチンは一部の病原体を除いて無効です。

表Ⅲ-7 性感染症

陰部・性器を主病変とするものと、全身感染するものがある。全身感染する疾患は病勢が長期化し、予後もよくない。しかし、生物製剤で感染したもの以外は、個人の自覚で感染を予防することが可能である。

感染部位	病名（2011年報告数）*	病原体	症状（顕性発症率(%))	感染後免疫	治療・予防
会陰部・性器	性器ヘルペス（8,240件）	単純ヘルペスウイルスⅠまたはⅡ型	会陰部水疱、疼痛ないし掻痒感（50%）	血清抗体価上昇、防御抗体とはならない潜伏感染	有効な抗菌薬がある。ワクチン未開発
	尖圭コンジローマ（5,219件）	ヒトパピローマウイルス6型、11型	会陰部の疣贅（いぼ）、癌化することもあり	自然感染で女性の50歳代までに80％は抗体を保有。抗体はウイルスの増殖を阻止しない	2価、4価のワクチンがある
	淋菌感染症（10,247件）	淋菌（ナイセリア・ゴノレア）	排尿痛、膿尿、膿性分泌物、骨盤炎症性疾患、不妊症（25〜75%）	菌成分に抗原性はあるが防御抗体はできない	有効な抗菌薬がある。ワクチン未開発
	性器クラミジア感染症（25,682件）	クラミジア・トラコマチス	尿路・膀胱炎、精巣炎（25%）、卵管炎、子宮内膜炎、腹膜炎など	菌成分に抗原性はあるが防御抗体はできない	同　上
	マイコプラズマ感染症	マイコプラズマ、ウレアプラズマ	尿道炎、不妊症・流産	菌成分に抗原性はあるが防御抗体はできない	未開発
	トリコモナス症	原虫（膣トリコモナス）	膣炎、会陰部掻痒（25〜75%）	血清抗体価上昇、防御抗体とはならない	有効な薬剤がある。ワクチンなし
	軟性下疳	細菌（ヘモフィルス・デュクレイ）	膣炎、会陰部掻痒、常在細菌叢（25〜75%）	血清抗体価上昇、防御抗体とはならない	有効な抗菌薬がある。ワクチン未開発
	そけいリンパ肉芽腫症	クラミジア・トラコマチス	そけいリンパ節の腫脹・化膿・発熱、下肢浮腫、リンパ節炎	血清抗体価上昇、防御抗体とはならない	同　上
	そけい肉芽腫	細菌（クレブシラ・グラニュロマチス）	そけい部潰瘍、発熱はない、男性同性愛者に感染	血清抗体価上昇、防御抗体とはならない	同　上
	子宮頸癌	ヒトパピローマウイルス16型、18型	子宮頸癌（90%）	感染防御抗体ができる	ワクチンがある
全身感染	ヒト後天性免疫不全症（エイズ）（1,446件）	HIV-1（ヒト後天性免疫不全症ウイルス）	数週間から十数年の潜伏期の後、免疫不全で易感染性となり日和見感染をおこす（25〜75%）	抗ウイルス表層抗原抗体を産生。防御抗体とはならない。ウイルスの抗原性が変異しやすい	発症を抑える薬剤がある。ワクチンは未開発
	B型肝炎	B型肝炎ウイルス	肝臓機能障がい、黄疸、慢性化、肝硬変（25〜75%）	抗HBs（防御抗体）、HBc、HBe抗体	ワクチンがある
	C型肝炎	C型肝炎ウイルス	肝臓機能障がい、黄疸、慢性化、肝癌	抗体はできるが、ウイルスが変異し、防御抗体とはならない	インターフェロン、抗ウイルス薬がある。ワクチン未開発
	梅毒（827件）	細菌（トレポネーマ・パリドム）	第1期：下疳、第2期：粘膜病変と発疹、第3期：心血管・神経障がい（25〜75%）	抗菌体抗体を産生、防御抗体とはならない。垂直伝播で先天性梅毒	有効な抗菌薬がある。ワクチン未開発
	サイトメガロウイルス感染症	サイトメガロウイルス	無症候感染、倦怠感、筋肉痛、発熱、肝機能障がいなど、自然感染	成人の80％は抗体を保有、抗体はウイルスの増殖を妨げない。垂直伝播で先天性感染	特効薬はない。ワクチン未開発

*感染症発生動向調査　定点報告数　2011年

性感染症は人間の正しい性モラルや倫理観によって予防できる疾患であり、予防することがすべてです。予防はいかなる治療法にもまさります。全世界から性感染症を撲滅するためには、薬剤もワクチンも不要です。伝播経路を遮断しさえすれば、天然痘のように感染源を撲滅でき、疾患は征圧できるはずです。

輸血、血液製剤、注射針の反復使用なども伝播経路となります。伝播経路は厳重に監視されるべきです。

各論的には、梅毒、淋病、クラミジア、エイズについて概観します。

1）梅毒

梅毒トレポネーマによるゆっくり進行する慢性特異性炎症疾患です。治療しなければ、感染後3週間、3か月、3年後に順次、特異的な病状を呈し、最終的には進行麻痺という脳梅毒[注42]へ進展する重篤な進行性変成性疾患です。

感染後3週間以内に局所の性器粘膜に無痛性の潰瘍や肉芽種ができ、自覚しなければ自然治癒します。約3か月後には皮膚に無痛性で痒みのない、汚い紅斑性皮膚湿疹[注43]が生じます。この時期には梅毒の免疫反応であるワッセルマン反応[注44]が陽性になります。さらに3年後には顔や全身に肉芽腫（グンマ）が発生して、それ以後は神経組織の変性、脊髄ろう、進行麻痺、脳梅毒へ進展します。病巣はトレポネーマによる炎症より免疫反応による病変が主体です。

近年は性活動が活発な20歳代前半から40歳代後半に潜在的に感染がみられ、公的機関への報告には現れない感染例があるようです。病原体の梅毒トレポネーマはヒトが唯一の感染ホストです。いまだに人工培養[注45]ができず、動物実験もできません。ちなみに、梅毒トレポネーマの多くの遺伝子は不活性化されており、ヒトに依存しないと生育できないように進化（あるいは退化）しています。感染防御抗体の産生は不明で、ワクチンも開発されていません。

2）淋病（尿道炎p93参照）

淋病は淋菌の感染による尿道の化膿性炎症性疾患です。

淋菌はヒトにのみ感染し、好中球に貪食されても細胞内で生き続けます。1,000コ程度の淋菌が粘膜接触で感染すると、2〜7日後、男性では有痛性の尿道炎をおこし、40％以上で顕性感染となるのに対し、女性では子宮頸部に潜伏感染して症状は現れにくく、10〜80％は無症状で経過するといわれています。しかし、女性では菌が尿道、肛門、咽頭にも棲息し、進行すれば炎症が骨盤内に広がって骨盤内炎症性疾患と、稀に関節炎もおこします。妊婦が感染していると、出産時に産道から新生児へ伝播し新生児眼炎を発症します。

淋菌は体外に排出されれば比較的抵抗性が弱く伝染力を失いますが、膿のなかに混在すると6か月程度は生存するといわれます。

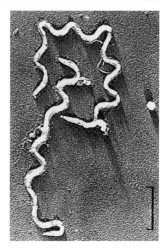

梅毒トレポネーマ（桑原・清水教材集）

注42 脳梅毒
梅毒トレポネーマが脳実質に増殖し、脳機能を障がいし、痴呆、精神症状、運動麻痺などをおこす梅毒の終末病態像。

注43 紅斑性皮膚湿疹
皮膚がただれたように汚く、赤い湿疹。

注44 ワッセルマン反応
梅毒の診断のための血清検査法。リン脂質であるカルジオリピンと反応する抗体を補体結合法で検出する。

注45 人工培養
試験管内で人工培地で培養すること。トレポネーマはアルマジロやヌードマウスの体内、ウサギの睾丸などでわずかに人工増殖する。

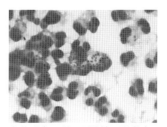

白血球内にグラム陰性の淋菌（双球菌）を多数認める（木下ほか教材集）

感染回復後免疫は弱く、再発を繰り返します。ワクチンはありません。ペニシリンが特効薬でしたが、近年は耐性菌が増えています。

同じ属の菌種に化膿性髄膜炎をおこす髄膜炎菌があります。

3）クラミジア感染症

病原体はクラミジア・トラコマチスです。男女の性器の構造の違いで、この疾患の病状・進行・後遺症などが異なります。

男子の感染は尿道炎から精巣上体炎へ進展します。若年者に多く、10〜20歳代で全体の発症数の70％を占めます。症状が軽度で、重症感が少ないため、治療が不完全になりやすく、保菌状態で長く潜伏する傾向があります。そのため、性交渉相手に自覚せず伝播し、感染を拡大します。

女性は性行為により感染し15歳以上に多発します。潜伏期は2週間程度で、70％が無症状・無自覚で経過します。ただし、帯下[注46]の増加、下腹部痛、性交痛などがあり、稀に感染は性器を上向して子宮頸管炎、子宮内膜炎、卵管炎、腹膜炎、肝周囲炎などに進展します。症状が軽微なだけに感染の自覚がなく、性交渉を繰り返して感染を拡大します。原因不明の腹部症状をおこすことがあるので若い女性の骨盤内感染症[注47]には注意が必要です。確実に診断を受け、抗菌治療で完全に治癒すること、また多くの場合パートナーが感染しているので一緒に治療することも必要です。

4）HIV感染症　エイズ（AIDS）

HIV感染症は国際的にもっとも感染者数が多く、しかもいまなお増え続けています。病原体はレトロウイルスのヒト免疫不全ウイルス1型（HIV-1）で、感染経路は性交渉や麻薬常用者の静脈注射針の使い回しによる血液感染です。わが国では血友病[注48]の治療薬による感染者が多く、大きな社会問題となりました。この疾患は、その実態を認識しさえすれば確実に征圧することができます。

a. 発症の現状

1981年にアメリカのロサンゼルスに住む同性愛男性5人が、市中感染としては珍しい日和見感染症であるカリニ肺炎をおこしました。その後、ニューヨークとロサンゼルスで同性愛男性26人が日和見感染症のカポジ肉腫を発症するという奇妙な病態がアメリカ防疫センター（国立疾患対策センター）から報告されました。その後数か月のうちに同様の疾患が薬物乱用者の男女に発見され、さらに、輸血を受けた患者や血友病患者にも認められるようになりました。この疾患が男性同性愛者や麻薬常習者に多かったことから、感染者に対して社会的な偏見がもたれたことがありました。原因不明の「死の病」に対する恐怖感が強くありましたが、疾患の発症様式が明らかになるにつれて、流行の原因は、同性間および異性間の性的接触や、血液、血液製剤を介して伝播する微生物である可能性が明らかとなり、後天性免疫不全症

注46　帯下（こしけ）
子宮・膣粘膜の分泌物。

注47　骨盤内感染症
子宮頸管炎、子宮内膜症、卵管炎、卵巣炎など内性器の感染症および、それが波及した骨盤腹膜炎を総称する。

注48　血友病
血友病は血液凝固因子の第Ⅷ因子および第Ⅸ因子が障がいされた疾患。治療にはヒトの血液から精製した因子を注射する。この精製因子にHIV-1が混入していた。

（エイズ）と名づけられました。

　これに類似した症例は、1950年代以降、中部アフリカ各地から、やせ病[注49]という疾患群として報告されていました。

　1981年のアメリカでの症例報告後、わずか10年程度で感染者は世界中に100万人に達するまで広がりました。

　わが国では、1983年、血友病の患者でアメリカから輸入した血液凝固因子製剤の注射を受けた人に発症しました。この製剤の使用をただちに中止しなかったため、1985年までに約1,800人が感染し、2011年現在、血液凝固因子製剤が原因のHIV感染者は1,439人で、2011年5月までに674人が死亡しています。しかし、その後、新たに薬剤や輸血による感染者は発生していません。しかし、2011年には、献血検体5,252,182人中、HIV陽性者が89人（男性81、女性8人）発見されました。10万件あたり約1.7件と少ない数ではなく、薬剤や輸血の経歴がなく、本人は自覚しないで感染している人がいます。

　2012年現在、わが国のHIV感染者数の累計は14,705人（男性12,515人、女性2,190人）、エイズ患者は6,717人（男性6,021人、女性696人）です。年次別では、2008年をピークに減少しつつありますが、それでも毎年1,000人以上の新たな感染者がでています（図Ⅲ-10）。

　HIV感染者は全世界で5,000万人に達するといわれています。その拡大のほとんどがアジア、アフリカ地域の開発途上国です。サハラ砂漠以南のアフリカには全世界の60％近くのエイズ患者がいるといわれ、いまなお増加傾向にあります。近年では、中国やインド、インドネシアで感染者が急速に増大して社会問題となっています。

　HIVの起源はカメルーンに棲息するチンパンジーという説が有力です。チンパンジーの免疫不全ウイルスがヒトに感染し、そこからヒトのあいだに感染して世界中に広まったと考えられています。

注49　やせ病　slim disease
ウガンダでみられる末梢性疾患。HIVの感染で発熱、瘙痒、皮疹、下痢、体重減少などがある。

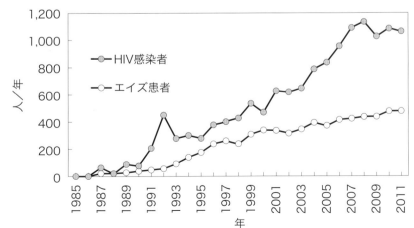

図Ⅲ-10　わが国のHIV感染者およびエイズ患者の年次推移
1985年以後、HIV感染者およびエイズ患者ともに増加の一途。2008年ころから平衡状態となっている（厚生労働省エイズ動向委員会：平成23年エイズ発生動向年報）。

b. 病原体と病態の特徴

HIVの感染経路は、血液・体液の授受です。男性の同性愛者間の肛門性交、異性間性交、オーラルセックスなどによる濃厚粘膜接触が主要な感染経路です。わが国の感染者12,010人（2012年6月現在）中7,720人は男性同性間接触により感染し、20歳代、30歳代が主体です。異性間接触は2,692人、静脈注射による薬物乱用（注射器の使い回し）59人、母子感染19人、その他経路が特定できない例が1,510人です。国内では東京、大阪、名古屋などの大都市で多く発生しています。

患者分泌物などで取扱いに注意が必要なものは、体液、血液、精液、膣分泌物、羊水、脳脊髄液、心のう液、腹水、胸水、滑膜液、母乳、唾液などです。また、血液の混在がなければ特に注意が必要ないものは糞、鼻汁、痰、汗、涙、尿、おう吐物などです。

医療従事者が注意すべき感染経路は、医療器具、手術機器、歯科治療機器、人工医療機器、人工関節、関節置換術、臓器移植、血液透析、創傷による出血血液に接触することなどです。重要なことは、感染を自覚していない感染者に医療行為を施して誤って感染する例が25％程度あるということです。特に救急医療の現場では深刻な事態です。

臨床症状の経過は、急性期、無症状期、エイズ期の3期に分けられます（図Ⅲ-11）。感染したHIVがリンパ組織（CD4リンパ球）で急速に増殖し、感染後1～2週間で血液1mLあたり100万コを超えるウイ

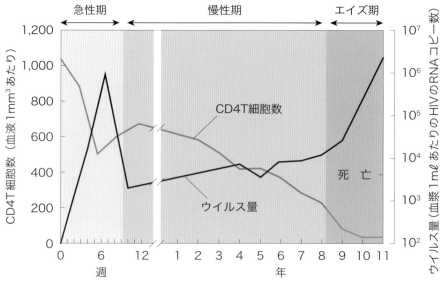

図Ⅲ-11　HIV感染後の血中ウイルス量とリンパ球数の推移
リンパ球数が400コ/μL以下となるとウイルス量は増加し、急速にリンパ球数を下げて日和見感染をおこし致命的となる。

ルス血症となります。この時期に発熱、発疹、リンパ節の腫脹など急性感染症の症状をおこしますが、なんら特徴的な症状はありません。

1～2週間後に抗ウイルス抗体ができると、血中のウイルス量は減少します。しかし、完全に除去されることはありません。この期間は、免疫能とウイルスの増殖能との戦いです。リンパ球のCD4細胞数は増え続けますが、ウイルス量も増え続け、細胞数とウイルス量は動的平衡にあって慢性感染症に移行します。この期間中、患者に特別な症状はなく、無症状期といわれる一見平穏な状態が続きます。

無症状期間は患者の個人差により異なりますが、数か月から十数年で、そのあいだに細胞数とウイルスのバランスが崩れ、CD4細胞数が200コ/μℓ以下になるとエイズを発症し、エイズ期となります（図Ⅲ-11）。この時期にエイズ特有の日和見感染、日和見腫瘍を発症し（図Ⅲ-12）、致命的となります。日和見感染がエイズの最終段階です。HIV感染が疑われる感染症を表Ⅲ-8にまとめます。

c. 治　療

各種の薬剤が開発され、ウイルスの増殖を抑えることでエイズの発症を抑えることができ、死亡数は減少し、平均余命は延長しています。薬剤として、ウイルスの核酸の合成を阻害する逆転写酵素阻害剤、ウイルスのたんぱく質の成熟を阻害するプロテアーゼ阻害剤、ウイルスRNAが染色体へ組み込まれることを阻害するインテグラーゼ阻害剤、およびウイルスが細胞へ侵入することを阻害する侵入阻害剤などがあり、それらを組み合わせて早期に治療します。薬剤療法は「HIV治療ガイドライン」注50に定められています。これらの薬剤によ

注50　HIV治療ガイドライン
「抗HIV治療ガイドライン（2014年3月版）」、エイズ対策研究事業「HIV感染症及びその合併症の仮題を克服する研究」班。

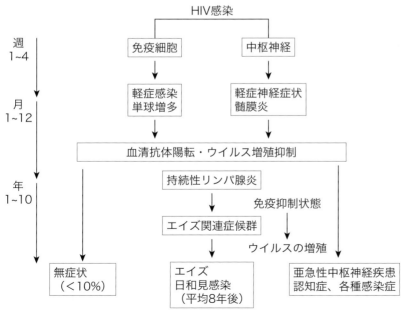

図Ⅲ-12　HIV感染の臨床的経過
感染後にゆっくりといろいろな病態をとりながら病勢は進行する。

る治療で発症を一定期間抑えることができるようになりましたが、治癒するわけではありません。しかも、これらの薬剤に対して耐性が生じやすく、薬剤でエイズを完治させることはいまだできません。ウイルスのゲノムに変異が頻繁におこっているため感染防御抗原を特定できず、ワクチンの開発は現時点では不可能に近い状態です。

5) 子宮頸癌、尖圭コンジローマ（パピローマ感染症（HPV））

　病原体のパピローマウイルスは二重鎖DNAウイルスでエンベロープがない小型の粒子です（p170、171参照）。殻たんぱく質の抗原性によって型別され、それぞれに病原性が異なります。

　ウイルスは粘膜細胞や皮膚細胞に親和性が強く、そこで増殖しながらホストの細胞を癌化します。病原性の強さにより高リスク群、低リスク群などに分類されますが、発癌性の高い型はHPV16/18、尖圭コンジローマをおこすのはHPV6/11であるといわれています。

　子宮頸癌は、20～40歳代の女性の子宮頸部に発生し、日本人では年間約8,500人が発症し、2,500人が死亡しています。癌は子宮頸部のみならず肛門、膣、外陰部、陰茎、咽頭にも発症します。

　尖圭コンジローマは、会陰部の皮膚粘膜部に乳頭状・顆粒状の柔らかい小さな結節が集まった、淡紅色・褐色調の柔らかい腫瘍です。20～40歳代の男女10万人に30人が発症するといわれています。この尖圭コンジローマは、パピローマウイルスに感染して8～12週後に発症し、治療しても再発が多くみられます。また、女性では新生児へ伝播し、若年性再発性呼吸器乳頭腫症をおこすことがあります。

　パピローマウイルスは性交による接触で伝播し、性活動をする女性の50％以上が生涯に1度は感染するといわれています。感染は一過性で、免疫でウイルスは排除されますが、ときには治癒後も潜伏しているらしく、そのためにヒト−ヒト感染で広がっているようです。ワクチンが開発され、わが国でも特に女性に接種が推奨されています（第Ⅳ章参照）。

表Ⅲ-8　エイズに随伴する感染症（病原体別）

原虫感染症	トキソプラズマ症、クリプトスポリジュウム症
真菌感染症	カンジダ症、クリプトコッカス症、コクシジオイデス症、ヒストプラズマ症、ニューモシスチス肺炎
細菌感染症	化膿性細菌感染症、サルモネラ菌血症、活動性結核、非定型抗酸菌症、レジオネラ感染症
ウイルス感染症	サイトメガロウイルス感染症、単純ヘルペス感染症、水痘、帯状ヘルペス、進行性多巣性白質脳炎、EBウイルス
腫　瘍	カポジ肉種、原発性脳リンパ腫、非ホジキンリンパ腫、浸潤性子宮頸癌
その他	反復性肺炎、リンパ性間質性肺炎、HIV脳症、HIV消耗性症候群

4. 皮膚感染症

(1) 皮膚の感染防御の構造と機能

　皮膚は人体でもっとも大きな臓器であり、非特異的防御機能として防護・障壁（バリアー）機能は重要です。皮膚の表面は、数層の角化細胞からなる角質層と、その下にはもっと厚い複雑な構造をした真皮があります。真皮には血管・神経・免疫担当細胞などが分布しています。皮膚の表層細胞は生涯にわたり分裂・増殖し続け、表層に向かって押し上げられて最外表層では角化細胞となります。数日の単位で垢として剥がれ落ち、角化層は15～30日周期で更新されています。表皮細胞はケラチンと呼ばれる疎水性たんぱく質を含み、水溶性物質が体内に侵入するのを防いでいます。無傷な皮膚の表面には病原微生物や異物が皮下へ侵入することを防ぐ構造が備わっています（図Ⅲ-13）。

　真皮・皮下組織には免疫担当細胞が分布し、抗原が侵入すればその場でサイトカイン類を分泌し、血管拡張などの炎症反応をおこします。また、皮下細胞は黒色色素のメラニンを合成し、紫外線の影響を防ぐとともにビタミンDを合成し、骨の代謝に重要な役割をはたしています。過剰な紫外線の被曝は細胞のDNAを損傷して、癌を誘発します。

　皮膚の発汗を調節する付属器としてアポクリン腺とエクリン腺の2種類の汗腺があります。アポクリン腺は思春期に急速に発達する汗腺で、腋窩などかぎられた部位に分布します。粘性のある混濁した黄色の分泌物で、糖、たんぱく質、脂質、アンモニアなどを含み、独特の臭気を放ち、体臭となります。この臭気は汗の成分を常在細菌が脂肪

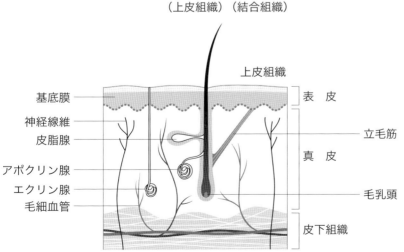

図Ⅲ-13　皮膚の構造
最外層には角化した表皮細胞があり、真皮細胞は順次上層部へ押し上げられ、数日～数週で新陳代謝する。新しい表皮細胞は基底層から分化して供給される。汗腺や皮脂腺の分泌物が表面を湿潤とし酸性を維持している。

酸に分解して発する臭いです。エクリン腺は全身の体表面に分布し、無色透明で主な成分は食塩で、99％は水分です。

　発汗には、精神緊張や興奮で掌や足底に汗をかく場合（精神性発汗）と、温熱刺激により全身に汗をかく場合（温熱性発汗）があります。感染で発熱した場合の発汗はエクリン腺からの全身性温熱性発汗です。汗腺には常在細菌が棲息しており、感染源となります。

　皮膚表面には常在細菌（p176参照）が定着しており、外来の病原微生物が接着するのを防いでいます。皮膚の細胞には皮脂腺という分泌細胞があり、皮脂腺は皮脂（有機酸と脂質からなる油性成分）を分泌し表皮のpHを酸性に保ち、汗腺とともに感染防御にはたらいています。これらの酸性物質、高濃度の塩類は多くの微生物の生育を抑制しています。皮膚常在細菌叢のうち、黄色ブドウ球菌は高濃度食塩耐性であり、皮膚に常在することに適応した菌です。皮膚の常在細菌の大多数はグラム陽性菌です。

　皮膚の「色つや」、すなわち色調、湿潤性、弾力性などはどんな病気でもなんらかの影響を受けます。感染症における皮膚症状には、全身感染症としての症状と局所感染症（巣感染）としての症状があります。全身感染症では、貧血、黄疸、発疹、出血斑などが表れ、敗血症、腸チフスなどのバラ疹、ハシカや風疹などの皮疹、ハンセン病の白斑など、病気に特徴のある皮膚症状があります。皮膚を標的とする局所性の感染症では、目にみえる発赤、腫脹、水胞などの化膿、いぼなどの肉芽様腫脹など、痛みや痒みを伴います。発疹、湿疹、ジンマシンなどは皮膚組織内でアレルギー反応をおこした症状です。発疹の表現には、紅斑、紫斑、色素斑、白斑、丘疹、結節、腫瘤、水泡、びらん、潰瘍、角化などの複雑な用語で表されます。

(2) 細菌性皮膚感染症

　皮膚の化膿性細菌として、黄色ブドウ球菌と溶血性連鎖球菌がよく知られています。病巣の病理像が異なるので、それぞれ別個に概観します（表Ⅲ-9）。

表Ⅲ-9　皮膚の感染症

細菌性	ブドウ球菌感染症（よう、せつ、毛のう炎など）、連鎖球菌感染症（蜂窩織炎、トビヒなど）、トビヒ・膿痂疹、ニキビ、熱傷後感染
ウイルス性	風疹、ハシカ、突発性発疹、水痘・帯状疱疹、いぼ、手足口病、伝染性紅斑（リンゴ病）
真菌性	白癬（ミズムシ、シラクモなど）、マラセチア、フルフル
創傷と咬傷	ガス壊疽、嫌気性菌感染症、ネコひっかき病、その他の動物
節足動物・昆虫	マダニ、疥癬・アレルギー、ノミ・シラミ

1) 黄色ブドウ球菌感染症

病原性ブドウ球菌には黄色ブドウ球菌、表皮ブドウ球菌、腐生ブドウ球菌の3種類があります。黄色ブドウ球菌は皮膚に化膿をおこします。表皮ブドウ球菌は主として日和見感染・院内感染の原因となり、腐生ブドウ球菌は女性の膀胱炎の原因となります（**コラム12**）。

---

column 12

黄色ブドウ球菌の病原性

黄色ブドウ球菌はいろいろな病原因子をもっていて、多様な症状をおこします。本来は皮膚・粘膜の常在細菌ですが、皮下・粘膜下へ侵入した場合には、下図に示すような各種の病原因子を産生します。これらの因子遺伝子は染色体上にありますが、菌株間を水平伝播（第Ⅳ章参照）します。したがって、菌株の種類によりおこす病態は異なり、また、感染して増殖中にもバクテリオファージやトランスポゾン（p215参照）により薬剤耐性株に変異しやすいため、敗血症など重症感染をおこすと抗菌薬による治療が困難になります。

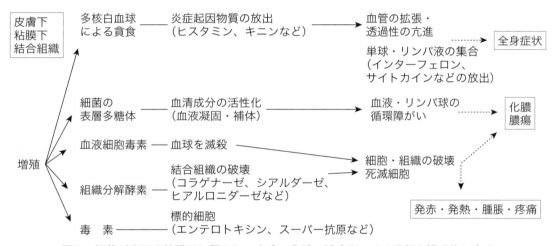

図1　細菌が皮下や粘膜下に侵入し、炎症・化膿・膿瘍をつくる過程を模式的に表す

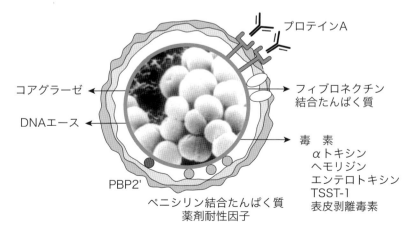

図2　黄色ブドウ球菌は多種多様な病原因子を産生する

黄色ブドウ球菌の皮膚感染症は普通にみられる疾患です。黄色ブドウ球菌は常在細菌なので、どこでも、誰でも感染する機会があります。生まれて間もない新生児でも、24時間以内に皮膚と上気道系にブドウ球菌属の定着が認められます（成人の半数およびほぼすべての小児の鼻腔内には黄色ブドウ球菌が常在している）。この菌が毛包へ侵入すると、毛のう炎やニキビ、膿疱（吹き出物）などとなります。まつ毛の基部に生じた感染は麦粒腫（ものもらい）となります。膿を充満した病巣は膿瘍といい、表在性の膿瘍を癤、それが複数個所にできたものを癰といいます。膿瘍は感染巣の周囲に被膜（カプセル）をつくり、細菌が血流へ流出することを防いでいます。

　健常皮膚に感染をおこすためには約500万コの細菌を皮下あるいは皮内に注入しなければなりませんが、手術などで皮内に縫合糸などの異物が迷入した場合には、わずかに100コでも感染が成立します。外科手術後の感染管理は特に厳重に行わなければなりません。

　黄色ブドウ球菌は、皮膚の一部局所に感染しても**コラム12**に示すように毒素を産生し、全身症状をおこします。幼児では熱傷様皮膚症候群という表皮の剥離症をおこします。エクスフォリアチン（外毒素）が血流で感染部位（鼻孔など）から離れた部位まで運ばれ、皮膚の表皮顆粒層に作用して、表皮を下層から分離し、角化層を葉状に剥脱させます。乳幼児では皮膚呼吸がさかんで不感蒸泄[注51]も多いために、表皮が剥離すると不感蒸泄が増えて、脱水症状に陥りやすくなります。

　表皮の感染巣からもスーパー抗原が産生され、幼児や成人でもショック症候群が発症します。高熱とともに、口唇周囲の発赤から始まり、24〜48時間以内に、全身性に大きく破れやすい水疱を生じます。水疱および周囲発赤部の皮膚はたやすく剥がれ、大きな、熱傷様の創面を残します。病変は乾燥、落屑を経て7〜10日で上皮化します。菌血症がおこり、36時間以内に敗血症に進展し、死亡することもあります。この毒素は抗原性が強く、この症候群の再発を抑制する抗体が産生されます。しかし、この抗体は同じ株の黄色ブドウ球菌に再感染したときにのみに有効で、株が異なると無効です。

2）連鎖球菌感染症、猩紅熱

　病原性のある連鎖球菌は、溶血性連鎖球菌あるいは化膿連鎖球菌、肺炎球菌、虫歯の原因となるミュータンス菌などです。

　化膿連鎖球菌は日常的にみられる化膿性急性咽頭炎の原因菌です。

　皮膚感染症のひとつは「丹毒」です。感染は細菌侵入部に小さく鮮明な隆起性紅斑として始まり、やがて拡大して大きな紅斑・腫脹をつくります。菌の増殖に伴い毒素とヒアルロニダーゼのような酵素を産生しながら、周囲に侵潤し拡大します。病変は、まるで筆で着色したように境界明瞭な鮮紅斑となります。組織の壊死が早く、未治療では

注51　不感蒸泄
汗腺からの発汗ではなく、自覚しないで、皮膚表面や呼吸粘膜などから水分が自然蒸発すること。1日に約900mℓの蒸発がある。

壊死性筋膜炎に進展したり、リンパ系を通じて敗血症や呼吸不全などをひきおこし、トキシンショック症候群へ進展することがあります。これを劇症型溶血性連鎖球菌感染症といい、年間20例程度の発症があります。回復期免疫抗体は産生されず、再発をおこす危険性があります。

　猩紅熱は、全身が紅色に染まるような発赤をおこし、高熱を発する全身的感染症です。原因菌株が発赤毒素を産生し、この発赤毒素が猩紅熱独特の紅斑・皮疹の原因となります。過去数十年のあいだ、猩紅熱は恐ろしい伝染病とされていました。原因菌が強い毒素を産生していたのですが、現在では、原因菌の毒力が低下したといわれます。しかし現在も発症例はあり、軽症型であっても糸球体腎炎やリウマチ熱などの深刻な合併症をおこすことがあります。回復期の患者は、数週から数か月にわたり鼻咽腔から伝染力のある病原体を放出し、他へ伝播するおそれがあります。

3）トビヒ（膿皮症）と膿痂疹

　トビヒはブドウ球菌属、連鎖球菌属、抗酸菌などの単独あるいは複合感染による膿瘍を形成する伝染性の強い皮膚感染症です。早期のトビヒ内容液には連鎖球菌のみが含まれますが、後期の病変からはブドウ球菌も検出されます。皮膚病変を生じる連鎖球菌株は、急性咽頭炎をおこす菌株とは異なります。

　トビヒは、小児に発症し、成人では発症しません。手、おもちゃ、家具を介して伝染しデイケアセンターや保育施設などで急速に広がる可能性があります。トビヒで発熱がおこることはめったにありません。ペニシリンで治療できます。病巣はあとを残すことなく治癒しますが、皮膚の変色は数週間続き、ときには白色膚斑となることがあります。

4）ニキビ

　ニキビ（尋常性痤瘡）は10代の若者の約80％が罹患します。原因は皮脂腺組織の成長と皮脂分泌を刺激する男性ホルモンで、このホルモンが皮脂腺内のアクネ菌の増殖を刺激します。男性ホルモンは精巣だけでなく副腎でも産生されるため、ニキビは女性にもみられます。

　黒色面皰（めんぽう）は、毛包皮脂腺が皮脂や角質により塞栓（閉鎖）されて黒い斑点となるクロニキビです。表面が酸化してより黒ずんだ暗い色調を呈するようになります。重症化すると塞栓された毛包管腔内で炎症がおこり、破裂して、内容物が漏出します。特にアクネ菌はこの部位に感染し、さらなる炎症と組織破壊し、瘢痕（はんこん）を残します。このような病変は全身に広がることがあり、結合織にのう胞を形成する場合もあります。

　ニキビの治療と予防は、頻繁に清潔な水で洗浄し、局所へ抗菌薬を塗布して感染のリスクを減らすことです。テトラサイクリンなどの経口抗生物質を低用量で服用することもありますが、抗生物質を継続的

注52 菌交代現象
A菌を対象に治療していたところ、薬剤に耐性なB菌がふえて症状を悪化させること。

に長期間投与すると菌交代現象[注52]と耐性菌の出現をもたらします。多くの場合、思春期以降ホルモン分泌が安定して、皮脂腺の活動が落ち着くにつれてニキビは消失または軽症化します。

5）熱傷後感染症

火傷あるいは熱傷は皮膚の受傷の深度、面積により病態はⅠ〜Ⅲ度に分類されます。Ⅰ度は表皮のみの浅い熱傷で水泡をつくり、真皮は侵されません。Ⅱ度は真皮に及ぶ熱傷でただれ（びらん）、浅い潰瘍をおこすことがあり、焼痂（火傷の跡にできる「痂皮（瘡蓋）」）をつくります。Ⅲ度は皮膚全層に及び、潰瘍をつくり、皮膚の再生力は完全に失われているため自己あるいは他者からの皮膚移植が必要です。Ⅰ度では表皮でおおわれているかぎり表面を消毒し清潔に保てば数日で治癒し、化膿することは多くありません。Ⅱ、Ⅲ度では焼痂が皮膚の再生を障がいし、かつ感染をおこしやすい状況をつくります。主たる原因菌は皮膚に常在する化膿性連鎖球菌や黄色ブドウ球菌ですが、Ⅲ度熱傷で面積が広ければ、免疫力が低下するので、緑膿菌、セラチア菌、プロビデンシア属など、皮膚と環境に常在するグラム陰性桿菌も起因菌となります。Ⅱ度、Ⅲ度の熱傷では、傷面をおおうように形成される厚い痂皮の下で起因細菌が増殖して、重篤な局所感染をおこし、菌血症・敗血症へと移行し重症化することがあります。焼痂には血管が形成されていないため、経口内服や静脈注射で抗生物質を焼痂下へ到達させることが難しく、局所に抗菌薬を塗布したり注入して焼痂下へ浸透させます。外科的に焼痂を切除することをデブリードマンといい、抗菌剤の感染部位への到達を促進する方法です。

6）床ずれ（褥瘡）

床ずれは寝たきりの患者、特に脊髄損傷などで下半身不随となっている傷病者、意識不明者で自力で寝返りできない高齢者などが、長期間同じ姿勢で仰臥しているとおこしやすくなります（図Ⅲ-14）。背中の肩甲骨部や骨盤部のように、骨と皮膚が突出している部分が床（ベットや布団）に常時接していると、その部分の血液循環が圧迫され

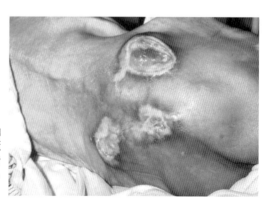

図Ⅲ-14 床ずれ
寝たきりの患者の腸骨・仙骨部にできた床ずれ。治癒の過程にあるが、真皮まで化膿し、骨が露出していることもある。

て、皮下組織が壊死をおこします。熱傷と同じように、壊死部分の深さ、大きさで予後が左右されます。病原体は熱傷の場合と同じで、もともとコンプロマイズド・ホストに感染するので、感染巣が急速に拡大し、抗菌薬も効きにくく、難治性の皮膚感染症です。頻回に体位の返還、空気ベットなどで定期的に皮膚マッサージをするなどして予防することです。床ずれをつくるのは介護・看護者の恥といわれますが、予防にも治療にも実際的には大変な労力を必要とします。

(3) ウイルス感染症－皮膚症状がでる全身感染症
1) 風 疹

主な症状	感冒様微熱、全身倦怠感、発疹（顔面に始まる紅斑丘疹）
病原体	風疹ウイルス
性差・好発年齢	5〜14歳小児、ワクチン未接種者
流行・分布	世界中に分布
感染経路	空気、飛沫
潜伏期間	14〜21日
伝播可能期間	発疹数日前から5〜7日

　風疹は、ヒトの皮膚に発疹を生じるウイルス性疾患のなかではもっとも身近なものです。感染後、原因ウイルスは血液中や他の臓器にも拡散し、感染16〜21日後に微熱のある風邪様症状に引き続いて、発疹が体幹に現れます。発疹は数日で消退し、疾患そのものは重症ではありませんが、風疹ウイルスは垂直感染します。妊婦が妊娠8週ころまでに感染すると、風疹ウイルスにより多くの胎児細胞が死に陥って細胞分裂が抑制され、染色体異常をおこし、多くは死産となります。死産をまぬがれた新生児は、聴覚障がい、先天性心奇形、肝障がい、低出生体重など先天性風疹症候群を発症します。妊娠18週以後の感染では、先天異常がおこることは稀だといわれます。

　風疹ワクチンが普及する以前は、ほとんどすべての人が風疹ウイルスに曝露され、乳幼児の約半数、若年者の90％は顕性感染または不顕性感染により適応免疫を受けていました。ワクチン接種が行政指導で奨励され1990〜1995年に感染率は低下していましたが、ワクチンが任意接種（第Ⅵ章ワクチンの項参照）となった年代層（現在20〜40歳前後の人）に感染者が急増しています。平成25年には5,442人の感染者があり、先天性障がいも7例発生しています。

　ウイルスの伝播は、発疹が現れる直前からその後1週間まで、主に患者の鼻汁を介しておこります。発疹が現れず、不顕性感染でウイルスを媒介することもあります。

　風疹はきわめて伝染率が高く、特に5〜14歳までの小児間では接

触伝播がおこりやすくなっています。先天性風疹症の新生児は、風疹ウイルスのキャリヤーとなり、ウイルスを排出し続け、妊婦を含む病院関係者や見舞客などに感染させる可能性があります。

風疹の診断は、臨床検査により確定診断が可能です。また、血清中の風疹特異的抗体IgMの測定は、新生児キャリヤーの同定や風疹に曝露した妊婦の免疫状態を判定するために特に有用です。

風疹の予防は、ワクチンの接種です。

2）ハシカ（麻疹）

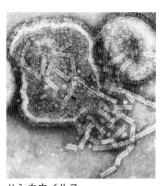

ハシカウイルス

主な症状	38℃高熱の持続、咳、鼻汁、結膜充血、コプリック斑、耳後部から始まり全身へ広がる鮮紅色小斑状発疹
病原体	ハシカウイルス
性差・好発年齢	乳幼児、ワクチン未接種者
流行・分布	世界中に分布。ただし、ワクチン未接種地域に多い
感染経路	空気、飛沫
潜伏期間	9〜11日
伝播可能期間	発症1〜2日前から発症後4〜5日

ハシカは、昔から1度かかると生涯2度とかからないといわれ、強い病後免疫を獲得する代表的な感染症とされていました。わが国では、1960年ころまでは幼少児に流行し、死亡率も高い疾患でした。2011年には434例、2012年には293例の感染者数が報告されています。世界的には2000年現在、約77万7,000人がハシカで死亡したと報告されています。

ハシカはハシカウイルスによる、高熱、発疹を伴う皮膚・呼吸器性疾患です。ウイルスはヒトにしか感染しないので感染源は患者で、飛沫感染（空気感染）します。感染すると未感染者では80％以上が発症し、発症率が高く不顕性感染が少ない疾患です。

感染後、ウイルスはリンパ組織で増殖し、全身に播種します。潜伏期後、発熱、結膜炎や咳などカタル性前駆症状で始まり、39℃以上の高熱を発し、軽い咳などを発することがあるため、インフルエンザを疑われることがあります。この時期には、多くの場合、口腔内粘膜の頬側に白いコプリック斑[注53]が認められます。食欲不振、全身筋肉痛など高熱による全身的な消耗が強く、数日後、額の髪の生えぎわや耳介の後面から発疹が出現し始め、ついで上肢、体幹、下肢へと広がります。

発疹は赤くもりあがった点状の小発疹、「赤インクを噴霧したような」鮮やかな紅小斑点で、順次全身へ広がります。皮疹は、小血管内でウイルス感染細胞とT細胞の免疫反応の結果生じるもので、この発疹が出現したあと2〜4日で解熱し始めて回復に向かいます。

注53　コプリック斑
口腔の臼歯外側の頬粘膜に生じる白い斑点。ハシカに感染した早期に、全身に赤い発疹がでる前に観察され、ハシカの診断をする指標のひとつの症状。

感染の全経過を通してウイルスが免疫系細胞を侵襲し、細胞性免疫力を低下させるため、細菌感染や他のウイルス感染を合併症しやすくなります。いわゆる易感染性の状態が続くので十分な安静と用心が必要です。

　死亡原因は、ハシカウイルス性肺炎で、以前は「ハシカが内向する」といわれました。上気道炎と中耳炎が一般的な合併症です。ハシカ脳炎は、重篤な合併症で、1,000人中1人または2人と稀ですが、その場合の死亡率は30%に達し、死を免れても3分の1に重症脳障がいが残ります。

　また、遅発性の合併症として、亜急性硬化性全脳炎（SSPE）があります。この疾患は、20万例中1例程度におこり、発症すれば致死的です。脳組織内へハシカウイルスが持続感染し、神経細胞に変性・壊死をおこし、進行性知能低下と筋強直が生じます。この亜急性硬化性全脳炎は、通常3歳以下でハシカに感染した6〜8年後に発症します。発展途上国ではハシカに感染した小児の15%が急性感染、合併症のために死亡しています。

　わが国では、2008年までの流行はD5型ハシカウイルス[注54]が主体でした。また、数年前まで予防接種が十分に徹底されていなかったため国内にハシカウイルスが常在していました。しかし、行政府の強い指導で2006年に開始されたワクチン2回接種法と、2008年から5年間の予定で行われた第3期（中学校1年生）、第4期（高等学校3年生相当年齢）のワクチン接種により、2010年5月には、わが国でD5型ウイルスによるハシカは検出されなくなりました。最近のハシカは孤発的、地域的に非常にかぎられた流行で、検出されるウイルスの遺伝子型は輸入例によるものがほとんどです。2011年にはD4、D8、D9、G3型ハシカウイルスが検出されていますが、その多くは輸入株とみなされています。

　ハシカウイルスはヒトにしか感染しません。したがって、感染を防止するためには、全世界の人々にワクチンを接種し、感受性のあるホストを完全になくすことです。それができれば、ハシカウイルスを地球上から完全撲滅することが可能です。WHOは、1985年に天然痘ウイルスを撲滅したように、すべての人にハシカウイルスワクチンを接種し、2020年までに全世界からハシカウイルスを排除し、発症人数を0人とするプログラムを展開しています。

3）突発性発疹

　乳幼児の発疹性疾患で、1988年に、ヒトヘルペスウイルス6型（HHV-6）が原因であることが判明しました。7〜15日の潜伏期後、3〜5日間続く発熱があり、小児では軽いけいれんを伴うこともあります。発疹は解熱とともに現れ、1〜2日のうちに消失して完治します。終生免疫が獲得されますが、T細胞の潜伏感染が生涯にわたって

注54　D5型ハシカウイルス
ハシカウイルスはA〜Hの型があり、地域により流行する型が異なる。日本で流行しているのはD3、D5型である。

続きます。ウイルスが感染者から消滅したわけではありません。ウイルスは唾液腺細胞内で生残し、多くの成人では唾液中に分泌され、唾液を介して伝播されます。

4）水痘と帯状疱疹

主な症状	感冒様発熱、倦怠感、有髪部に始まる紅斑点発疹、ついで水泡、膿泡、痂皮 帯状疱疹は知覚神経の支配領域の掻痒から疼痛、帯状に水泡が並び、膿泡、痂皮へ進展
病原体	水痘・帯状疱疹ウイルス
性差・好発年齢	性差なし、乳幼・学童
流行・分布	世界中に分布
感染経路	空気、飛沫
潜伏期間	10～21日
伝播可能期間	発疹出現前1～2日から発症後7～10日

　ヘルペスウイルスに属する1種類のウイルスが、水痘と帯状疱疹の2つの病態をおこします。水痘は、小児期にみられる伝染性の発疹・水泡を形成する疾患です。帯状疱疹は、水痘感染後にウイルスが潜伏感染し、免疫力が低下した人、特に高齢者に多くみられる散発性で、感覚神経（三叉神経、肋間神経など）の走行に沿って発生する有痛性の水泡性の疾患です。

　水痘は温帯の先進諸国の風土病であり、3～4月に発症しやすく、初感染は通常5～9歳におこり、成人での初感染の症状は、小児期の初感染よりも重症です。

　ウイルスに感染して14～16日の潜伏期（他のウイルス感染症に比してやや長期）の後、悪感、全身倦怠、発熱、食欲不振などの前駆症状がみられます。続いて、小型不整形の浮腫性紅斑が頭皮から始まり、水疱となり、水泡は顔面・四肢、体幹へと拡大し、ときには口腔、咽頭そして腟にみられることもあります。水疱の内容液が混濁し、数日のうちに乾燥して痂皮となり、通常はあとを残さず、完治します。水泡へ黄色ブドウ球菌のような皮膚常在細菌が二次感染すると化膿します。稀に水泡が呼吸器系や消化器系に広がることがあると、気管支炎や胃腸症状をおこします。

　水痘は、予後の良好な小児疾患と考えられていますが、ときに致死的となることがあります。ウイルスが小血管やリンパ管の内皮細胞に侵入し、血管に損傷を与えると、血栓を形成し、局所の出血をおこします。肺・肝・脾・その他の臓器で臓器内血管へ損傷を与え、出血や血栓をおこします。いずれの場合もウイルスが内皮細胞を損傷し、微少血管の損傷と血液凝固系を障がいし、播種性血管内凝固症候群（DIC様病変）をおこすと致命的となります。

帯状疱疹は、45歳以上に好発します。呼吸分泌物または破裂した水疱に触れることにより感染します。乾燥した痂皮からは感染しません。知覚神経支配領域に限局した、有痛性の水痘様疱疹で、既往の水痘ウイルスの潜伏感染によるものです。ウイルスは脳神経や感覚神経の神経節に潜伏感染しており、免疫力が低下すると再活性化され、知覚神経節の軸索に沿って支配領域の皮膚へ現れて水泡を形成します。水泡が出現する前に、末梢感覚神経の支配領域に、焼けるような、針で刺すような皮膚の痛みが現れます。

　疱疹は典型的には体幹に肋間神経や腰椎神経領域に帯状に配列してみられ、顔面や眼窩周囲（三叉神経領域）に現れることもあります。この場合には虹彩炎をおこし失明することがあります。

　自覚症状には個人差があり、軽度のかゆみから、頭痛、発熱、不機嫌を伴う激痛を発するものまであります。帯状疱疹は悪性疾患や免疫不全の患者で発症しやすく、このような患者では病変は全身皮膚に散発性に多発し、ときには内臓にも広がることがあり、致死的でさえあります。

　比較的特異的な抗ウイルス薬（アシクロビルなど）がありますが、有効なワクチンはまだ開発されていません。日本で開発された弱毒生ワクチンは、曝露後72時間以内に投与すれば水痘を予防することができるといわれます。しかし、ウイルスの潜伏状態と再活性化の仕組みが未解明ですので、ワクチンに含まれるウイルスにより帯状疱疹が再活性化される可能性もあります。

5）いぼ（疣贅）、尋常性疣贅

　いぼは皮膚の一部に角化した表面の硬い乳頭を形成する病変です。粟粒大からエンドウマメ大の丘疹で、表面は平滑で光沢があり、若い年齢層の手足の皮膚に好発します。ヒト乳頭腫ウイルス（HPV）が原因で、皮膚、生殖器、呼吸器、口腔などの粘膜に、表皮細胞の一部が異常に増殖し乳頭腫を形成します。

　いぼは発生部位、外観、病原性に多様性があります。擦過傷（すり傷、切り傷）にウイルスが侵入し1週間〜1か月を潜伏期間とします。ほとんど肉眼ではみえないほどの大きさのもの、自己限定的な増殖をするもの、増えもしなければ広がりもしないもの、喉頭疣贅のように巨大であっても良性のものなど、さまざまな形態で生じます。少数ですが悪性のいぼもあります。

　悪性のいぼは、表皮細胞が感染を受けてウイルスが増殖するとともに角化細胞が異常に増殖するものです。いぼの境界が明瞭で、基底膜より表皮側に発生します。子どもや若年者にできやすい傾向にあります。いぼが長期間その形状を維持することは少なく、2年以内に自然に消退します。ひとつのいぼを摘除すると、それ以外も消退したり、すべてが一度に自然消退することもあります。このような治癒様式に

は、おそらく免疫応答の関与が考えられます。

いぼに対しては、まだ満足のいく治療法は完成していません。もっとも普及しているのは、液体窒素やドライアイスによる冷凍凝固療法で、患部組織の冷凍と切除を行うことです。その他、腐食剤、5-フルオロウラシルのような代謝拮抗剤や、ウイルス増殖を阻止するインターフェロンなどが用いられます。いずれの方法でも再発がよくみられます。

6）手足口病

主な症状	軽度な発熱がある場合もある。口腔粘膜と手足の水泡性発疹
病原体	エンテロウイルス、コクサキーウイルスなど
性差・好発年齢	5歳以下
流行・分布	春季〜夏季、世界中
感染経路	感染者からの飛沫、糞口、水泡への接触など
潜伏期間	3〜5日
伝播可能期間	回復後2〜4週間

注55 エンテロウイルス
小型RNAウイルスで主としてコクサキーA16、A10、エンテロウイルス71など。また、ウイルスの分類はp174を参照。

主として5歳以下の乳幼児の口腔粘膜および四肢の末端（掌、足裏）に水泡性の発疹をつくります。多くはエンテロウイルス[注55]が原因ウイルスです。春季から夏季に流行します。発熱は軽微で高熱となることはありません。急性期は感染力が強く、飛沫、糞口、水泡への接触などにより感染します。通常は数日で自然治癒しますが、回復後も2〜4週間は便中にウイルスが排泄され、感染源となります。回復後、原因となったウイルスの型に対する免疫を獲得しますが、異なる型のウイルスは再感染をおこします。

エンテロウイルス71が起因ウイルスの場合、稀に髄膜炎、脳炎などの中枢神経疾患を合併することがあります。ワクチンは未開発です。

近年、全国的な流行があり2013年には全国で約13万人が発症しています。

7）伝染性紅斑（リンゴ病あるいは第5病）

主な症状	軽度感冒様症状、両側の頬に紅斑
病原体	ヒトパルボウイルスB19
性差・好発年齢	5〜14歳
流行・分布	世界中
感染経路	飛沫、接触
潜伏期間	約7日
伝播可能期間	感染後7〜10日

5歳から14歳児に多く発症し、顔面の頬に平手で打ったような紅斑で始まり、赤リンゴのような顔色となり、四肢に網状の紅斑が広がり

ます。発熱は軽微で、無症状のこともあります。

　リンゴ病とは顔面の紅斑の様子から、第5病とはこの発疹性疾患が猩紅熱（しょうこうねつ）、ハシカ、風疹、流行性猩紅熱に続いて第5番目に認められたことから命名されています。

(4) 皮膚真菌症
1) 白癬（はくせん）　ミズムシ、タムシ、皮膚糸状菌

　わが国に3,000万人以上の感染者がいるといわれる国民病です。皮膚、毛髪、爪など角質化した表皮組織に掻痒性の湿疹、角化層の剥離をおこす疾患です。指間、股間、肘窩など汗がたまりやすく湿っぽい部位の角化層へ白癬菌属が寄生して発症します。感染部位により、頭部白癬（シラクモ）、体部白癬（ゼニタムシ）、陰股部白癬（インキンタムシ）、足白癬（ミズムシ）、手白癬、爪白癬などと呼ばれます。

　白癬菌属は湿気を好み乾燥に弱く、接触感染で伝播します。感染すれば完全に駆除することが困難です。特に爪白癬は慢性に経過し、忍耐強く抗菌薬を塗布しなければ治癒しにくい疾患です。内服薬も有効ですが、肝障がいを伴うことがあるので要注意です。運動靴、ゴム長靴などを長時間履いて、換気しなければ、汗が適度の湿気環境をつくり、白癬菌が寄生・増殖しやすい状態となります。

2) マラセチア・フルフル

　皮膚に白斑や色素沈着をおこし、俗に、「癜風」「なまず」などと呼ばれる皮膚疾患です。毛のう内で菌が増殖し、毛のう炎をおこし、掻痒が強い皮膚症です。菌は自然界には棲息せず、ヒトの皮膚、特に油性成分を好むので顔・頸・耳の裏、頭部などに常在しています。不潔な状態の皮膚に発症します。

(5) 創傷と咬傷（こうしょう）

　健康な皮膚は、病原体に対して効果的な防御機構を備えていますが、表皮が外傷（切り傷、刺し傷など）を受けたり、動物や害虫に咬まれたり、刺されたりすると、感染を受けやすくなります。外傷の程度（場所、深さ、大きさ、汚染度など）により感染する病原体は異なります。また、動物に咬まれたり、昆虫に刺されたりしたときは、動物・昆虫のいた場所や種類、状況などを確認することが治療・処置に必要です。

1) ガス壊疽　芽胞形成性嫌気性菌感染症

　浅い外傷、すり傷、切り傷などを受けて適切な消毒や清潔処理をしないと、表皮に常在する黄色ブドウ球菌や化膿連鎖球菌、緑膿菌などが化膿性炎症をおこします。汚染した泥・塵などが付着した鋭利な針・釘などで皮膚に深い刺傷・切り傷を受けると、数時間～数日後に急激に局所の腫脹と激痛を伴い、組織が壊死することがあります。こ

れは、嫌気性菌によるガス壊疽です。

　ガス壊疽の起炎菌はクロストリジウム属でウエルシュ菌、ノーヴィ菌、クロストリジウムなどです。これらは、土壌や腐食した木材などに芽胞を形成して棲息しています。深い刺傷などで酸素が傷害面へ十分に供給されない組織で発芽、増殖し、溶血毒素やエンテロトキシンなどの毒素、コラゲナーゼ、プロテアーゼ、リパーゼなど組織を消化・溶解する酵素類を産生して壊死と炎症を拡大します。多くの場合、外傷は通性嫌気性の表皮常在細菌が感染し化膿巣をつくりますが、その結果、皮下深部は嫌気的環境となり、嫌気性菌の増殖に適した状態となります。好気性菌と嫌気性菌が混合感染すると嫌気状態が促進され、壊死創が拡大・深化し、深部の結合織や筋組織に炎症が及び、結合織や筋組織の多糖体を分解して、主に水素ガスと二酸化炭素を発生します。ガスの気泡は皮下に貯留して破壊創がさらに拡張します。その部分を触診すると、ブヨブヨとして皮下に気泡があり、独特な感触があり（握雪感[注56]）、局所に強い腐敗臭を発します。

　この症状が急速に進行すると高熱、ショック、高度の組織破壊、黒色壊死などがおこり、未治療で放置すると播種性血管内凝固症候群DICや敗血症で急速に死に至ります。重篤な状態への進行が早いため、的確に診断し早期の治療が肝心です。治療には、ペニシリンや抗嫌気性菌薬を投与し、外科的に壊死組織の切開・切除が行われます。

2）非芽胞性嫌気性細菌感染症

　クロストリジウム属のほかに、嫌気的条件で感染をおこす菌種があります。バクテロイデスとフゾバクテリウムです。バクテロイデスは糞便の塊の約半分（糞便1gあたり10^{12}コ程度の菌数）を占める常在細菌で、フゾバクテリウムは口腔内常在細菌種の一種です。

　手術や外傷で腸管を切開して腸管内容が腹腔に漏出すると、十分な消毒処理にもかかわらず、腹膜、腹腔、生殖器や深部創に嫌気性菌が残存することがあります。その状態で創を縫合すると、腹腔内は嫌気性状態となり、残存した嫌気性菌が増殖します。

　腸内常在細菌は抗生物質に耐性であるものが多く、一度発症すると、好気性常在細菌と合併感染をおこし、治療が困難となる場合が多くなります。嫌気性菌による膿瘍は、早期に外科的に切開・排除し、感受性のある抗生物質を十分量、短期間服用・接種して加療しなければなりません。

3）ネコひっかき病

　ネコは2種類の病原体を保有します。グラム陰性小桿菌のフェリス菌とリケッチア（バルトネラ・ヘンゼラ）です。バルトネラ・ヘンゼラはネコひっかき病の原因菌です。ペットネコの40％以上、特に仔ネコは、自身に疾患をおこすことなくこの病原体を保菌しています。ネコがひっかいたり、咬んだり、なめたりすることでヒトが感染します。

注56　握雪感
降り積もった雪を手で握るような感触。

ネコノミも病原体の伝播に関与している可能性があります。

3～10日の潜伏期後、ひっかき傷・咬傷跡に膿胞が現れ、微熱、頭痛、咽頭痛、リンパ節腫脹、そして結膜炎が2～3週間続きます。病原体は、主に毛細血管壁または微小膿瘍内に棲息します。

診断は病巣の所見とネコとの接触についての病歴の聴取が重要です。テトラサイクリンまたはドキシサイクリンによる抗生剤療法が有効です。有効なワクチンはありません。

4）その他の動物の咬傷（こうしょう）による感染症

ネズミの咬傷（鼠咬症）、ネコ、イヌの咬傷[注57]により、それぞれの動物が保有する細菌がヒトの皮内に侵入し、局所での炎症、ついで毛細血管内や所属リンパ節の膿瘍を形成します。哺乳動物はそれぞれ独自特有な常在細菌叢をもっています。野生動物はもちろん、ペット類のカメやヘビ、トカゲなどの爬虫類・両生類も特有の細菌叢をもっているので、これらから咬傷を受けた場合は、直後に十分に洗浄・消毒することが肝要です。

注57 イヌの咬傷
パスツレラ・ムルトシダによる狂犬病は神経系感染症の項を参照のこと（p140参照）。

5）節足動物による刺咬傷

各種のマダニやコナダニ、また昆虫類は病原体を媒介します。多くの節足動物は吸血性で、その刺咬傷は有痛性あるいは掻痒性で、ときにはアナフィラキシー・ショック[注58]をおこすこともあります。節足動物が媒介・伝染する病原体による疾患については別章に記しますが、ここでは刺咬傷の直接的な影響、主として皮膚の障がいについての概要を述べます。

注58 アナフィラキシー・ショック
過敏症Ⅰ型（p239参照）。

a. マダニ（コラム13参照）

マダニは、ホストの皮膚に接着して局所および全身に影響を及ぼします。マダニは野生の動物、草木、森林に棲息しており、ヒトには偶発的に付着します。ヒトの後頭部から後頸部（皮膚の露出部）に付着し、気づかれることなく数日間、吸血するダニがいます。自覚症状は、刺咬傷部に軽度の炎症をみる程度です。マダニが吸血を続けているあいだに、マダニの唾液に含まれる抗凝固物質と毒素類が刺咬傷内に深く浸透します。これにより、小児では発熱と麻痺をおこすことがあります。麻痺は上下の四肢から始まり、続いて呼吸、言語、そしゃく筋群へと広がります。このような症状が現れたときは、付着しているマダニを捕獲して摘除すれば、持続的な症状を除去することができますが、摘除しなければ、注入される毒素で心停止、呼吸停止をおこして死亡することもあります。家畜にもヒトと同じような症状が発症します。

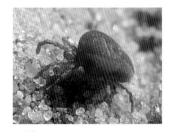

マダニ

マダニを摘出する最良の方法は、微細ピンセットでマダニを捕えて、皮膚に対してまっすぐに引っ張り、吸血器尖端を残さないように虫体を完全に取り除くことです。

2012年以降、わが国でもマダニが媒介するウイルスにより、重症熱性血小板減少症候群（SFTS）[注59]が発生しています。マダニは長時間

注59 重症熱性血小板減少症候群（SFTS）
ブニヤウイルス科SFTSウイルスによる熱性疾患、ウイルス感染動物として、中国で調査の結果、野生シカ300頭の40％に既往感染があり、イノシシ500頭のうち4％でウイルス保有あるいは既往感染を認めている。日本では45例の感染例があり、18人が死亡しているが、詳細は公表されていない。

～数日間も皮膚に吸着して吸血して、1mmほどのマダニが1cmほどに肥大することもあります。

b. ツツガムシ病

ダニの一種、オリエンチア・ツツガムシ（p22参照）による発熱性発疹性疾患です。ダニが吸血する際、病原体のオリエンチアを注入して局所およびリンパ腺を障がいするものです。ツツガムシ幼虫は吸血する際に皮膚を障がいするたんぱく質溶解性酵素を分泌し、オリエンチアを注入します。咬傷を受けたヒトは搔痒感と咬傷周辺の炎症をおこすのみですが、感受性の強い人はツツガムシ皮膚炎と呼ばれる強いアレルギー反応をおこします。刺し傷を受けて5～14日の潜伏期後、悪感を伴う高熱を発し、赤い発疹が体幹から顔面、四肢へ拡大します。また、刺し口の所属リンパ節は腫脹し、肝臓や脾臓が腫大することがあります。重症化すればDICを併発して生命に危険が生じます。テトラサイクリン系薬剤が著効を示します。

かつては東北・北陸などの河川敷の草木から感染し、初夏から夏に発症していました。近年は発症数は減少しましたが、最近、野外活動

column 13

ダニの病原性と媒介感染症

ダニは身近にありながら、あまり注意を払われていない動物です。自然界のどこにでも棲息するクモの仲間の節足動物で、約2万種類があるといわれます。ヒトとかかわりあいのあるダニには、大きく分けてイエダニとマダニがあります。イエダニはハウスダストなどに混在し、アレルゲンとなりますが、ヒトを吸血しません。ヒゼンダニ、ニキビダニ、ツツガムシなどがあります。一方、マダニは動物やヒトを吸血し、病原体を媒介します。最近問題になっているのは、野生動物から病原体を媒介するマダニです。

無防備な服装で、野外活動（森林や原野での活動）に参加して、その地域に棲息している保虫動物あるいは付着した樹草木に接触し、吸血されて発症する疾患が増えているようです。ダニ媒介の感染症を表に示します。

ダニの病原性とダニが媒介する病原体と感染症

ダニの種類	病原生物・微生物	病原体名	疾　患
イエダニ	環境常在ダニ	アレルゲン	気管支喘息など
	ヒゼンダニ	ダニが皮内に寄生	疥　癬
	オリエンチア	オリエンチア・ツツガムシ	ツツガムシ症
マダニ	細　菌	ボレリア・ブルグドルフェリ	ライム病
		フランシセラ・ツラレンシス	野兎病
	リケッチア	紅斑熱群リケッチア	日本紅斑熱、ロッキー山紅斑熱、地中海紅斑熱など
	ウイルス	フラビウイルス	脳　炎
		ナイロウイルス	クリミア・コンゴ出血熱
		SFTSウイルス	重症熱性血小板減少症

が活発になり感染者が増える傾向にあります（**コラム3**参照）。

c. 疥癬とハウスダストアレルギー

疥癬は、ヒゼンダニが皮内・皮下に寄生し、表皮中にトンネルを掘りながら移動して、特に夜間に激しい掻痒が出現する疾患です。掻痒部を爪でひっかくと出血し、二次的細菌感染をおこすこともあります。感染者の皮膚に直接接触で感染しますが、ベットシーツや衣類などを介して感染が広がることもあります。不潔な生活をしていた感染者（路上生活者など）が病院や高齢者ホームへもちこみ、集団感染することもあります。早期に感染者・保虫者を発見し、感染経路を遮断し、感染者を厳密に隔離して駆虫をすることが必要です。

木材家屋、畳敷家屋など普通一般の和式家屋には、ハウスダスト（家塵・埃）にダニ類が混在して棲息しています。ダニそれ自体は普通生活ではヒトに害を与えないようですが、アレルギー喘息などを誘発する原因となります。

その他、ヒトに常在する寄生虫として2種類のニキビダニが知られています。ヒトの毛包内に棲息するものと、脂腺内に寄生するものがあり、寄生率は年齢とともに増加し、若年者で20%、老人では100%といわれています。

d. ノミ刺咬傷、シラミ症

ノミやシラミは個人衛生と公衆衛生の指標でもあり、湿っぽく塵埃がたまった場所で生活するヒトに寄生します。いずれもヒトなど温血動物に寄生・吸血して棲息します。ノミは強い掻痒、炎症とときには疼痛をおこし、ネズミノミのある種はペストを媒介します。

シラミとヒトとの共生は古くから続いています。シラミの寿命は大変短いのですが、その生涯をすべてホストに寄生しないと生存することができません。卵は衣類の繊維や毛に張りついています。ヒトに寄生するヒトジラミには、コロモジラミとアタマジラミがあり、コロモジラミは温暖な地域で、主に体幹と衣類、特に破けた部分に棲息し、アタマジラミは気候に関係なく毛髪に寄生します。

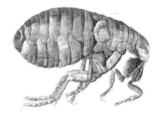

ノミ

シラミの刺咬部は発赤し、皮膚炎、掻痒をおこします。刺咬部からはリンパ液が漏出するため、頭皮などでは真菌（カビ）の二次感染の好適な部位となります。ケジラミは、体幹のシラミより皮膚に強く密着し、刺咬部、特に陰毛部に強いかゆみを生じます。皮膚の直接接触によりシラミは媒介されますが、シラミが発疹チフスの病原体を媒介します（p146参照）。

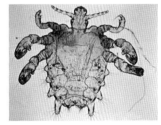

ケジラミ

e. 蚊・ブユ・ナンキンムシなど

蚊は気温が10℃以上の地球上全域に棲息し、現在では約3,000種類以上もあるといわれます。ヒトの病原体を伝播する蚊（媒介蚊）には、ヤブカ属、イエカ属、ハマダラカ属などがあり、それぞれの属には20～70種があり、分布や伝播する病原体に特異性があります。病

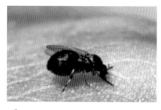
ブユ

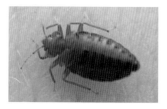
ナンキンムシ

原体媒介蚊と疾患の関係は**表Ⅲ-10**に示します。蚊は吸血する動物をある程度選択しており、ヒト、家畜、哺乳類、鳥類などや爬虫類などそれぞれ嗜好性があります（p34、35**コラム5**参照）。

蚊は、雌しか吸血しません。吸血は産卵のために必須といわれます。雌蚊が一度に吸血する時間は1〜2分程度で、吸血量は体重の倍量、1〜3mgです。

蚊はヒトの皮膚から発散する二酸化炭素などに誘引されて適所にとまり、吸血口針（口吻）を刺し込み、毛細血管を探し、唾液（抗凝固因子や血管拡張因子などを含む）を分泌・注入して、素早く吸血します。このとき血液中の病原体を一緒に吸いこみ、腸管内で血液成分を利用しながら病原体を変態させたり修飾して増殖させ、病原体を唾液腺内に貯留します。蚊の体内で病原体が生存する時間は、蚊の種類と病原体により異なりますが、1〜72時間です。このあいだに別のホストから吸血すると、この唾液と病原体をヒトの皮内・毛細血管内へ注入し感染させます。マラリア原虫は蚊の腸管内で変態し、有性生殖をして増殖し、感染性のスポロゾイトとなり、ヒトに感染します。デング熱ウイルスや日本脳炎ウイルスなども蚊の体内で増殖し、なんらかの修飾を受けて唾液とともに注入されます。たんに蚊の吸血口針が病原体に汚染され、それが未感染者の皮膚に刺されて伝播するのではありません。

他のウイルス性疾患、ポリオやハシカやHIV、B型肝炎ウイルスなどは蚊の吸血では伝播しません。蚊の吸血行動と生活史（環）は蚊の生存に必須な条件で、ヒトと蚊と病原体は生態系のなかで、共利共生のネットワークを形成しています。

蚊やノミ、ダニなどの刺口が赤く腫れる、かゆくなるのは昆虫が分泌する唾液成分が白血球のヒスタミンやセロトニンの分泌を刺激するからです。

ブユは強い掻痒を伴う治癒しにくい創傷（発赤・腫脹）をおこします。また、炎症をおこしたり、吐き気と頭痛を伴うブユ熱をおこします。

アブなど吸血性の双翅目は、有痛性の刺咬創をおこし、ときには家

表Ⅲ-10 感染症を媒介する蚊

属	種	主たる疾患	最低生育温度	日本の分布
ヤブカ	ヒトスジシマカ、ネッタイシマカ	黄熱、デング熱、フィラリア、ウエストナイル熱	8℃	青森以南全土
イエカ	コガタアカイエカ、ネッタイイエカ	日本脳炎・脳炎、フィラリア、ウエストナイル熱	0℃でも生存可能	全土
ハマダラカ	シナハマダラカ、コガタハマダラカ	マラリア、フィラリア、ウエストナイル熱	10℃	全土

畜に貧血をおこします。

　ナンキンムシなど吸血性昆虫の多くは、ヒトに疼痛性あるいは掻痒性の刺咬傷をつくります。ナンキンムシは、昼間は壁の裂け目、家具の隙間などに潜んでおり、夜間睡眠中にヒトを侵襲することがあります。刺咬傷部の炎症は、昆虫の唾液に対する個体の免疫反応です。小児では大量に刺咬されると貧血をおこすこともあります。

　蚊および多くの病害昆虫類は、長時間作用性の殺虫剤を使用することで根絶が可能です。家屋を隙間なく建築し、藁葺屋根ではなく硬性の屋根を設置して家族全員が清潔な環境をつくることで、これらの害虫を住居から閉め出すことが可能となりました。その反面、通気性の悪い家屋やアパートが増え、塵屋敷といわれるような住宅が増えている事実があり、有害昆虫の適切な対処法を知っておかなければなりません。

5. 感覚器の感染症

(1) 眼の感染症

主な症状	まぶた・結膜の掻痒感、眼脂、流涙、結膜充血、頭痛、発熱など
病原体	細菌：化膿性球菌、緑膿菌、インフルエンザ菌、クラミジア（トラコーマ）など
	ウイルス：アデノウイルス、エンテロウイルス、コクサキーウイルスなど
性差・好発年齢	全年齢層
流行・分布	世界的
感染経路	多くは直接・間接接触、自家感染（汚染した手指から）
潜伏期間	病原体により異なるが1〜7日程度
伝播可能期間	発症日前から治癒するまで

　皮膚疾患と同様に眼の感染症は外界から侵入する病原体によってひきおこされ、外界に面した組織を障がいします。まぶたと眼球結膜・角膜（図Ⅲ-15）は空気に曝露されているため、毎日数百万の微生物に接触しています。それにもかかわらず、ここには細菌叢はみられず、無菌的な状態を維持しています。眼にはいくつかの感染防御機構があり、これらの機構が相互にうまく機能しているため、眼の深部感染症

はきわめて稀です。

眼の物理的な防御装置は、まぶた、まつ毛（睫毛）、結膜（まぶたの内部と眼球全部をおおう粘膜）、角膜（眼球の外界に接した透明部）です。まぶたとまつ毛は、異物が角膜に到達するのを防いでいます。また、両眼にはそれぞれ涙腺があり、ここから分泌される涙液（1～2mℓ/日）は、角膜を洗い流して外来微生物を洗浄しています。涙管は、涙液を眼球の表面から鼻涙管を介して鼻腔へと排出していますが、この涙液には殺菌作用のある酵素、リゾチームと粘液物質が含まれ、微生物を捕捉して眼から排除しています。

まばたきと涙は感染防御に重要なはたらきをしています。

1）細菌性眼疾患

a. 新生児眼炎

新生児眼炎は、淋菌やクラミジアなどの感染でおこる膿性分泌を特徴とする結膜炎です。出産時に産道の病原体が胎児の眼に感染すると、角膜炎へ進展して角膜に穿孔が生じ、失明する可能性もあります。成人でも、病原体が手や媒介物を介して性器から眼へ伝播されることがあります。

1％硝酸銀溶液を出産直後に数滴、新生児の眼に滴下すれば淋菌は殺菌できますが、クラミジアには無効です。ほとんどの新生児眼炎の原因菌にはペニシリン、テトラサイクリン、エリスロマイシンなどの抗生物質が有効で、点眼投与します。

b. まぶた炎、麦粒腫、ものもらい

異物で傷ついたまぶた結膜やまつ毛、脂腺、涙腺などから黄色ブドウ球菌や連鎖球菌が侵入して軟部組織へ化膿巣をつくり発症します。

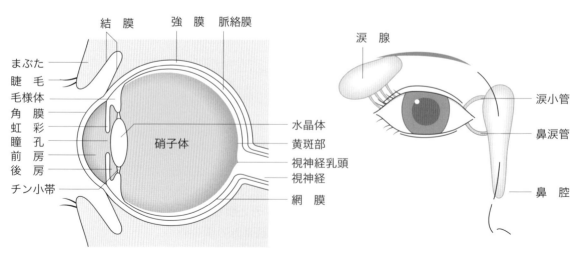

図Ⅲ-15 眼球の構造

眼球の外表面（眼球結膜、まぶた結膜）には常在細菌叢はないが、涙腺から涙が供給されて表面を流れ、異物などを洗い流している。

まぶたが腫れ、眼やに（眼脂）や涙が過多に分泌されて眼が開かなくなることがあります。ただし、片側性で、両側に同時におこることは稀です。大気や環境水の不衛生地域、大気汚染の強い地域では感染しやすく、原因菌は上記の常在細菌のほかに、化膿菌やウイルスに起因するものもあります。

c. 細菌性結膜炎

急性カタル性結膜炎は、黄色ブドウ球菌、肺炎連鎖球菌、淋菌、緑膿菌群インフルエンザ菌などが原因菌となります。

眼球結膜が充血し、まぶたなどの粘膜に有痛性の充血と腫脹がおこります。非常に伝染力が強く、特に小児のあいだではこの傾向が強く、学校やデイケアセンターなどで急速に流行することがあります。子どもたちが、掻痒、流涙などで眼をこすり、その手で反対側の眼や他人へ伝播します。流行地では涙で濡れた部位に集まるブユなどが、病原体をその脚につけて媒介することもあります。スルフォナマイド軟膏の局所投与が有効です。集団で流行したときは、感染が完全に終息するまで登校などを禁止します。

d. トラコーマ

トラコーマは、クラミジア・トラコマチスが結膜に化膿性炎症・膿瘍（濾胞性結膜炎）をおこす感染症です。まぶたや結膜にはん痕を残し、後にまぶた内反を生じ、角膜に持続的な機械的損傷とはん痕を形成して、やがて失明する重篤な疾患です。世界中にまん延していますが、特に熱帯の発展途上国では深刻な問題です。失明原因として最大のもので、全世界では5億人が罹患し、2,000万人がこのために失明しているといわれます。ただし、近年の研究で、大部分ではないにせよ、その多くの失明原因がトラコーマ自体ではなく、続発性細菌感染によることが判明しています。

わが国では発症例は多くありませんが、病原体の伝染力は強く、1人が発症すれば容易に家族内へ伝播し、集団に流行します。この病原体は性感染症の原因でもあります。細菌性結膜炎と同じく、伝播力の強い疾患であるため、徹底的な手洗い、タオルなどの共用の禁止など接触感染を防ぐことが肝要です。

e. 交感性眼炎

「眼炎」といわれますが、この疾患は感染症ではなく自己免疫疾患です。外傷や手術などで眼球の虹彩、毛様体、脈絡膜などが血流に曝されると、1～2か月後に、両側の眼に炎症をおこします。眼球の色素細胞が、外傷により免疫系に曝されて自己免疫を誘発する疾患です。ステロイド療法・免疫抑制療法を行います。

2）ウイルス性眼疾患

a. 流行性結膜炎

アデノウイルスが原因のろ胞性結膜炎です。伝染力が強く、「はや

注60 羞明(しゅうめい)
通常の光が異常にまぶしく感じられること。

り目」ともいわれ、接触感染します。7～10日の潜伏期後、結膜が充血し、まぶたの浮腫、疼痛、流涙、眼やにの分泌、羞明[注60]などを伴います。2日以内に感染は角膜上皮に広がり、ときには角膜の深層にも及ぶことがあります。角膜上皮下に小さい点状の混濁が生じ、混濁は数か月間も続くことがありますが、通常は2～4週間で症状は消退します。

アデノウイルスは環境中の塵埃にも分布しており、誰でも感染の機会があります。眼科医院や眼科専門診療所で院内感染することもあります。感染可能な期間は、発症後10日間程度です。

b. 急性出血性結膜炎

エンテロウイルス70、コクサキーウイルスが原因となる結膜炎です。アメリカでは1981年に急性出血性結膜炎が流行しました。この年に、宇宙ロケット"アポロ"が初めて月面に到着し帰還したことから、月面から新ウイルスをもち帰ったとの風評が流れ、別名を「アポロ病」といわれたことがあります。主に温暖湿潤気候の、不衛生な人口密集地域で流行します。

潜伏期間は1日で、急性出血性結膜炎は強い眼痛、眼やに、流涙、異常な羞明、視界のぼやけ、結膜下出血、ときには角膜に一過性の炎症をおこします。通常、急激に発症しますが、10日以内で完全に治癒します。稀な合併症として、ポリオ様の麻痺を生じることがあります。感染可能な期間は発症後1週間といわれます。

3) 寄生虫性眼疾患

わが国ではほとんど発症例はありませんが、熱帯地域の発展途上国では失明の主要な原因となっているので参考までに概略します。

a. オンコセルカ症

発展途上国では深刻な疾患で、感染性盲目の主要な原因疾患です。アフリカや中央アメリカの多くの地域で、回虫の一種、オンコセルカの糸状幼虫がオンコセルカ症をおこします。ブユが感染者を吸血すると、ミクロフィラリア（小型幼虫）がブユ体内に取り込まれて成熟し、ミクロフィラリアはブユの口器へ移動します。そのブユがヒトを吸血すると、感染型ミクロフィラリアは新しいホストの皮膚へ移入され、成虫とミクロフィラリアが皮内で集積して結節を形成して眼を含む各種の臓器をおかすことになります。ブユの棲息している河川を水源としている村では、中年以上の住民のほとんどすべてが失明しているといわれます。

成虫は、皮膚に膿瘍を形成します。ミクロフィラリア虫体および死亡したミクロフィラリア虫体からの毒素に対する免疫反応で、皮膚の脱色素斑と著しい皮膚炎をおこし、ときにはアナフィラキシー・ショックをおこすこともあります。虫体が角膜やその他の眼組織に侵入すると、重症の組織損傷となります。数年にわたって眼血管の繊維

化がおこり、40歳ころまでに完全に失明します。

　成虫はイベルメクチン投与（p261参照）により迅速に駆虫されますが（1996年から治療が始まっている）、ミクロフィラリアの駆虫には数週間かかります。

　オンコセルカ症は川に沿って集まる性質のブユを駆除することで予防できます。ただし、DDTでブユの一部は殺虫できますが、耐性のあるブユが生き残り、耐性ブユがふたたび大発生することがあります。

　ウガンダのピグミー族の身体が小さいのは、オンコセルカ症感染のためであるといわれます。妊婦がオンコセルカ・ボルブルスに感染していると寄生虫は胎児の下垂体を障がいし、その結果、成長ホルモン欠乏による小人症がおこります。900万人のアフリカ人が感染し、強烈な掻痒をおこし、罹患者のなかには精神的にうつ状態に陥る人もいます。

b. ロア糸状虫症

　アフリカの熱帯雨林に特有のロア糸状虫のミクロフィラリア（小型幼虫）はウシバエの体内で成熟し、口器へと移動して、ウシバエの吸血によりヒトへと伝播されます。伝播したミクロフィラリアは炎症所見を残しながら皮下を移行し、しばしば角膜と結膜に定住します。通常は失明の原因にはなりませんが、2.5 cmを超える長さの寄生虫が眼のなかにいるのを発見されることがあります。成虫は、皮下組織および眼球に寄生して棲息し、日中は末梢血中に現れ、夜間は肺に集まります。

　治療は、成虫の外科的切除とミクロフィラリアを駆虫するためのスラミンなどの薬剤の投与です。ウシバエの駆除により予防は可能とされていますが、自然環境からの駆除はきわめて難しい事業です。

（2）耳の感染症

主な症状	聴力低下、耳の閉塞感（ふさいだ感じで自分の声が響く）、耳痛、片頭痛、発熱
病原体	細菌：化膿球菌、緑膿菌、インフルエンザ菌 真菌：アスペルギルス
性差・好発年齢	乳幼児、学童児、高齢者層
流行・分布	世界的
感染経路	多くは自家感染（汚染した手指から外耳道へ）、風邪の併発症（耳管の閉塞、気圧の急激な変動や咳により耳管から口腔常在細菌を押し込む）
潜伏期間	病原体により異なるが、1～5日程度

　耳は眼と同じように外界へ曝されており病原体の攻撃を受けやすい器官です。耳にも感染を防ぐための物理的な防御構造が備わっていま

す。耳は外耳、中耳、内耳に分けられ（図Ⅲ-16）、外耳は弁状の皮膚によりおおわれた耳介と、柔らかく短い毛と分泌腺である耳道腺をもつ皮膚から成り立っています。耳道腺はアポクリン腺が変化したもので、耳垢を分泌します。毛と耳垢の両方で、微生物や外来異物を捕獲して外耳道へ侵入するのを防いでいます。

　鼓膜は外耳の奥にあり、外耳道と中耳を分けています。中耳には3つの耳小骨が連なり音波を鼓膜から内耳へ伝える小さな骨装置があります。中耳は鼻咽喉に開口した耳管（オイスタヒイ管）により外気と同じ空気圧に保たれています。鼻咽喉から病原体が耳管を通って中耳に達して、中耳炎をおこすことがあります。

　内耳では、耳小骨を伝わる音波信号が神経伝達信号に変換され、蝸牛神経（第Ⅷ脳神経）によって聴覚神経へ伝達されます。この内耳には平衡感覚を調節・維持する三半規管があります。内耳には聴覚と平衡感覚を維持する感覚器が隣接しているため、内耳に感染がおこれば両方の感覚が障がいされやすくなります。病原体は内耳へは侵入しにくいため、内耳炎は稀ですが、内耳に感染がおこると、耳道の後下方の頭蓋骨突起の乳様突起部へ感染が広がる可能性があります。乳突部と脳髄膜は薄い骨1枚で隔たれているだけであるため、もし乳突部が感染すると（乳様突起炎という状態）、脳髄膜へ炎症が波及する危険性があります。子どもの耳管は大人に比して短くて広いので、病原体が侵入しやすく、外耳炎および中耳炎を発症しやすく、その場合には髄膜炎へ進展しやすくなります。

1）外耳炎

　幼児、小児に多く、特に夏はプールなどで水が外耳道にはいり感染します。病原体の多くは、皮膚に常在する黄色ブドウ球菌、連鎖球菌などの化膿球菌や、アスペルギルスなどの真菌（カビ）類です。皮膚常在細菌のコリネバクテリアやクレブシエラなどが感染することもあります。

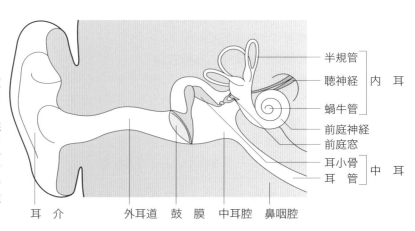

図Ⅲ-16　耳の構造
耳は外から外耳道があり、鼓膜が仕切りをして中耳腔となり、その奥は内耳となっている。中耳腔には耳管が鼻咽喉とつながり外部に開口しており、3つの耳小骨が鼓膜から音を内耳へ伝える。通常は無菌的な空間である。内耳には平衡感覚をつかさどる三半規管と聴覚器官（蝸牛）がある。

外耳に炎症がおこると、上皮から粘稠な分泌物（みみだれ）がでて掻痒感や持続的な痛みがおこります。かゆさが強い場合、耳綿棒などで外耳道を奥深くまで掻くと鼓膜を傷つけ、中耳炎に進展することがあります。専門医により外耳道を清拭・消毒し、抗菌薬軟膏などを塗布してもらう必要があります。外耳道炎は再発することが多いので、耳垢をためないように日常から外耳道を清潔に保つことで予防できます。

2）中耳炎

口腔に開口した耳管から、飛行機に乗る、水中へ潜る、強く鼻をかむ、くしゃみを繰り返すなど外気と中耳の急激な気圧の変化によって、口腔内常在細菌が中耳へ押し込まれると、急性の化膿性炎症をおこします。小児、児童に多く発症し、急激な頭痛、耳痛、難聴、発熱、耳汁、自分の声が響く（オートホニー）などを訴えます。耳周囲のリンパ腺が腫脹することもあり、進行すれば聴骨の化膿性壊死をおこして伝音系難聴[注61]となることがあります。

注61 伝音系難聴
鼓膜から蝸牛へ音の振動を伝える3つの耳小骨が障がいされておこる。前庭神経は障がいされない。

病原体は口腔に常在するインフルエンザ菌（ヘモフィルス・インフルエンザ）、肺炎球菌、連鎖球菌、黄色ブドウ球菌などです。慢性化すると、鼓膜が破れたり耳小骨が障がいを受けて伝音系難聴をおこすため、早期に適切な治療が必要です。

風邪をひくと、咽頭粘膜の炎症が耳管開口部の周囲に及び、咳などにより病原体が押し込まれて中耳炎を併発しやすく、さらに進むと、化膿巣が脳・髄膜へ浸潤して髄膜炎をおこす危険があります。

内耳へ炎症が浸潤することは稀ですが、炎症が拡大すれば、耳痛、頭痛に加え、目まい、おう吐などの平衡感覚を維持する三半規管へ障がいが広がります。

6. 口腔感染症

口腔は呼吸器系と消化管系双方の入り口にあたり、外界に曝露された器官です。口腔は多種多様な食物を砕き（そしゃく）、唾液を混ぜて、ゲル状の食塊として食道へ送りこみます（嚥下）。口腔内上皮は口蓋骨と強靭な結合固有組織層で接着し、物理的に強固な構造であり、しかも再生力の強い上皮細胞と分泌細胞でできています。

口腔内は常在細菌と外来細菌に曝され、感染をおこしやすい部位です。口腔表面は扁平上皮と粘膜上皮でおおわれ、頬、舌、歯肉、歯、唾液腺などからなります（図Ⅲ-17）。口腔は細菌の宝庫で、健常人の

口腔内には400種以上、地球上の全人口以上の数、100億コ以上の微生物が正常細菌叢を形成しています。これらの常在細菌は、口腔内のかぎられた狭い空間で巧妙に棲み分けています。また、口腔は外来病原体の侵入門戸であり、食べ物とともに1日に12兆コの細菌が出入りしているといわれます。

歯には、歯肉上部に存在するエナメルでおおわれた歯冠と、歯肉に埋没したセメント質でおおわれた歯根があります。歯の内腔は多孔性の象牙質、中心髄腔、歯根管からなり、ここには血管と神経が分布しています。個々の歯は顎骨のくぼみに収まっており、セメント質からでる繊維物により骨と強く結合しています。

エナメル質は人体のなかでもっとも硬い物質ですが、細菌の産生する酸や酵素により損傷を受けます。また、細菌は歯肉や歯と歯肉のあいだに感染をおこし、感染が骨にまで達することもあります。

3つの唾液腺（舌下腺、顎下腺、耳下腺）は口腔内へ開口し、消化酵素、免疫抗体、リゾチーム（殺菌性酵素）などを含む唾液を1日に約1ℓ分泌し、口腔内を洗浄し、常時湿潤に保っています。

口臭は、呼気に悪臭があることです。生理的な口臭は、唾液や口腔粘膜の「体臭」としての臭いです。また、ニンニクなど強い刺激臭のある物を食べた後ではその臭いが口臭になることもあります。このような口臭は一時的で長く続くことはありません。病的な口臭[注62]は自分自身では気づかず、いつも呼気に悪臭があり、他人へ不快感を与えます。病的な口臭は口腔内細菌が張本人で、歯周病、虫歯、歯垢、歯石など、ときには唾液の分泌減少（特に高齢者に多い）により口腔内の洗浄が不十分になったり、義歯の清掃不良などで、口腔内細菌が異

注62　病的な口臭
ある種の口腔内細菌が異常に増殖し、多糖類、たんぱく質などが腐敗した悪臭。

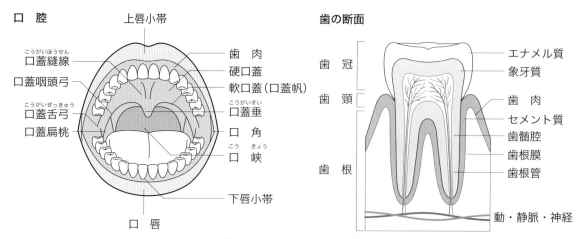

図Ⅲ-17　口腔・歯肉の構造
口腔内は粘膜が発達し、表層では常在細菌叢が活発に活動をしている。狭い空間ながら舌、頬粘膜、歯肉、咽頭、喉頭はそれぞれの構造と機能に特徴があり、常在細菌の種類は異なっている。粘膜・リンパ腺組織が発達し、外部からの病原体の侵入に対抗している。

常に増殖した結果です。口腔内細菌は嫌気性菌がほとんどで、食物残渣や糖類を発酵して臭いガスを持続的に発生します。口腔内を清潔に保つことで口臭のほとんどは消えます。稀に口腔、喉、鼻や気管支・肺の病気が原因となることもあります。

(1) 細菌性疾患

主な症状	扁桃腺炎：高熱、咽頭痛、嚥下困難、扁桃腺の腫脹・発赤・膿の付着など
	歯周病（歯周囲炎、歯槽膿漏）、歯垢、カリエス（虫歯）：歯痛、悪口臭、異物感、咀嚼不可・不全、歯肉出血など
病原体	扁桃腺炎：化膿性連鎖球菌、ブドウ球菌など化膿菌
	歯垢：嫌気性連鎖球菌など
	鵞口瘡：アスペルギルス、カンジダ
性差・好発年齢	扁桃腺炎：幼児から学童期に多い
	歯周病・歯垢は年齢が高いほど多い
流行・分布	世界的
感染経路	多くは自家感染、口腔内が不潔

1) 扁桃腺炎

　扁桃腺は、喉の軟口蓋の奥の両側にあるリンパ腺で、自分でも鏡でみることができます。このリンパ腺が化膿性炎症をおこすと大きく赤く腫れ、表面にろ胞[注63]ができ、膿をもつようになります。体質として扁桃腺が肥大している子どもや成人が、過労や寒冷のストレスを受けると発症しやすくなります。扁桃腺炎は児童期に発症することが多く、風邪様症状が2〜3日続き、突然に40℃近い高熱を発して喉頭痛、嚥下痛、嚥下困難をおこします。成人でも突然、あるいは風邪に引き続いて38℃以上の高熱を発して発症します。通常は抗菌薬の治療で2〜3日で解熱、治癒します。

　扁桃腺肥大症があると再発を繰り返し、慢性化します。溶血性連鎖球菌（化膿性）が原因で慢性化すると、急性糸球体腎炎やリュウマチ熱の続発症をおこすおそれがあります。

　咽頭後面（奥側）のリンパ節であるアデノイドが、小児で扁桃腺炎と同時に化膿性炎症をおこして肥大すると、気道を圧迫して呼吸困難や睡眠時の「いびき」などの原因となります。

　扁桃腺炎に類似した症状に、ワンサン・アンギーナがあります。一側の扁桃腺に紡錘状桿菌とスピロヘータが混合感染して、一部に深い灰白色の偽膜をもつ潰瘍（粘膜細胞の壊死）を形成します。発熱・疼痛はそれほど強くありませんが、喉が絞めつけられる感じがあり、突然に気道を圧迫し発作性の呼吸困難をおこすことがあります。

注63　ろ胞
細胞が一層に並んで小胞（粟粒から米粒）をつくり、なかに分泌液を含み、それが多数集まって「木イチゴ」あるいは「蜂の巣」のように小胞が集まった構造。

2）デンタルプラーク（歯垢、歯石）

　歯垢や虫歯（カリエス）は歯の感染症です。デンタルプラークは、歯の表面へ細菌や有機物が沈着・付着して生じるもので、それ自体は病気ではありませんが、虫歯や歯肉炎への第1段階です。日常の丁寧な歯磨きでデンタルプラークの形成を予防することはできますが、完全に防止することはできません。歯科医による定期的なクリーニングをしなければ表面に強固なデンタルプラークが形成され、それは家庭での歯磨きでは除去できなくなります。

　デンタルプラークの形成は、まず、唾液中のたんぱく質（陽性荷電）が歯のエナメル質（陰性荷電）へ吸着し、これが歯表面全体をおおう薄膜となります。そこへミュータンス菌や常在細菌の桿菌が付着して、ショ糖をグルコース（ブドウ糖）とフルクトース（果糖）に分解・利用して増殖する一方で、ショ糖をグルコースの重合体である多糖デキストランに合成します。この多糖デキストランは粘稠な物質で、エナメル質に強く付着してデンタルプラークを形成します。デンタルプラークは30種類以上の細菌と、デキストランなどの細菌産生物、唾液たんぱく質、ミネラルなどの混合物で構成されます。デンタルプラークが付着し続けると、連鎖球菌、乳酸菌、その他の酸産生性細菌などが蓄積して、その厚さは細菌の300〜500倍に達し、デンタルプラーク内の細菌数は10兆コにもなるといわれます。これらの細菌が糖を分解し、酸を産生し、エナメル質を溶かして虫歯へと進行します。

　歯と歯肉のあいだにはデンタルプラークがつくられやすく、連鎖球菌に加え、アクチノマイセス、ベイヨネラ、フソバクテリウム、ときにはスピロヘータなどの口腔細菌が生着します。さらに、デンタルプラークが長期にわたって存在すると、嫌気状態が加速され、歯肉の炎症が進むとともに歯を支えている骨自体が破壊されていきます。人によっては、デンタルプラークに石灰沈着が生じて歯石となり、これがさらに歯肉を刺激して炎症・出血の原因となることがあります。

3）虫歯（カリエス）

　虫歯はデンタルプラークに付着した細菌群が糖を分解して産生する酸が、エナメル質およびその深部組織を障がいしておこる疾患です。糖の摂食量の多い先進国に多発します。虫歯を放置すると、歯根、歯髄へと炎症が波及し、歯を支えている顎骨自体の膿瘍に進展するので看過できない疾患です。

　口腔内には唾液が分泌され、常に口腔粘膜・歯表面を洗浄し、口腔内を浄化しています。唾液には糖類を消化して口腔内を洗浄するはたらきがありますが、細菌類は消化・洗浄のゆき届かない部位に集積しやすくなります。

　虫歯は、定期的に専門医師・歯科衛生士により歯垢・歯石を除去してもらい、フッ素を添加した歯磨きクリームを使用した日常的な歯磨

きで予防できます。日常の口腔ケアが肝心です。

4）歯周病、歯槽膿漏

　細菌が歯と歯肉のあいだにはいりこみ、虫歯とともに歯肉の炎症に進展し、さらに歯周囲の靭帯、歯根、骨などへ進展する疾患の総称です。この疾患は慢性で、通常、無痛性に進行する感染症で、10代の子どもと成人の80％以上が罹患しており、歯が抜けてなくなるもっとも重要な原因です。

　歯周囲疾患は、歯表面のデンタルプラーク形成が第1段階です。歯と歯肉のあいだに存在する細菌が酸や毒素を産生し、この毒素が歯肉の炎症反応を惹起します。これが歯肉表面の上皮細胞を破壊し、病変が進行するとともに、そこに存在する細菌叢に変化が生じて、歯肉の萎縮、壊死がおこり、周囲の靭帯や骨が侵され、歯は抜け落ちます。

　もっとも軽症な段階を歯肉炎といい、歯肉炎のなかでもっとも重症な病態は急性壊死性潰瘍性歯肉炎です。デンタルプラークが放置されると、その構成細菌叢のなかの一部の菌種が過剰に増殖し、歯周病が進行します。歯表面にカルシウムが沈着して歯石ができると歯肉出血の原因となります。

　治療法は、抗菌薬による口腔洗浄、重炭酸あるいは過酸化水素を含むクリームによる歯磨き、歯周ポケットの外科的切除などです。これらの処置で改善せず増悪する場合には、抗菌薬療法があります。慢性歯周病の多くは毎日の丁寧な歯磨きで、防止あるいは進行を遅らせることができます。もっとも重要なことは、専門医による定期的なデンタルプラークの除去です。歯肉が障がいされ歯周ポケットが形成されれば、その部位の感染症のコントロールが重要です。

(2) ウイルス性疾患

1）流行性耳下腺炎（おたふく風邪、ムンプス）

主な症状	突然に唾液腺の有痛性の腫脹、耳下腺・舌下腺の腫脹、発熱
病原体	ムンプスウイルス
性差・好発年齢	3〜6歳児
流行・分布	世界的
感染経路	飛沫、接触
潜伏期間	14〜21日
伝播可能期間	発症2日前から症状出現後5日ころまで

　流行性耳下腺炎は、ハシカウイルスと同類のパラミクソウイルスによる感染症で、唾液腺である耳下腺、舌下腺などが炎症をおこし腫脹します。耳下腺や顎下腺が腫脹すると「おたふく面」のようにみえるので、俗に「おたふく風邪」とも呼ばれます。世界中で発症流行し、特

に春季に多発する傾向があります。

　ウイルスは唾液あるいはエアロゾルを介して口腔や気道から侵入します。潜伏期は14〜21日で、微熱、倦怠感などの一般的な風邪症候で始まります。感染したウイルスはまず咽頭細胞で増殖し、上気道で増殖した後、血液を介して播種され、唾液腺やその他の臓器（精巣、髄膜など）に感染します。耳下腺の腫脹はウイルス感染の14〜21日後より出現し、約7日間持続します。

　患者からのウイルスの排出は、耳下腺腫脹のみられる1週間ほど前から始まり、腫脹が消失してから9日間ほど持続します。ウイルスは症状出現後2週間、尿中にも排出されます。患者がウイルスを伝播する期間は発症2日前から症状が出現した後5日程度です。

　このウイルスはヒトにのみ感染し、本ウイルスに曝露されるとその85％で感染が成立しますが、そのうち20〜40％は無症状（不顕性感染）のままです。無症状感染者や片側耳下腺感染者においても終生の適応免疫が成立します。

　思春期をすぎた男性が本ウイルスに感染すると、その20〜30％に精巣炎を合併します。これが不妊症の原因となることがあります。その他の合併症としては、ホストの性・年齢にかかわらず髄膜脳炎、眼・耳感染症、卵巣や膵臓感染症（若年性糖尿病との関連が指摘されている）などが重要です。予防には弱毒生ワクチンが有効で、通常、ハシカワクチン、風疹ワクチンとともに3種混合ワクチンとして接種されています。

2）口唇ヘルペス

注64　単純ヘルペスウイルスⅠ型、Ⅱ型
p171、173、174参照。

　単純ヘルペスウイルスⅠ型[注64]の感染で、唇の周囲の皮膚・粘膜移行部に有痛性・掻痒性の小水疱ができる疾患です。一般に「熱のはな」といいます。初感染後、ウイルスは三叉神経節に潜伏感染します。疲労・発熱・紫外線の照射などのストレスで免疫力が低下した状態が誘因となり、再発を繰り返しやすい疾患です。

　陰部ヘルペスも同類のウイルスに起因しますが、ウイルス種が異なり、単純ヘルペスウイルスⅡ型が原因となります。ただし、近年は性行為の乱れにより単純ヘルペスウイルスⅡ型が口唇ヘルペスをおこすこともあります。

(3) 真菌性感染症（鵞口瘡、口腔カンジダ症）

注65　白苔
黄白色のビロード状の沈着物。

　栄養失調、免疫力が低下した乳幼児の口腔周囲や口腔粘膜・舌にカンジダが感染して、白色の偽膜あるいは白苔[注65]を生じる疾患です。白苔は容易に剥離して赤いびらんとなります。成人では細胞性免疫が低下したエイズ患者などに発症します。

7. 神経系の感染症

　神経系は中枢神経系と末梢神経系で構成されています。中枢神経系は脳と脊髄からなり、脳は大脳、中脳、間脳、小脳、延髄からなり、神経線維は脊髄へつながっています。この中枢神経系全体は、軟膜、クモ膜、硬膜で包まれ、それらを頭蓋骨と脊椎管の骨組織が保護・支持しています。軟膜とクモ膜のあいだには脳脊髄液があります。脳脊髄液は脳室にある脈絡叢で産生され、髄腔内を一定の圧力（脳圧）に維持し、循環しています。中枢神経系は硬膜の袋のなかでは脳脊髄液に「浮かぶ」状態であり、脳脊髄液は外部からの衝撃を吸収する装置（ショックアブソーバー）としてはたらいています（図Ⅲ-18）。

　末梢神経は脊髄から神経根として枝分かれして、脊椎管を通って脊椎の外へでます。脊椎に並行して並ぶ神経節で感覚神経・交感神経・副交感神経などの神経細胞と合流して、感覚器や運動器へ分布しています。神経系は通常は無菌組織で、脳脊髄液や脊椎腔には常在細菌はいません。

　脳の血管は透過性の低い特別な毛細血管で血液を供給しており、これらの毛細血管は「血液脳関門」を形成し、脳細胞への病原体や毒性物質の透過を防いでいます。また、脳実質にはマクロファージに類似したミクログリア細胞があり、血液脳関門を通過して侵入する病原体などの異物を貪食し、脳細胞を感染から防御しています。

　脳脊髄液は血清とは異なる成分からなり、そのたんぱく質、糖、細胞の種類や量は疾患や起因病原体の種類により変化します。この変化

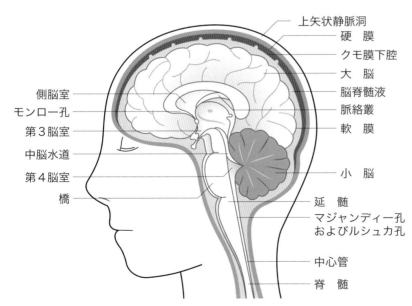

図Ⅲ-18　脳脊髄と脳脊髄膜の構造
脳脊髄は硬膜と髄膜の閉じた袋のなかの髄液に浮かんでいる。髄液は脈絡膜で産生され、髄膜腔のなかを循環し、ショックアブソーバーの役割をはたしている。脳や髄膜に感染や外傷・出血・炎症などがあれば、脊髄液圧が上がり混濁して、診断の指標となる。

や脊髄圧を調べることが疾患の診断のうえで重要です。

（1）髄膜炎

主要症状	発熱、頭痛、頸部硬直、意識障がい、傾眠、稀に麻痺
病原体	細菌：髄膜炎菌、化膿性連鎖球菌、肺炎球菌、インフルエンザ菌、ブドウ球菌など化膿菌、リステリア菌 ウイルス：エンテロウイルス、ヘルペスウイルス、インフルエンザウイルスなど
性差・好発年齢	乳幼児、学童児、高齢者層
流行・分布	世界的
感染経路	経気道感染、昆虫媒介など
潜伏期間	病原体により異なるが、1〜5日程度
伝播可能期間	感染者−健常者への伝播はない

1）細菌性髄膜炎

　細菌性髄膜炎は、脳や脊髄をおおっている髄膜の炎症です。原因菌は、髄膜炎菌、ヘモフィルス・インフルエンザ菌、溶血性連鎖球菌、黄色ブドウ球菌、結核菌などです。それらの原因菌はホストの年齢に応じて感染のしやすさが異なります。わが国では年間、約500例が報告されています。髄膜炎は、髄膜細胞や神経細胞の壊死をおこし、血管の閉塞や浮腫による脳圧亢進、脳脊髄液の減少、中枢神経系機能を抑制して障がいします。

　早期の徴候は、頭痛、発熱、悪寒です。若年者ではけいれんをおこすことがあります。発症は、潜行性あるいは突発性で、ショックや重症合併症をおこせば早期に死に至ることがあります。後遺症として、てんかんなど器質的な脳機能障がいがおこります。

　髄膜炎のほとんどは急性に発症しますが、慢性的に経過するものもあります。急性髄膜炎は昆虫などの媒介や手術や外傷により常在細菌が直接髄膜に侵入したり、中耳炎、副鼻腔炎、歯周囲炎のように脳底に近い病巣から直接あるいは血液により伝播されておこることがあります。また、慢性髄膜炎は梅毒や結核のような基礎疾患の進展でおこることがあります。髄膜炎の診断は、脳脊髄液の生化学的な検査と病原体の培養・同定法によります。

a）髄膜炎菌性髄膜炎（侵襲性髄膜炎菌感染症）

　髄膜炎菌に起因する第5類感染症です。わが国では発症例は年間約10例と多くありませんが、発症して未治療であると死亡率は85％にのぼるといわれます。幼児が感染しやすく、ついで15〜24歳までの若者が感染しやすいとされています。原因菌は患者や保菌者の鼻孔に棲息し、ヒトにのみ感染します。飛沫感染で伝播し、鼻孔が感染門戸で

菌血症から髄膜炎をおこします。髄膜炎が進行すれば全身性点状出血斑を伴う副腎出血・不全（ウォーターハウス・フリードリクセン症候群[注66]）をおこすことがあります。

b) インフルエンザ菌髄膜炎

ヘモフィルス・インフルエンザタイプBは髄膜炎菌とは属が異なりますが、幼小児に罹患率の高い病原菌です。患児の30〜50％がこの病原菌を鼻孔に保菌し、大人の保菌率は3％といわれています。ヘモフィルス・インフルエンザに不顕性感染して免疫を獲得している人が多いといわれます。3〜6歳の子どもたちは10％しか抗体をもっていませんが、6歳以上になると全員が抗体をもつようになるようです。

この疾患は、治療しなければ致命的です。回復した患者のうち30〜50％の高率で重度の精神遅滞をおこし、5％は中枢神経系の障がいのために社会生活に適応できなくなります。

インフルエンザ菌髄膜炎は全世界的で精神発達遅滞・障がいの主要な原因となっています。ただし、わが国でもHibワクチンが入手可能となり、5歳以下のすべての子どもに接種を推奨しています。このワクチンの普及で、近年、発症率は劇的に減少しています。

c) 肺炎球菌性髄膜炎（侵襲性肺炎球菌感染症）

肺炎球菌は髄膜炎の原因となります。この病原体は一般に肺や副鼻腔や乳様突起、中耳・内耳から血流を介したり、病巣が拡大して直接髄膜へ感染します。発症すれば死亡率は40％です。

近年、肺炎球菌莢膜抗原を用いたワクチンが実用化され、高齢者や幼小児の罹患率が低下しています（第Ⅵ章ワクチン参照）。

d) リステリア症

広く自然界に分布する小さなグラム陽性桿菌であるリステリア菌が原因菌の人畜共通感染症です。菌は高温（60℃）でも低温（10℃）でも生存します。保菌動物が不適切に処理され、そのミルク、チーズ、肉、さらに二次汚染された野菜などを媒介担体として感染します。コンプロマイズド・ホストに感染しやすく、腸管から血中に侵入して髄膜炎、脳炎、敗血症をおこします。妊婦ではリステリア菌は胎盤を経て胎児に感染し、流産や死産や新生児死亡の原因となりますし、生後数週までは症状が現れず、急に髄膜炎として発症することもあります。リステリア症は胎児にとって致命的です。

2) ウイルス性髄膜炎（無菌性髄膜炎）

致死性の高い細菌性髄膜炎やウイルス性脳炎と異なり、原因となる細菌が同定されないが明らかに炎症性髄膜炎である場合、無菌性髄膜炎のひとつとして取扱われ、自然に治癒することもあり、死亡することは稀です。ウイルス性髄膜炎の症例のおよそ40％はエンテロウイルスが原因で、ムンプスウイルスが15％であるといわれます。臨床症状や髄液の検査でウイルス性髄膜炎と診断される症例の30％は、原

注66 ウォーターハウス・フリードリクセン症候群
髄膜炎菌の感染で汎発性血管内凝固症、出血性副腎梗塞、敗血症、急性副腎皮質機能低下をおこす臨床的に劇症症候群。

(2) 脳膿瘍

　脳実質内に膿がたまった状態です。原因となる病原体は、頭部の外傷や他の部分から血液を介して脳に至り、膿瘍をつくります。多種類の細菌が混合感染することが一般的で、嫌気性菌も好気性菌も同程度に原因菌となります。慢性中耳炎や副鼻腔炎由来の脳膿瘍、肺膿瘍や呼吸器感染による脳膿瘍、外傷性や脳手術による感染などで、脳実質内で徐々に大きな塊となり脳を圧迫し脳圧が上昇します。病巣はX線CT、NMRや単純レントゲンで発見され、病原菌は血清学的検査や脳脊髄液の培養で同定されます。

　初期段階では抗生物質が十分な効果をあげますが、進行すると外科的ドレナージ注67や膿瘍摘出が必要となることもあります。心臓や生命維持を調節する領域（延髄や視床下部）にある膿瘍は、外科的には治療できませんが、治療しなければ発症者の半数が死亡します。最新の最良の治療なら死亡率は5～10％といわれています。

(3) 神経細胞を標的とした細菌感染症

1) ハンセン病（コラム14）

　らい菌が起因病原体で、皮膚と末梢神経に障がいを与える慢性疾患です。治療薬が普及するまでは「患者を隔離」することが唯一の治療法とされ、「らい予防法」(p248 コラム27参照)のもとで長期にわたり

注67　外科的ドレナージ
腫瘍部に細い管（ドレーン）を差し込み、持続的に膿を搬出する方法。

---

column 14

らい菌　Mycobacterium *leprae*

　ハンセン病はライ（癩）、らい病と呼ばれ、古代ギリシャ時代から全世界に分布する疾患でした。わが国にも『古事記』に記述があり、奈良時代から病気として存在していました。病原体は1873年、ノルウエーのハンセンがらい病患者の結節から顕微鏡下に病原体をみいだしていました。しかし、人工的な培地で純培養ができず、動物実験もできないので、コッホの4原則が満たされず、発症の病理や免疫応答の仕組みは未解明のままですぎていました。

　菌は結核菌と同じくマイコバクテリウム属に属しますが、抵抗性がきわめて弱く、自然界で独自に棲息できません。ヒトを唯一の宿主としますので、感染源は患者で、伝播は濃厚な接触および気道感染といわれます。潜伏期間は3～5年とされ、子どもに多く発症しました。発症すると皮膚の結節・白斑などで顔貌が醜い表情となり、末梢神経麻痺で外傷から化膿して手足の指、鼻などは削ぎ落とされたような病巣をつくります。そのために感染すると治らないという恐怖感をあおっていました。らい病菌は感染力が弱い細菌で、有効な抗菌薬も普及しています。らい菌のゲノムサイズは結核菌の3分の2しかなく、宿主（ヒト）依存的に分化したようで、自生するために必要な遺伝子を欠落した細菌と考えられています。ハンセン病はわが国では発症が1年間に数名から20名以内ですが、熱帯地域では60～80万人が発病していると推計されています。

社会的な偏見を受けてきた疾患です。

　らい菌は、皮膚と末梢神経のシュワン氏鞘で増殖し、免疫応答反応とあいまって皮膚に腫瘍や皮疹を形成したり、知覚神経麻痺をおこします。手指や足指が感染壊死をおこし、手指が切断状態になったり、顔面にケロイド様の腫脹が残って容貌がかわったり、障がいが残ります。視覚神経を障がいされる例もあります。治療法は確立しているので問題はありません。わが国のハンセン病の現在の問題は、隔離・収容された患者の社会復帰への支援です。

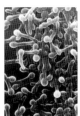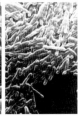

破傷風菌は芽胞をつくる偏性嫌気性菌で太鼓ばち様（芽胞の位置）の形状をしている。（教材集）

2）ボツリヌス症

　芽胞形成性偏性嫌気性菌[注68]が産生する神経毒素（ニューロトキシン）による疾患です。

　ボツリヌス症は、ボツリヌス菌の芽胞に汚染された食品[注69]から感染します。ボツリヌス毒素は保存食品中で産生されており、腸管から吸収されて、神経・筋接合部へ分布し神経刺激を遮断して四肢筋、呼吸筋を麻痺させます。治療しなければ致死的です。抗毒素ワクチンはありません。

注68　芽胞形成性偏性嫌気性菌
細菌の分類はp168、p172参照。

注69
嫌気条件で貯蔵されたり加工されたもの。真空パック、発酵食品、いずし、蜂蜜など汚染土壌や芽胞が混入する可能性のある食品。

3）破傷風

　破傷風菌が感染して局所で増殖すると、神経毒素を産生し、毒素は末梢神経の髄鞘を上向して、筋・神経接合部で神経刺激伝達を障がいして硬直性麻痺をおこします。1gの毒素で120万人を殺傷できる、きわめて強力な神経毒素[注70]です。菌の芽胞は土壌中に常在し、嫌気条件になると芽胞が発芽し、菌は増殖し始めます。

　潜伏期は数か月に及ぶことがあり、初発症状は口を開くことができない、口の周囲にしびれ感があるなど軽度な神経症状であるため誤診されることがあります。発症例数は年間100例ほどですが、発症すると致命的です。抗毒素ワクチンがあります。

注70　細菌の神経毒素
ボツリヌス毒素(B)と破傷風毒素(T)はどちらも筋—神経接合部（シナプス）を障がいする神経毒素。(B)はシナプスの刺激伝達分子であるアセチルコリン(Ach)の分泌を阻止し、刺激が伝達されず麻痺をおこす。(T)は刺激を伝達した後の(Ach)を分解することを阻止するので刺激が連続しておこり、筋はけいれん・硬直する。(B)は筋けいれんの疾患、顔面筋けいれんや眼瞼けいれんの治療に利用できる。

(4) ウイルス性脳炎

主要症状	高熱、頭痛、不穏運動、意識障がい、傾眠、けいれん、頭部硬直
病原体	狂犬病ウイルス、日本脳炎ウイルス、西部ウマ脳炎ウイルス、ベネズエラ脳炎ウイルス、セントルイス脳炎ウイルス、ウエストナイル脳炎ウイルス、ポリオウイルスなど その他サイトメガロウイルス、ヘルペスウイルスなど多くのウイルスが源病巣から脳炎を続発・併発する
性差・好発年齢	乳幼児、学童児、高齢者層
流行・分布	世界的
感染経路	経気道感染、蚊・昆虫媒介など

潜伏期間	病原体により異なるが、3〜7日程度
伝播可能期間	ヒト-ヒトの伝播はなし

　ウイルス性脳炎には、ウイルスが脳細胞を特異的な標的とするものと、他の感染巣からウイルスが伝播されて脳炎に進行するものがあります。

1）狂犬病

　狂犬病は狂犬病ウイルスが原因の第4類感染症です。ウイルスを保菌したイヌ、キツネ、アライグマ、コウモリ[注71]などの野生動物による咬傷から感染します。侵入したウイルスは咬傷部（多くは手足など）から末梢神経髄鞘を中枢へ数日〜数か月かけて上向し、脳細胞で増殖して、中枢性の神経麻痺、けいれんをおこします。ウイルス保有動物に咬まれて処置しなければ、ほぼ100％の高率で発症し、いったん発症すると予後は不良で致命的です。

　病獣に咬まれても潜伏期間中にワクチンを接種すれば、発症を予防することができます。ワクチンが唯一の治療法です。

　過去50年間、わが国を含むイギリス、オーストラリア、スウェーデン、スペインなど60か国で発症例はありません。しかし、熱帯・亜熱帯の発展途上国では相当数の発生と死亡例があります。アメリカでは再興感染症として扱っています。野犬の駆除、飼い犬のワクチン接種の徹底によりコントロールされており、保菌動物に咬まれても、即時にワクチンを接種すれば発症を抑えることができます。わが国では毎年、飼い犬には狂犬病ウイルスワクチンを接種することが義務づけられています。

2）日本脳炎

　コガタアカイエカが媒介する日本脳炎ウイルスにより感染する第4類感染症です。世界では約4万人が発症し、約1万人の死者がでていますが、わが国での感染者数は毎年10名以下です。患者から健常人への感染、いわゆるヒト-ヒト感染はありません。ウイルスはブタの体内で越冬・増殖し、水田で繁殖するコガタアカイエカが媒介・伝播します。多くは不顕性感染で経過しますが、0.3％程度で発症します。

　頭痛、発熱が初発症状で、頸部硬直など髄膜刺激症状があり、さらに意識障がいへ進行します。約3分の1は死亡し、治癒しても半数は後遺症を残します。わが国ではブタの感染状況[注72]（抗体価[注73]の測定）をモニターして汚染状況を公表しています。

　有効なワクチンがあります。

3）アメリカ大陸のウイルス性脳炎

　アメリカ東部でよくみられる東部ウマ脳炎、アメリカ西部でみられる西部ウマ脳炎、フロリダ、テキサス、メキシコおよび南米で多くみられるベネズエラウマ脳炎、アメリカ中央部の東西にかけてみられる

注71　コウモリ
コウモリは無症候で、かつ、ウイルスを排泄物や尿、唾液のなかに放出するため特に危険。

注72　ブタの感染状況
飼育中のブタ血清を採取しウイルスの有無や抗ウイルス抗体の存否を調べる。

注73　抗体価
p77参照。

セントルイス脳炎などがあります。わが国内で感染する機会はほとんどありません。

トガウイルスが原因となるウマ脳炎は、ヒトが感染することは多くありません。トガウイルスは、通常、蚊からトリへと伝播され、ふたたび蚊に戻って、ウマやヒトやその他の哺乳動物へ伝播され、最終的に蚊に戻ります。

フラビウイルスが原因となるセントルイス脳炎は、主にイギリススズメや蚊やヒトのあいだで伝播されたと考えられています。わが国では発症はありませんが、アメリカ大陸を訪れるときには蚊に要注意です。

4) ウエストナイル熱

ウエストナイルアルボウイルスが原因で、ナイル川沿いやイスラエル地域では古くからある疾患です。10年ごとに突発的に流行し、死亡するのはほとんどが70〜80歳代の高齢者ですが、幼児でも少数の死亡者がでます。

アメリカで流行した例を紹介します。ウイルスは少なくとも43種類の蚊によって運ばれ、60種類以上の鳥類と数え切れない数の動物、そしてヒトに感染しました。1999年、ニューヨーク地区で55人がウエストナイル熱ウイルスによって脳炎になり、うち7人が死亡しました。その年は、ウイルスは中心から半径約48km範囲にしか広まっていませんでした。蚊を征圧するために殺虫剤を散布したにもかかわらず、2000年にはバージニアからカナダ、ペンシルベニア、さらにニューイングランド全域へ約480km以上も広まりました。ウイルスは、ウマ、アライグマ、ウサギ、その他多くの哺乳動物から、多くのトリと同様に検出されました。カラスとアオカケスの致死率は100％近いと報告されています。

5) 急性灰白髄炎　ポリオ

エンテロウイルスであるポリオウイルスの感染により高熱を発して運動筋の弛緩性麻痺をおこす疾患です。ウイルスは経口感染し、腸管リンパ節からウイルス血症をおこし、最終的に脊髄前角細胞を障がいします。感染したヒトの1％程度が発症し、ほとんどは不顕性感染です。

ウイルスにはⅠ、Ⅱ、Ⅲの3型があります。混合したワクチンが予防に有効です。経口生ワクチンと経皮不活化ワクチンがあります。わが国では経口生ワクチンを推奨してきましたが、ワクチン株で発症する危険性があり、最近は不活化ワクチンを推奨しています。

ポリオウイルスもヒトを唯一のホストとすることから、すべてのヒトが免疫力を獲得すればウイルスは撲滅できるはずです。WHOを中心にポリオ撲滅のために全人類にワクチンを接種する運動を展開しています。

6) ヘルペス髄膜脳炎、その他の脳炎

単純ヘルペスウイルスが病原体です。一般的な感染に引き続いてウイルスが、三叉神経節から上行して脳に達し、発熱、悪寒、頭痛、けいれん、反射の変化などの症状が現れます。中年以降または高齢者では、昏迷、発語の欠如、幻覚、ときにはけいれんといった症状が現れることがあります。診断と対処法が遅れると、ほとんどの患者は8〜10日で死亡し、生存しても神経学的な後遺症を残すのが一般的です。

このほかサイトメガロウイルス、アデノウイルス、エンテロウイルス、風疹ウイルス、ハシカウイルス、インフルエンザウイルス、ムンプスウイルス、水痘ウイルスなどが、一般的な感染に引き続いて脳炎の原因となります。ハシカウイルスは急性感染が治癒して5〜6年後に脳組織に変性をおこし、亜急性硬化性全脳炎（SSPE）をおこすことがあります。

(5) プリオン病（p171、p202参照）

8. 全身性（血液およびリンパ腺）の感染症

ほとんどの感染症は発熱や全身倦怠感などの全身症状を前駆症状として、病原体は侵入門戸周辺で一時的に定着・増殖し感染巣をつくります。それに対して、全身感染症は、病原体が侵入門戸から直接的にリンパ液や血液中へ侵入し、感染の初期から全身症状を呈するものです（図Ⅲ-19）。局所感染症と全身感染症を特に区別することはありませんが、リンパ液・血液を初感染巣とする疾患を以下にあげます。

(1) 細菌性疾患
1) 敗血症・エンドトキシン・ショック・DIC・SIRS

敗血症は病原体が病巣から血液中に放出され血液やリンパ節の貪食細胞がこれらを処理しきれなくなった状態です。血液中で病原細菌が増殖している状態です。菌血症は、顕微鏡で血液中に病原体が観察されても増殖していない状態です。免疫力が低下して臓器の細菌感染症が進行して発症します。腸チフスのように感染初期から敗血症の経過をたどる病原体もあります。

抗菌薬のない時代、敗血症は感染症の終末症状とみなされ致死的でした。抗菌薬が普及している現在でも、薬剤耐性菌が原因となる敗血症は治療が難しくなり致命的な場合が多くなっています。

8. 全身性（血液およびリンパ腺）の感染症　143

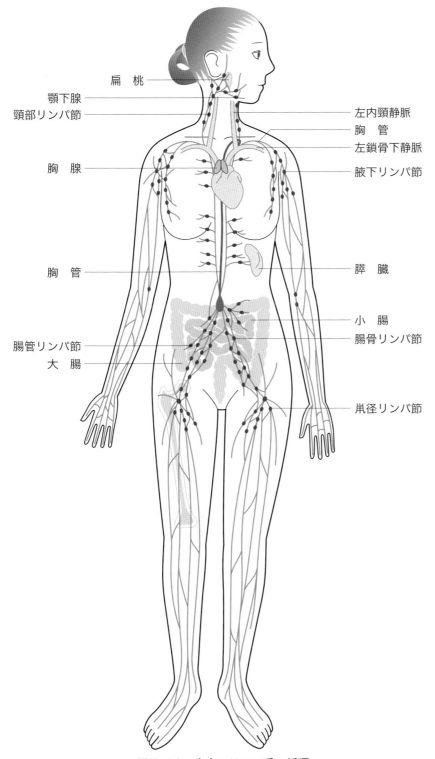

図Ⅲ-19　全身のリンパ系の循環

リンパ管は全身のリンパ節（異物処理・ろ過装置）を連結した細い脈管です。動脈や静脈から浸出した血清成分、組織液やリンパ節で処理した異物などを運び、胸管から鎖骨下静脈へ開口します。リンパ節やリンパ管に炎症がおこると、リンパ節が腫脹し、リンパ液の流れが阻止され、局所の腫脹・浮腫となります。

抗菌薬が普及していない時代には、黄色ブドウ球菌や肺炎球菌などのグラム陽性化膿性球菌が主たる原因菌でした。これらは広域抗菌薬に感受性があり、広域抗菌薬による治療が効果的でした。今日では、各種の抗菌薬に耐性である緑膿菌、バクテロイデス・フラジリス、クレブシエラ属、プロテウス属、エンテロバクター属、セラチア属、アシネトバクターなどのグラム陰性桿菌が主な病原菌です。これらは、環境に常在する、いわゆる日和見感染菌で、本来、多剤耐性の性質を保有しています。これらの病原菌は尿路、胆のう、大腸、気管支・肺、人工体内留置機器に慢性的、潜在的な感染巣（バイオフィルムや孤立膿瘍）をつくり、菌を血中へ放出して菌血症を繰り返し、敗血症へ進行するケースが多くなっています。微熱が続く、抗菌治療中に突然に高熱を発するなどの症状の変化で敗血症が疑われ、血液検査で白血球増多あるいは減少、血液培養により診断されます。

注74　DIC・SIRS
p52参照。

　グラム陰性桿菌は、抗菌薬で殺菌されると体内で溶解し、菌体成分である内毒素（エンドトキシン・細胞壁構成成分）を血中へ遊離します。エンドトキシンは血管内皮細胞や免疫担当細胞を刺激し、大量のサイトカインを産生させて敗血症性ショック（エンドトキシン・ショック）や播種性血管内凝固症候群（DIC）注74をおこします。急激におこる低血圧、循環不全、血液凝固不全、出血、多臓器不全などのいわゆる全身性炎症反応症候群（SIRS）という重篤な状態をおこし、ショックの原因となります。抗菌薬で大量に殺菌すれば大量の内毒素が放出され、症状をさらに悪化させることもあります。

　敗血症の多くは入院治療中に発症します。大きな外傷の外科処置や手術などの後、24時間以内に発症することも多く、慢性感染症患者、人工臓器の装着者、コンプロマイズド・ホストでは感染巣から敗血症へ移行する場合もあります。敗血症を発症すれば致死率は50〜70%です。

2）炭疽

　グラム陽性芽胞形成好気性桿菌による人獣共通感染症で第4類感染症に属します。皮膚、肺、腸が標的臓器で、それぞれ皮膚炭疽、肺炭疽、腸炭疽といわれます。草食家畜の感染症で、炭疽菌の感染した家畜の肉を食べたり、その排泄物に接したり、皮革製品などに付着した芽胞に感染して発症します。わが国では発症は稀です。アメリカのバイオテロ事件9.11で国際的な問題となりました。芽胞の「白い粉」を郵便局へ送りつけ、その粉を吸入した局員が肺炭疽を発症したからでした。典型的な皮膚炭疽は感染部位が炭素のように黒い壊死創となるためにその名称がつけられています。死亡率は治療しなければ10〜20%で、治療すれば1%程度といわれます。肺炭疽はほとんど致命的で、腸炭疽は致死率25〜50%といわれます。敗血症から髄膜炎へ進展することもあり、その場合は致命的です。炭疽菌の取扱いは国際

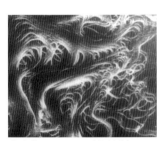

炭疽菌のコロニー（教材集）

的に管理され、わが国では国の特別な承認を得た専門家のみが取扱うことができます。ワクチンは未開発です。

3) ペスト

グラム陰性桿菌のペスト菌を保菌しているネズミからノミが媒介して伝播する致死率の高い疾患です。第1類感染症ですが、わが国では近年に発症例はありません。ただし、中世以降、周期的な流行があり（**コラム1参照**）、現在でも一部の地域（中国、ベトナム、アメリカ西岸、南アメリカ、アメリカ大陸）で地域的流行をしています。

ネズミからノミが媒介し伝播するのは腺ペストで、高熱とともにリンパ節が腫大してリンパ節の横痃[注75]をつくります。これが循環器系に浸潤すると敗血症性ペストと呼ばれる重篤な疾患となり、さらに肺へ浸潤すると肺ペストとなり致死的な肺炎をおこします。肺ペストをおこすと伝染力が非常に強く、エアロゾルでヒトからヒトへ感染します。環境が不衛生である熱帯発展途上国、特に貧民窟と称される地域などでは注意すべき国際感染症です。ワクチンはありません。

注75　横痃（おうけん）
そ径リンパ節が腫脹すること。

4) 野兎病

グラム陰性小球桿菌の野兎病菌を保有する野生動物により咬傷を受けたり、接触、エアロゾルや菌が付着した食物によって伝播する第4類感染症です。感染部位は菌の侵入部位により異なります。保菌する野生動物と接触したり、咬傷や保菌ダニに吸血されたりすると、3～7日後から発熱、咬傷部の化膿、リンパ節の腫脹などから、全身的な感染症状となります。わが国では東北地方を中心に冬季にみられることがあります。早期に診断されれば、抗菌薬治療で予後良好に完治します。ワクチンは未開発です。

5) ブルセラ症

グラム陰性桿菌のブルセラ菌に汚染された乳製品などから経口感染したり、保菌する家畜から空気感染、経皮感染、腸管感染をする人獣共通の第4類感染症です。原因菌は細胞内寄生細菌のブルセラ菌で、リンパ節や脾臓に定着します。感染約2週間後から頭痛、筋肉痛、全身倦怠などが現れ、10～14日の周期で、数日間の発熱を繰り返し（波状熱[注76]という）ます。ブルセラ菌はホスト内で抗原を変化させ、免疫抗体の防御能を潜り抜けて棲息するため、長期間にわたる抗菌剤治療が必要となります。有効なワクチンはありません。

注76　波状熱
p40参照。

6) 回帰熱

ボレリア菌を保菌するダニやシラミによって媒介され、衛生環境が悪い地域ではヒト－ヒト間で流行することがある第4類感染症です。約1週間の潜伏期後、発熱で発症します。発熱は数日間続き、解熱し、再度発熱することを繰り返します。

ボレリア菌は分離培養が困難で、有熱期の血液の塗抹標本で診断します。ダニやシラミとの接触を避けたり、駆除したりすることで予

防が可能です。死亡率は4～40％といわれています。ワクチンは未開発です。

7）ライム病

野生のノネズミ、シカ、トリなどを自然宿主とするボレリア・ブルグドルフェリをマダニが媒介します。夏季から秋季にかけて、中部地方や北海道の森林、草原に棲息するマダニに刺咬され、48時間以上かけて吸血される傷口から感染します。マダニの吸着から3～32日間にゆっくり周囲の皮膚へ発赤・紅斑が広がり、特徴的な遊走性紅斑を呈するようになります。インフルエンザ様の筋肉痛、関節痛、頭痛、発熱、全身倦怠などを呈することがあり、病原体が全身へ拡散する第2期となります。皮膚症状、神経症状、心疾患、眼症状、関節炎、筋肉炎など多彩な症状をおこします。さらに進行すると、数か月から数年後に第3期として慢性萎縮性肢端皮膚炎、慢性関節炎、慢性髄膜炎などを発症します。最近は野生のシカが人里に出没していますが、シカとの接触には特に用心が必要です。ワクチンは未開発です。

8）レプトスピラ症

わが国では1970年代前半までには年間50名以上の死亡例が報告されていました。近年では発症例はきわめて稀ですが、輸入感染例があるようです。中南米、東南アジアなどの熱帯・亜熱帯地域で7～10月に集団的に流行することがありますし、タイなどの米作国では、洪水後、田水に浸漬されると農夫が感染して流行することがあります。

病原体のスピロヘータ目のレプトスピラは、ネズミなどげっ歯類の野生動物を自然宿主としています。それらの排泄物で汚染された水、土壌などから経口・経皮的に感染し、黄疸出血熱性レプトスピラ症、秋疫（秋季レプトスピラ症）をおこします。感染後3～14日で急性熱性疾患をおこし、ツツガムシ病や日本紅斑熱と似た症状を呈します。ワイル病とも呼ばれ、重症例では黄疸、出血、肝臓・腎臓障がいをおこします。重症化すると致死率は50％に及ぶようです。有効なワクチンはありません。

（2）リケッチア性疾患

リケッチアやオリエンチアはダニ、ノミ、シラミなどの節足吸血昆虫により媒介され、リンパ節・腺や血管系標的とする感染症をおこします。

1）発疹チフス

リケッチア・プロバツチェキーを保菌するコロモジラミが媒介する第4類感染症です。通常は衛生環境の悪い人口の密集した状況下で発生します。シラミの刺咬を受けて1～3日後に高熱、頭痛で始まり、顔、手、足を除く全身に発疹を生じ、中枢神経症状で意識混濁をおこすこともあります。抗菌薬で治療しなければ致死率の高い疾患です。

わが国では発症例は多くありませんが、ホームレス生活者や多人数

が共同生活をしている場所では集団発生して流行する可能性があり、注意が必要です。

2）ツツガムシ病

リケッチアに類似した病原体であるオリエンチア・ツツガムシによる第4類感染症です。東北地方の河川地域での風土病（p22 コラム3参照）とされていましたが、近年では全国的に散発的に発症しています。ツツガムシ（p22参照）は自然界の草むら、森林の土壌などに棲息しています。ツツガムシ幼虫の特有な刺口傷を受けて5〜14日後に悪感を伴う高熱の稽留熱を発し、体幹、四肢から顔面に広がる発疹が生じます。刺口部の潰瘍、リンパ節の腫脹、軽度の肝・脾腫をおこし、重症例では汎発性血管内凝固、肺炎、髄膜炎、心筋炎などの合併症をおこすことがあります。

抗菌薬（テトラサイクリン）が著効を示します。

3）日本紅斑熱

リケッチア・ジャポニカを保有するマダニ類に刺されて感染します。関西以西を中心に年間約50例の発症があり、近年、増加傾向にあります。感染ダニの刺咬を受けて2〜10日後、刺咬部の発疹、頭痛、倦怠感、発熱で発症し、発疹は出血性となって四肢から体幹へ広がります。発症早期に重症化する例があり注意を要します。

ワクチンはなく、早期の抗菌薬治療が重要です。

4）その他世界各地の地名をつけたリケッチア感染症

ロッキー山紅斑熱、シベリアマダニチフス、クイーンズランドチフス、また、エーリキア症、リケッチア痘など、ダニやシラミによって媒介され、リンパ管や血管を障がいするものがあります。原因となるリケッチアによって病原性に大きな違いがありますが、治療しなければ高い致死率を示します。

塹壕熱[注77]はシラミによって伝播され、非衛生的な状況、通常はストレスに曝された人々のあいだで広まります。バルトネラ症は、スナバエによって媒介され、南米ペルーではオロヤ熱（致死的な貧血を生じる急性の発熱）、ペルー疣贅病（自然に軽快する皮膚の紅斑）などがあります。

注77 塹壕熱
塹壕とは野戦で敵の攻撃から身を隠す防御施設。溝を掘り土を前に積み上げた狭い空間に多人数が密集しているので、不潔な環境となりシラミ、ダニ類が棲息しやすい。

（3）ウイルス性全身性疾患

1）デング熱

フラビウイルス科のデング熱ウイルスによる熱性疾患で、ウイルスはネッタイシマカ、ヒトスジシマカにより媒介されます。ウイルスには血清型として4種類があります。ヒトからヒトへは感染せず必ず媒介蚊の吸血により伝播します。媒介蚊は熱帯、亜熱帯に広く分布し、世界では年間に約1億人が発症するといわれます。

わが国では第4類感染症として指定され、国内では1999年に9例、

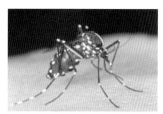
ヒトスジシマカ

2000年には18例、2010年に200例の記録があります。2014年には東京、神奈川、千葉で計159例の流行発生があり、東京都区内の公園でヒトスジシマカも捕獲されました。

ウイルスを保菌するネッタイシマカに吸血されて2～7日後、発熱、頭痛、腰痛、関節痛、骨痛、悪心、おう吐などで発症し、解熱期に発疹が現れ、数日で解熱し治癒します。

デング熱に再感染すると、ときにデング出血熱をおこし重症化することがあります。デング出血熱は、デング熱に2度目の感染を受けた例に多く、初回感染で獲得した抗体が病態へ関与しているといわれます。熱帯地域では、デング出血熱による子どもの死亡率が高くなっています。

2) 黄　熱

黄熱ウイルスを保有するネッタイシマカに吸血されて感染します。アフリカ中部、中央南アメリカのジャングル地帯で発症する伝播力・毒力ともに強く、致死率の高い（10％）感染症です。高熱、出血傾向、肝障がい（肝炎）、黄疸など急激な転帰をたどります。

わが国にはネッタイシマカが棲息していないので原発的に発症する危険性はありませんでしたが、地球温暖化現象のために、2014年には東京でネッタイシマカが捕虫され黄熱の発生の可能性が危惧されています。

ワクチンによる予防が可能で、流行地へ赴くときには必ずワクチンを接種しましょう。

3) 伝染性単核球症（別名キッシング病）

エプスタイン・バーウイルスにより発症します。ウイルスは全世界に分布し、唾液により伝播し、多くは幼児期に感染しますが、無症状で経過します。発症は14～18歳ごろ、性に目覚めて接吻する年齢のころに発症するので、キッシング病ともいわれます。成人が初感染を受けて発症することもあります。

発熱、咽頭痛、リンパ節腫脹、脾腫を生じ、末梢血に単球、異型リンパ球の増多を認めます。発展途上国では乳児期感染の症状は軽く、1歳までに抗体ができますが、先進国での患者はティーンエイジャーや若年成人でより重篤な症状を示します。アフリカなど熱帯地域の原住民にはバーキットリンパ腫[注78]をおこします。治療は対症療法を行い、2次感染に対しては抗菌薬が効果的です。

注78　バーキットリンパ腫
ウガンダでアイルランドの医師、デニス・バーキットが発見した。4～7歳の小児が好発するリンパ腫。顎骨や眼窩、甲状腺、腹部臓器などをおかす。

4) 慢性疲労症候群

伝染性単核球症や、バーキットリンパ腫、鼻咽頭癌、口腔内白板症の原因であるエプスタイン・バーウイルスと関連づけられています。

5) その他のウイルス性全身性感染症

フィロウイルス感染症（エボラウイルス感染症など）、ブニヤウイルス感染症（リフトバレー熱など）、アレナウイルス感染症（ラッサ熱や

ボリビア出血熱など）、第1類感染症があります。いずれも発症すれば致死率は高く、国際的な防疫体制で発症・感染伝播を監視しています。

　近年はすべての点でグローバリゼーションが進み、特にアフリカ諸国との物的・人的交流が頻繁となっています。その結果、未開地から文化都市へ病原体をもちだす機会が増えており、これまでに経験のない感染症が発生する例が多くあります。ウイルス性出血熱はその典型例で、アフリカ由来のウイルスが原因で、いまだ治療法が確立されておらず、ワクチンなどの開発もなく、発病すれば致死率が高い疾患です。

　出血熱の原因となるアレナウイルス、ブニヤウイルス、フィロウイルスなどは、熱帯アフリカ地域が原産であり、20世紀後半から**表Ⅶ-3**（p286）に示したようなウイルスが発見されてきました。これらのウイルスは自然界では現地の動物間で循環感染をしており、ヒトへの感染は動物に接触した蚊などの昆虫による媒介感染がほとんどです。

　マールブルグ熱ウイルスはアフリカから輸入したサルが保菌しており、研究者が実験室内で感染し、発見されました。

　エボラ出血熱はアフリカのスーダンやザイールで地域流行的に発生しました。伝播様式は媒介昆虫ではなく、感染者の治療に用いた注射器（消毒不十分）で感染が広がりました。人為的、医原的に伝播しているといわれますが、衛生事情や医療機器の劣悪・貧困な地域での発生です。

　リフトバレー熱ウイルスは、ヒツジ・ヤギ・ウシが自然宿主で、ハマダラカの仲間により媒介されます。このウイルスは100万年前にも生存していたらしいといわれています。

（4）原虫性全身性疾患
1）マラリア（p201参照）
　全世界で感染者がもっとも多い疾患で、年間100万人が死亡しており、その大部分は子どもで、公衆衛生学的にも大きな問題のひとつです。マラリア原虫が雌のハマダラカによって伝播され、ヒトの吸血により感染します。ハマダラカは日本には棲息していません。ただし、近年の地球温暖化により国内でも棲息していることが報じられています。わが国で原発性の発症はありませんが、輸入感染症として、流行地からの帰国者に発症することがあり、年間数十人から100人程度の発生があります。発見が遅れて重症化しているケースも稀にあります。24～48時間の周期で高熱を繰り返し、脾腫、貧血が特徴です。

　熱帯熱マラリア、3日熱マラリア、4日熱マラリア、卵型マラリアの4つの病型があります。熱帯熱マラリア、4日熱マラリアは、赤血球内に原虫が寄生し溶血させて周期的に高熱を発します。3日熱マラリア、

卵型マラリアは、肝臓細胞へ寄生して48時間の周期で発熱し、肝臓に持続感染して長期にわたり寄生し、再発を繰り返すことがあります。熱帯熱マラリアがもっとも悪性で、原虫のメロゾイトが血栓をつくり、脳症、腎不全、心不全などを併発することがあります。溶血作用が強く「黒水病」ともいわれます。

　ワクチンはまだありませんが、予防薬はあるので、流行地へは持参することができます。ハマダラカを征圧する研究や効果的なワクチンを開発する研究が進んでいますが、殺虫剤に耐性の蚊が出現しています。

2）トキソプラズマ症

　トキソプラズマは多くの温血動物（家畜と野生どちらにも）に感染する原虫で、広く世界中に分布しています。細胞内寄生虫で多くの組織に侵入します。ヒトは、ほとんどの場合、飼い猫（特にトキソプラズマに感染したげっ歯類を食べたネコ）の糞便との接触により感染します。ただし、ヒトに感染しても軽度のリンパ節炎をひきおこすだけで、ほとんど感染は慢性、無症状で、自然に軽快します。

　しかし、新生児や幼児は危険です。トキソプラズマは母親の胎盤を通過して胎児へ伝播することがあり、脳脊髄液の停滞、小頭症、全盲、精神遅滞などの重い先天異常をひきおこしたり、死産や自然流産の引き金となることがあります。出生時に症状を示すのは感染した胎児の半数にすぎませんが、生後3か月から思春期に至るまでに重大な症状、特に全盲や精神遅滞などが現れることがあります。出生後に感染した場合は、症状は胎内感染とほぼ同じですが、胎児より程度は軽くなります。

　エイズ患者のような重篤な免疫不全状態にあると、トキソプラズマ症は脳炎として発症することがあり、皮膚病変を生じることもあります。

3）リーシュマニア症　カラ・アザール

　スナバエが媒介する原虫のリーシュマニア・ドノバニによる全身感染症で、熱帯や亜熱帯の国々で発生します。WHOによれば、全世界でおよそ1,200万人の患者が報告されています。

　原虫はホストの血中に侵入し、マクロファージに貪食されます。マクロファージ内で増殖してマクロファージを破裂して原虫が放出されます。症状は不規則な高熱、衰弱の進行、体重減少、肝臓や脾臓全体の腫脹による腹部膨満です。原虫が多数の貪食細胞を殺すと免疫系に大きな障がいがおこり、治療しなければ多くの場合2、3年で、免疫不全患者や2次感染者は6か月で、死亡することがあります。ただし、わが国では発症の例はありません。

4）住血吸虫症（p200、コラム18参照）

　住血吸虫属のビルハルツ住血吸虫、マンソン住血吸虫、日本住血吸

虫の3種類が住血吸虫症をおこします。いずれも特定地域の河川に棲息する巻貝を中間宿主とし、最終的にヒトに感染してその生活環を完結します。

日本住血吸虫は、わが国特有の住血吸虫で、昭和10～20年代に山梨県、広島県、九州などで流行しました。中間宿主は河川に棲息するミヤイリガイ（片山貝）です。わが国ではミヤイリガイを撲滅したので、近年、発症はありませんが、世界中で約2億件の住血吸虫症例があるとWHOは報告しています。

感染した貝が生棲する河川などの水のなかを素足で歩くと、セルカリア注79が皮膚を貫いて侵入し、心臓血管系とリンパ系、全身性疾患に移行して肺や肝臓に運ばれます。吸虫は発育して小腸と肝臓のあいだの血管や、ときには膀胱に移動し、1日に3,000個もの卵を産みます。住血吸虫の卵は血管壁に沈着し非常に抗原性が強く、それに対するアレルギー反応が炎症性肉芽腫の原因となっています。虫卵による障がいは血管にもっとも多く生じますが、どこの血管がおかされるかは、吸虫の種ごとに異なります。セルカリアは侵入部位に皮膚炎をおこし、移動の途中で組織に障がいをきたします。メタセルカリア注80と成虫は肝臓に移動・侵入し、肝硬変をきたします（p201参照）。

治療には、プラジカンテルが非常に効果的で毒性も少ないといわれます。

（5）心筋炎・心内膜炎

心筋炎・心内膜炎は、特定の病原体が心筋心内膜を標的として感染するものではなく、多くは肺炎、菌血症、敗血症などの全身感染症をおこしている患者に併発します。原因病原体が心筋や心内膜へ付着してゆっくり増殖する場合と、抗病原体抗体が沈着して2次的なアレルギー反応をおこすものがあります。前者には黄色ブドウ球菌や連鎖球菌などの球菌、緑膿菌などの日和見感染菌、ツツガムシ病の病原体であるオリエンチア、コクサキーウイルスやインフルエンザウイルス、カンジダなどの真菌（カビ）が原因菌となります。ジフテリア菌や腸炎ビブリオは、その毒素が心筋へ作用し、最悪の場合は心停止をおこします。一方、後者は、溶血性連鎖球菌に対する抗体が心筋へ沈着してリウマチ性心筋炎をおこします。

心内膜炎は弁膜症の基礎疾患があったり人工心臓弁を装着していると、表皮ブドウ球菌などの日和見感染菌がバイオフィルムを形成して慢性的感染になります。

症状は運動時の息切れ、断続的な発熱、動悸、ときに胸痛などをおこします。さらに悪化すればチアノーゼ浮腫などの循環不全、心不全となります。

注79　セルカリア
住血吸虫には特有な「生活環」があり、動物体を循環しながら「変態」し成熟する。虫体は川・池などの水中で孵化し、ミラシジウムとなり淡水に棲息するミヤイリガイ（中間宿主）に寄生し、スポロシストに成長する。貝の体中でスポロシストはセルカリアに成長し、淡水の環境に排出され、ヒトの皮膚へ侵入し、肝臓・胆管で成熟して成虫になる。成虫は腸管で産卵して、卵は淡水の川・池へ流出する（p201参照）。

注80　メタセルカリア
本住血吸虫の成虫は表層にホストの抗原物質を吸着して虫体抗原の認識を逃れている。虫卵は抗原性が強く、虫卵に対する抗体は日本住血吸虫によるアレルギー症状（小腸の血管炎など）の原因となっている。

9. 人獣共通感染症あるいは動物媒介感染症

　人獣共通感染症とは、ヒトとヒト以外の脊椎動物に共通して感染する疾患の総称で、動物由来感染症とも呼ばれます。ヒトへの感染経路は、動物と直接に触れる・咬まれる・ひっかかれる、汚物を飲み込む・吸い込むなど直接動物に接触して感染する場合と、間接的に媒介昆虫・汚水・汚染土壌・食肉から感染する場合があります。かつては牧場や農家などの家畜類から感染する機会が多くありました。近年は野外でのレクリエーション活動で野生動物に近づいたり、ペットとの濃厚な接触、野生動物のペット化などで感染する機会が多くなっています。疾患の経過は、ヒトも動物も重症になるもの、動物は無症状でもヒトだけ、ヒトは軽症でも動物が重症になるものなど、病原体の種類によりさまざまです。

　どんな動物が、どのような病原体を共有するかを知ることで、この感染症を早期発見による治療と、予防対策も可能となります。感染動物別に動物由来感染症を表Ⅲ-11にまとめました。さまざまな病原体が動物に由来して伝播しますが、動物の種類、病原体、伝播（感染）経路には一定の関係があります。これらの病原体のなかには、ヒトに感染することが種の保全に必須であるもの、つまり生活環のひとつとなっているものもあります。ヒトへの感染経路と病原体との関係は、大きく次のように分類できます。

　① 保菌動物からヒトに感染する……狂犬病、炭疽、オウム病、インフルエンザ腎症候性出血熱、結核、細菌性赤痢、アメーバ赤痢、旋毛虫（トリヒナ）症、ブルセラ症、カンジダ症、サルモネラ症、ブドウ球菌症など
　② 病原体の生活環として複数の脊椎動物を循環しヒトにも感染する……多くの寄生虫症、アニサキス症、包虫（エキノコックス）症、有鉤条虫症、無鉤条虫症、トキソプラズマ症など
　③ 脊椎動物と無脊椎動物（蚊、ノミ、ダニ、貝など）間で生育しヒトに感染する……フラビウイルス感染症、発疹熱、日本住血吸虫症、肝吸虫症、リーシュマニア症、ツツガムシ病、日本紅斑熱、マラリアなど
　④ 環境の有機物・植物・土壌などの動物以外の場で増殖し動物やヒトに感染する……アスペルギルス症、ボツリヌス症、ウエルシュ菌食中毒、クリプトコッカス症など

　わが国では環境衛生と飼育動物の衛生管理の改善で、寄生虫関連の疾患の発生は減少しています。その一方で、ペット類との濃厚接触、慣れない野外活動などで野生動物との密な接触により、動物に付着・寄生している昆虫類に刺咬されて感染する例が増えています。ごく最近に発生した重症熱性血小板症候群（SFTS）などは、マダニによ

表Ⅲ-11 人獣共通感染症の宿主動物・病原体・伝播経路

動物種	病原体	ヒトへの感染ルート	感染症
家畜 (ウシ、ウマ、ブタなど)	原虫・寄生虫	排泄物・虫卵に接触、エアゾルなど経口、食肉	回虫症、エキノコックス症、疥癬、リーシュマニア症、クリプトスポリジウム症、日本住血吸虫症、肺吸虫、旋毛虫症、肝吸虫、肝蛭症など
	真菌(カビ)	接触	皮膚糸状菌症、クリプトコッカス症、カンジダ症、アスペルギルス症など
	細菌	排泄物・虫卵に接触、経口、食肉、節操動物媒介	炭疽、サルモネラ症、パスツレラ症、レプトスピラ症、ブルセラ症、リステリア症、カンピロバクター症、細菌性赤痢、仮性結核、回帰熱(シラミ、ダニ)、エルシニア症、鼠咬症など
	リケッチア・クラミジア	エアゾル、節足動物	Q熱(ダニ)、ツツガムシ病(ダニ)、ネコひっかき病
	ウイルス	刺咬、排泄物に接触、エアゾルの経口、食肉、節足動物が媒介	日本脳炎(蚊)、腎症候性出血熱、クリミア・コンゴ出血熱、黄熱(蚊)、エボラ出血熱、マールブルグ熱、ニューカッスル病、SARSなど
	プリオン	感染ウシの神経組織などを経口・経皮(硬膜移植)	プリオン病(変異型クロイツフェルト・ヤコブ病)
野生動物 (キツネ、ネズミ、タヌキ、シカ、ウサギなど)、実験動物	原虫・寄生虫	排泄物・虫卵に接触、エアゾルなど経口、食肉	エキノコックス症、疥癬、リーシュマニア症、クリプトスポリジウム症、日本住血吸虫症、肺吸虫、旋毛虫症、肝吸虫、肝蛭症など
	真菌(カビ)	接触	皮膚糸状菌症、クリプトコッカス症、カンジダ症、アスペルギルス症など
	細菌	接触、刺咬、媒介昆虫の刺咬	ペスト(ノミ)、野兎病(刺咬)、ライム病(ダニ)、鼠咬症、回帰熱、サルモネラ症
	リケッチア・クラミジア	接触、刺咬、媒介昆虫の刺咬	Q熱(ダニ)、ツツガムシ病(ダニ)、ネコひっかき病
	ウイルス	接触、刺咬、媒介昆虫の刺咬、排出物のエアゾル	狂犬病、Bウイルス、脳炎(蚊)、ハンタウイルス肺症候群(HPS)、腎症候性出血熱、クリミア・コンゴ出血熱、黄熱(蚊)、エボラ出血熱、マールブルグ熱、ニューカッスル病、SARSなど
	プリオン	濃厚接触による経皮感染	ヒツジ眠り病、アリューシャンミンク病
鳥類	真菌(カビ)	病鳥の糞便のエアゾルの吸入・経口	クリプトコッカス症、ヒストプラズマ症
	細菌		トリ結核症
	リケッチア・クラミジア		オウム病
	ウイルス	刺咬、排泄物に接触、エアゾルの経口、節足動物媒介	高病原性トリインフルエンザ、ウエストナイル熱
ペット類イヌ	原虫・寄生虫	経口、濃厚接触	エキノコックス病、トキソプラズマ症、イヌ回虫
	真菌(カビ)	接触	皮膚糸状菌症
	細菌	接触、経口	サルモネラ感染症、パスツレラ症など
	ウイルス	咬傷・経皮、濃厚接触	狂犬病、サイトメガロウイルス
ペット類ネコ	原虫・寄生虫	濃厚接触(唾液交換など)	トキソプラズマ症、回虫症
	真菌(カビ)	接触	皮膚糸状菌症、
	細菌	経皮、濃厚接触	ネコひっかき病、パスツレラ症
	リケッチア・クラミジア	濃厚接触(唾液交換など)	Q熱
魚類	寄生虫	サバ、イカなどの生食	アニサキス症
	細菌	魚介類から経皮感染	壊死性皮膚感染症(ブルニフィカス菌)

る刺咬傷が原因となり、リンパ節・血流により全身へ伝播し血小板の急激な減少が標的となった疾患です。今後もこのような例は増える可能性があります。ノミやダニなど昆虫が媒介する感染症にはまだまだ病原体が特定されていない疾患があります。

　人獣共通感染症は世界的には150種類以上もありますが、わが国は温帯地域に位置し、媒介する生物が少ないことから、感染する可能性があるのは数十種類です。多くは「感染症法」に規定された疾患です。動物を海外から輸入する際には検疫法で厳しくチェックされており、疾病の防疫管理は厳密に行われています。一方、海外旅行などでわが国にはいない動物などに触れたり近づいて糞便などのエアロゾルを吸入すると、感染する機会があり、病原体のキャリアーとなる可能性もあります。

　動物由来の感染症の予防は、日常生活から以下のような点に注意するべきでしょう。

① イヌの予防接種と登録を確実に実施する
② 動物に対して節度ある接触、動物に触ったら必ず手洗い・うがいをする
③ 飼っている動物を清潔に管理する
④ 飼育動物の排泄物は速やかに処理し、飛散を防ぐ
⑤ 室内で鳥類などを飼育するときは十分な換気に配慮する
⑥ 動物が徘徊する環境（公園、遊園地など）で遊んだ後は必ず手洗い・うがいをする
⑦ 野生動物を飼育したり、密接に接触しないこと

　わかりやすい解説と対処方は厚生労働省：動物由来感染症（http://mhlw.go.jp/bunya/kenkou/kekkaku-kansenshoou18/index.html）にわかりやく記載されています。

10. 最新発生したウイルス感染症

(1) 重症急性呼吸器症候群（SARS）

　SARSは、2002年11月から2005年5月までに世界的に伝播した呼吸器感染症であり、2003年7月11日現在の推定で感染者数8,069人、死者数775人です。この新興感染症の発症の経緯と対処法は、今後の新しい感染症に対する対策の参考となることから、経過の概略を追っておきます。

　この感染症から学んだことは、感染症の対策は各国単位で基本的

な事柄を確認・共有し、国際的危機管理ネットワークと連携を密に保ち、情報公開を徹底するということです。基本的な事柄の認識の確認とは以下のような項目を含みます。

① 起因病原体は野生動物が感染源（保菌者）となることがある
② 未開拓、未知の場所で保菌動物類・昆虫類などに接触して感染する可能性がある
③ 発症者・疑似発症者に接触する医療関係従事者は感染防御手技を徹底（マスク着用、手洗い、ガウンテクニック[注81]など）する
④ 医師・医療従事者は疾患を疑った段階で早期に関連担当機関へ通報し、政府は発生状況をリアルタイムで把握する
⑤ 国単位であらかじめ行政的な対処法（隔離・収容施設、専用病院など）を定めておく
⑥ 情報を国際的危機管理ネットワークで把握し、リアルタイムでフィードバックする

注81 ガウンテクニック
専用のガウン（上着）を着て、病原体の伝播を遮断する方法。

a. 発症の経緯・疫学

2002年11月16日、中国広東省で発症した患者が最初とみなされていますが、一説には7月から発症があったともいわれています。中国政府は感染拡大に至らないように対策を講じましたが、WHOへは2003年3月まで報告しませんでした。

アメリカのビジネスマンが、中国からシンガポールへ向かう航空機内で肺炎症状をおこして、航空機はハノイへ着陸し、この患者はハノイの病院に搬送され、そこで死亡しました。この患者の処置にあたった医師・看護師が同じ症状を示し、何人かが原因不明のまま死亡しました。このように医療従事者へ感染したことで、世界中を恐怖に陥れました。

ハノイ在住の医師、カルロ・ウルバニはWHOへ事態の重大性を報告し、WHOは2003年3月12日に世界的規模で警報を発しました。

しかし、この疾患は短期間のうちにトロント、シンガポール、ハノイ、香港、台湾および中国の広東省、山西省へ広まりました。香港での感染源は、2月にホテルに宿泊した広東省の医師です。この医師が宿泊したホテルを訪れた16人が感染を受け、感染した旅行者がシンガポールやトロントへ伝播したようです。この旅行者が感染源となり3月ころから世界的に罹患者が広がったと考えられています。

わが国では2003年4月3日、この疾患を新感染症として取扱うことを決定しました。そして、4月17日、原因が判明したことから、指定感染症へ分類しました。

5月、台湾でこの疾患の治療に携わっていた医師が観光目的で来日し、大阪府内を観光後、帰国して本症を発症しました。そのため、厚生労働省はこの旅行者の全旅程と立ち寄り先を公表し、施設の消毒を徹底しました。この対策により、幸いにも日本国内での発症はありま

せんでした。

b. ウイルスと病原性の特徴

　症状は急激な高熱と肺炎・呼吸器症状で、病勢は急速に進行します。発症の病理はまだ明らかになっていませんが、肺炎や細気管支炎をおこし、急性呼吸器促迫症候群をおこし、サイトカインストームをおこして重症化します。

　原因はコロナウイルスの一種で、遺伝子の塩基配列から、新しいコロナウイルス株、SARSウイルスと命名されました。感染源は当初、中国奥地に棲息するハクビシン[注82]が疑われましたが、後にキクガシラコウモリ[注83]が保菌動物であることが判明しました。

　感染経路は、飛沫感染です。患者の近く1〜2m以内で、患者が排出した痰・唾液などの飛沫を吸入して感染します。一般的に飛沫感染は1人の患者から2〜3名にうつるといわれていますが、この疾患では1人の患者から10〜20名が感染したようです。感染源動物からの感染経路はいまだ不明です。

　コロナウイルスはヒトの鼻孔粘膜などに常在し、ライノウイルスなどと同じく風邪（感冒）の原因となるといわれています。通常、ヒトに対しては病原性が弱く、ウイルスの型がいろいろあり抗原性が多様です。ウイルスは一般的には厳密に受容体を選択するので、その受容体をもつキクガシラコウモリに寄生しているウイルスは、ヒトには感染力が弱いはずですが、このウイルスはヒトに感染して激しい病原性を発揮しました。ウイルスが新種というより、野生動物のウイルスがヒトに感染したことで、遺伝子に変異が生じて、ヒトに伝染力の強い感染症をおこしたと考えられます。

　SARSが感染を拡大した理由のひとつに、公的な発表が遅れたことがあります。情報網が不完全な国もありますが、政治的な圧力でこれを隠蔽しようとしたことが、国際的な対応を遅らせたことは否定できないでしょう。わが国では「感染症常時監視システム」が完備し、感染症を危険度に応じて段階別に分類し、法的に対処法・行動計画をたてています。感染症は国内だけでは対策できないので、現在ではわが国が主導して、アジアに感染症研究センター（中国、シンガポール、インド、タイ、インドネシア、ベトナム）を設置して日本人研究者を配置し、感染症を監視しています。しかし、外交的な政治力が弱く、十分にその使命を発揮しているとはいえないのが現状です。

（2）重症熱性血小板減少症候群（SFTS）

　2009年、中国で重症熱性血小板減少症候群（SFTS）が報告されました。中国保健省の調査で、2009年6月から2010年9月までに241例が報告されています。2010年の調査では、確定された患者の96％（154人中148人）は5〜7月に発症し、患者の75％は50歳以上で、

注82　ハクビシン
ジャコウネコ科に属するジャコウネコの仲間で、大きさは家猫ほど。日本にも広く棲息する。夜行性で、ネズミやトリなど小さな動物を好んで捕食するが、ミカンなどの果実をよく食べる。

注83　キクガシラコウモリ
顔の中央にある鼻葉が特徴的で、キクの花に似ていることからその名がある。旧世界の温帯と亜熱帯地域に分布し、日本には大型のキクガシラコウモリと小型のコキクガシラコウモリが棲息する。キクガシラコウモリは翼を広げると40cmほど、コキクガシラコウモリはキクガシラコウモリの約3分の2の大きさ。

ほとんどは森林地帯や丘陵地帯に住み、畑で作業する農業従事者でした。

病原体はブニヤウイルス科フレボウイルスで、マダニの一種が媒介することが明らかになりました。潜伏期間は1～2週間で、38℃以上の発熱、食欲不振、倦怠感、胃腸症状（腹痛、悪心、おう吐、下痢など）、リンパ節の腫脹などをおこします。血小板数・白血球数が減少し、たんぱく質尿があり、多臓器の障がいが示唆されました。致死率は12～36％と推定されます。

わが国でも2012年秋、海外渡航歴のない成人に発熱、おう吐、下痢（黒色便）が出現し、病理組織からSFTSウイルスの抗原とRNAが検出され、重症熱性血小板減少症候群による死亡であることが確認されました。このウイルスはマダニをホストとして哺乳動物にも感染しますが、ヒトはダニの刺咬・吸血により感染し、ヒトからヒトへの伝播も推察されています。死亡した感染者からダニの刺咬痕は発見されませんでしたが、ダニに接触する機会はあったとのことです。

ブニヤウイルス科にはげっ歯類を自然宿主とするハンタウイルスがあります。このウイルスは腎症候性出血熱、ハンタウイルス肺症候群など重症の感染症をおこします。げっ歯類の糞尿を経気道的に吸入することで感染します。わが国では発症例は稀ですが、野生動物から感染する危険のある疾患です。

（3）中東呼吸器症候群（MERS）

2012年7月、イギリスより中東へ旅行歴のある重症肺炎患者から新種のコロナウイルス（MERSウイルス）が発見されて以来、このウイルスの感染確定者は2013年7月現在90名（死亡45名、致死率50％）で、すべての感染者は中東地域を訪れた経験者です。感染者の多くは、糖尿病、癌、慢性の心・肺・腎疾患などの合併症がありました。症状は重症の肺炎で、詳しい病態はまだ明らかではありません。

2015年5月、中東から韓国へ帰国した男性が感染源となり、ソウル市内を中心に、6月19日までに、死者24名を含む166人の感染が確定され6,727人が予防的な隔離をされた。政策的、経済的にも国際的に大きな問題となりました。

（4）エボラ出血熱

急性高熱性疾患は1976年、南アフリカで発生しました。その後、過去25回以上の小規模で限局的な流行が、コンゴ、スーダン、ガボン、ウガンダなどで発生していました。ところが、2014年3月からの流行は、ギニアでの集団発生から始まり、国境を越えてリベリア、シエラレオネ、ナイジェリアへと急速に広がり、8月現在、感染者が1万人を越えて拡大しています。

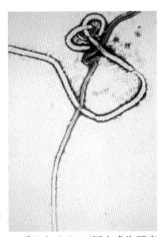

エボラウイルス（国立感染研究所HP）

原因はフィロウイルス科のエボラウイルスで、感染源は患者の体液、感染経路は接触感染とみられており、空気感染や昆虫媒介感染ではないようです。ウイルスの野生宿主は、オオコウモリ、サル、アンテロープなどといわれ、その死体や生肉に直接触れたヒトが感染し、自然界から人間社会へもちだしたようです。患者の体液あるいは体液に汚染された注射器・医療器具などに直接触れて、皮膚・粘膜の傷口から感染します。7〜10日の潜伏期の後、突然に発熱、頭痛、筋肉痛、咽頭痛などの症状から、おう吐、下痢、胸部痛、吐血、下血などが現れます。急速に病状は進行し、致死率50〜100％で非常に危険な急性感染症です。ワクチンは未開発で、効果的な抗ウイルス薬もいまだありません。

　この疾患はラッサ熱、マールブルグ熱、クリミア・コンゴ出血熱と同じく第1類感染症で、エボラウイルスは第1種病原体で、厳密に認可・管理された施設内（BSL-4）で特定の専門家のみが取扱えます。病原体、病態の解析や抗ウイルス薬、ワクチン開発などの研究には多大な危険が伴い、莫大な人的・物的経費がかかりますので、研究の進展は遅れがちです。

　2014年9月現在、WHOは世界へ防疫を呼びかけ、全力をあげて調査、対策、防疫にあたっていますが、まだ有効な対策を施すことができません。流行の拡大を抑える方策は、患者の完全隔離・管理、感染源となる物品の徹底的な滅菌・消毒です。しかし、未開な開発途上国では、公衆衛生の概念が普及しておらず、にわか教育では十分な啓発ができず、部族集落や地域の伝統的な文化（死者の弔い、看病方法など）が優先されて感染源の隔離を妨害しているようです。外部から援助にはいった医療従事者の感染が多いのが、さらに防圧の施策に混迷を深めています。

　ここにあげた4つの疾患は、最近になって集団発症があったウイルス性の疾患ですが、人や物が迅速に国際交流する時代ですから、わが国にない感染症が素早く輸入され流行する可能性は常にあります。できるだけ正確な情報に基づいて、慎重に対応することが肝心です。

11. 院内感染症　医療関連感染症

　病院や医療機関内で新たに感染した場合を、市中感染と区別して、院内感染といいます。潜伏期を考慮して、病院入院後48時間以降、退院後数日以内に発症した場合を院内感染とします。

　高度先進医療の普及とともに日本人の平均寿命が延び続け、高齢化社会となっています。一般の高齢者は免疫力が低下しやすく、基礎疾患を患えば、ただちに高度先進医療技術を適応し加療を始めます。病院はなんらかの疾患を患っている老若男女の集団です。また糖尿病、癌、呼吸・循環器疾患、免疫疾患など基礎疾患を患っている人たちは、ほとんど免疫力が低下しています。医療行為として、体内・体外の留置器具・体外人工臓器などの装着、臓器移植、抗癌剤、免疫抑制薬、放射線照射など生体の機能を補助したり抑制すると、それは同時に感染をおこしやすいコンプロマイズド・ホストをつくりだしているといえます。

　このようなコンプロマイズド・ホストは、ある意味で病原体の培養器となります。少量の病原体が混入しても急速に増殖し、ホストに病巣をつくり、そこから病原体を環境へ放出して他の患者へ伝播します。病院内は清潔に管理され、消毒が行き届いていても、この培養器で病原体が増えると対処しにくい事態となります。

　病原体の特徴は、
① 薬剤耐性菌（メチシリン耐性黄色ブドウ球菌（MRSA）、多剤耐性結核菌、多剤耐性緑膿菌など）が原因となることが多い
② ヒトの表皮や腸管内常在細菌叢の菌種（表皮ブドウ球菌、大腸菌、連鎖球菌、黄色ブドウ球菌、ウエルシュ菌、バクテロイデスなど）が多い
③ 水や埃の環境常在菌（緑膿菌、アシネトバクター、セラチア、レジオネラなど）で本来はヒトに病原性を示さない細菌
④ 風邪（ライノウイルス）や下痢（ノロウイルス）など健常人が保菌している

　①の原因は、長期にわたる同一の抗菌薬治療です。②の原因は、自家感染、医療従事者による医療行為（注射、点滴、カテーテル挿入、術後管理など）です。また、③④の原因は、外来者（見舞い客を含む）、環境の清潔管理の欠如です。

　疾患は不明熱、倦怠感、食欲不振、不安感、頭重感などで始まり、初期症状を見落としやすいものです。常在菌には本来、抗菌薬耐性を獲得しているものが多く、これが起炎菌となった場合には、はっきりした急性期の症状をおこさないことが少なくありません。

　院内感染症は、人工的につくりだした疾患です。これを防止することは最新尖端医療の義務でもあります。

12. まとめ

　それぞれの器官別の感染症のあらましを記載しました。各器官は特異的な構造をして感染を防御しており、病原体は器官に対して特有な親和性を発揮して各器官を侵襲します。器官における防御反応、炎症反応は器官に独特な病態をおこし、同じ病原体でも器官により異なる症状をおこします。病原体はどのようにして侵入して器官へ害を与えるか、器官はどのような防御反応をするか、その結果として炎症としてどんな症状をおこすか、感染症の全体像を理解するために概説しました。各疾患は大雑把な記述が多いので、詳細な各論は専門書、関連インターネットなどを参照されるように希望します。

第 IV 章

いろいろな病原体

　病原体にはどんな微生物があり、どんな特徴があるか、どのようにして病気をおこすか、すなわち病原性について概観します。病原体の名称は、一般名、学名の和名、欧英名、ラテン語の学名など、いろいろ入り乱れます。分類学が進歩し整理されて、名称をかえたものもあります。できるだけ和学名で記述しますが、混乱があれば本文中の分類一覧表で照会してください。病原体は時代とともに進化しています。その進化のおこり方の基礎も概観します。

1. 病原微生物

注1 病原体の数の表し方
ここでは1個をコとして表すが、正確なコ数ではない。
細菌は光学顕微鏡で個体を数えることが可能。一般的には、1コの細菌がひとつのコロニーを形成すると仮定した数を、生菌数としてコロニー形成単位(CFU)として表す。水道水には菌数0 CFU/mℓ、唾液には10^5 CFU/mℓの常在細菌がいるといったように表す。また、細胞や動物個体に感染を成立する細菌数として、集団の50%に感染をおこす菌数＝感染価:ID50として表す単位がある。
ウイルスは電子顕微鏡では個体を数えることが可能であるが、全数は測定できない。細菌のCFUに対してPFUを細胞へ感染が成立に必要な数としてID50、あるいはmoiを用いる。核酸量を測定してウイルス量を推定するIU単位、PCRによるコピー数などの表記があるが、いずれも推定概算数。

生物が営む「生命現象」の最小単位は細胞です。細胞1コ[注1]のみで生存するのは単細胞生物で、細胞の集合体が生命体を構成しているのは多細胞生物です。目にみえる生物の多くは多細胞生物で、目にみえない生物の多くは単細胞生物です。細胞に細胞核（遺伝子DNAとたんぱく質が染色体を構成し、それが膜に包まれたもの）があるか否かにより生物は大きく3つのグループ＝ドメインに分けられます（図Ⅳ-1）。細胞核をもつ細胞からなる生物を真核生物ドメイン、核をもたない細胞（遺伝子DNAが細胞質にある）を原核生物として、古細菌ドメインと真正細菌ドメインがあります。真核生物ドメインは動物、植物、藻類、菌類、原虫など多様な種類の生物からなり、それらは形態の類似性で分類することができます。古細菌ドメインは肉眼ではみえない単細胞生物で主に極限地域（海底火山や極地）に棲息しています。真正細菌ドメインは同じく肉眼ではみえない単細胞生物ですが、ヒトの生活圏に棲息する細菌類です（図Ⅳ-2）。それぞれのドメインは図Ⅳ-1のような系統で発生・進化したと考えられています。

ヒトに病原性がある微生物を病原微生物＝病原体と総称しますが、

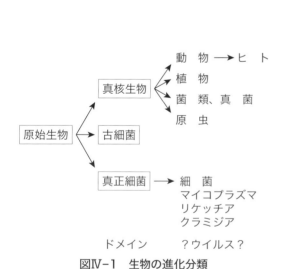

図Ⅳ-1　生物の進化分類
生物は大きく3つのドメインに分けられ、病原体もそれぞれのドメインに分布し、分化進化している。

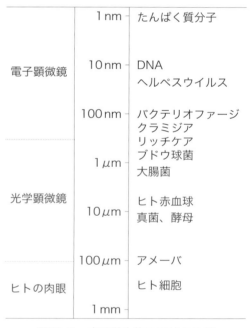

図Ⅳ-2　病原微生物の形状の比較
寄生虫は肉眼でみえるものもあるが、原虫以下細菌は光学顕微鏡でしかみえない。ウイルスより小さい微生物やたんぱく質分子は電子顕微鏡でしかみえない。実際に観察するには、特殊な染色をしなければならない。

表IV-1のように、真核生物ドメインでは原虫、真菌（カビ）があり、真正細菌ドメインには細菌（バクテリア）、マイコプラズマ、リケッチア、クラミジアなどがあります。古細菌ドメインの古細菌[注2]（アーケア）はヒトに寄生せず病原性はありません。ウイルスは「生物と無生物のあいだの物体」といわれ、生物ドメイン分類では所属がはっきりせず、起源が不明で、「鶏が先か卵が先か」のような議論があります。プリオンはたんぱく質分子で、おそらくは哺乳類の変性脳たんぱく質と考えられています。微生物は目にみえないので、顕微鏡や電子顕微鏡で観察します。それぞれの微生物の大きさを相対的に表したのが図IV-2です。たんぱく分子からヒトの細胞まで、適当に方法を選んで観察す

注2 古細菌
極限環境に棲息する古細菌は、100℃以上でも生育する高熱菌、超高熱菌、10％以上の食塩濃度を好む好塩菌、深海6,000mの圧力に耐える高圧菌などがある。培養が困難なものも多く、その正確な性質には不明な点が多い。生物分類学では真正細菌とは異なる生物とされ、むしろ真核生物に近縁であり、病原性を発揮するものはない。

表IV-1　感染症をおこす微生物

	代表的な微生物名または起因疾患の例	増殖・棲息場所	生物的な特徴	抵抗性・薬物効果
原虫（アメーバ）	マラリア、赤痢アメーバ、ジアルジア、フィラリア、トリパノソーマ	環境水、動物内、感染者、人工培地で培養可能	大きさ10μm、動物細胞（細胞壁がない）	乾燥に弱い、抗菌剤は無効、抗アメーバ剤
真菌（カビ）	白癬（ミズムシ）、カンジダ、アスペルギルス、クリプトコッカス	土壌、環境中、湿気の多い塵・埃、ヒト・家畜などの表皮、感染者、人工培地で培養可能	大きさ1～10μm、植物細胞（細胞壁がある）、胞子をつくり乾燥や熱に強い	乾燥・酸に抵抗性、抗生物質は無効、抗真菌剤が有効
細菌（バクテリア）	黄色ブドウ球菌、溶血性連鎖球菌、大腸菌、赤痢菌、結核菌、レジオネラ、サルモネラ、ウエルシュ菌、破傷風菌、肺炎球菌	土壌、環境水、塵・埃、ヒト・家畜などの表皮、感染者、人工培地で培養可能（梅毒、ハンセン病菌は不可能）	大きさ1μm、細胞壁があり、核やミトコンドリアはない。形状により球菌・桿菌・ラセン菌など	乾燥、熱、浸透圧に抵抗する種類がある。抗生物質有効、消毒剤有効（芽胞・結核菌以外）
マイコプラズマ	肺炎マイコプラズマ	ヒトや温血動物、感染者、人工培地で培養可能	1μm以下、細菌が細胞壁を失ったもの、乾燥などに弱い	環境中では長期には生存できない（弱い）。β-ラクタム剤以外の抗生物質が有効
リケッチア	発疹チフス、ツツガムシ、日本紅斑熱	シラミ・ノミなど節足動物・昆虫、細胞培地で培養可能	0.5μm以下、細菌が細胞に寄生した細菌	抗生物質のテトラサイクリン、ニューキノロンが有効
クラミジア	トラコーマ、オウム病、非淋菌性尿道炎	感染細胞の液胞内で増殖、感染者、感染鳥類	0.3μm以下、細胞内寄生性細菌	抗生物質のテトラサイクリン、マクロライド、ニューキノロンが有効
ウイルス	風邪、インフルエンザ、ハシカ、風疹、ポリオ	細胞内でのみ増殖、環境中で自立増殖不可、感染者や温血動物	100nm以下、核酸とたんぱく質のみ、光学顕微鏡ではみえない	抗生物質は無効、抗ウイルス剤
プリオン	クロイツフェルト・ヤコブ病	正常な構造のプリオンはヒト・動物の脳組織にある。異常構造の分子に誘導されて、異常プリオンが増加する	10nm以下、単純なたんぱく質	異常プリオン（β構造）は高圧滅菌、消毒剤に抵抗性、抗生物質は無効、変性を阻止する薬剤はない

ることができます。ヒトの肉眼の解像力（2点間の判別能）は0.2mmです。光学顕微鏡の解像力は0.2μmですが、多くの場合なんらかの色素で染色して可視化します。電子顕微鏡はその1,000分の1、0.2nmまでみることができますが、そのためには電子染色という金属による特殊な染色をしてたんぱく質分子を観察します。最近はさらに技術が進み、電子顕微鏡で分子、原子まで可視化できる方法が開発されています。

　微生物には自然界で、それ自体単独で生存できるもの（独立栄養生物）と他の生物（宿主＝ホスト）に寄生あるいは共生して生存するもの（従属栄養生物）があります。寄生する場合、寄生体だけが利益を受け、ホストへは不利益を及ぼす場合は偏利共生といい、双方ともに利益を得る場合を共利共生といいます。病原体の多くは従属栄養生物で偏利共生とみなされますが、腸内細菌叢の細菌類は共利共生関係とみなされます。

（1）原　虫

　体長1～10μm、拡大鏡（5～10倍ルーペ）で観察可能です。真核生物で、動物性の細胞、すなわち細胞膜・核膜・細胞内膜系（ミトコンドリア、ミクロソーム、リソソームなど）を有します。土壌や環境水など自然環境中に棲息し、自由運動をして2分裂法で増殖します。

　病原原虫として、マラリア原虫、トリパノソーマなどのように体内組織へ侵入するものと、赤痢アメーバ（図Ⅳ-3）やジアルジアのように腸管に寄生するものがあります。これらはある種の哺乳動物の体内へも寄生します。80℃以上の高熱では失活し、消毒剤で失活し死滅します。疾患の治療には抗原虫薬が有効ですが、抗生物質（抗菌薬）は無効です。

（2）真　菌

　「カビ」と呼ばれるもので、大きさは1～10μm、菌が約10^5～10^6コ以上集まった集合体（コロニーという）（図Ⅳ-4）は肉眼でもみることができます。真核生物で植物に類似した細胞構造、すなわち、多糖体からなる硬い細胞壁と細胞膜・核膜・細胞内膜系をもちます。自然環境に棲息し、菌糸や胞子（冬眠状態）を形成して長期間（～10年以上）生存する抵抗性の強い微生物です。食物に生えるアオカビやコウジカビ、料理に使う酵母のほか、ヒトに病気をおこすカビとして白癬菌（ミズムシ）、カンジダ、アスペルギルスなどがあります。80℃以上の高熱に耐え、消毒剤に抵抗する種類があります。抗生物質は無効ですが、抗真菌薬は有効です。

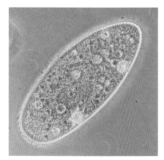

図Ⅳ-3　アメーバ（ゾウリムシ原虫）

（3）細　菌

細菌1コの大きさは1〜5μmで、菌が約10^8コ集合すれば肉眼でコロニーとして観察できます（図Ⅳ-5①）。コロニーの形状や色は細菌により特徴があります。コロニーを走査電子顕微鏡で観察すると、図Ⅳ-5②、⑤、⑥のように規則正しい配列をするものやランダムに集合するものがあります。コロニーの一部を染色して光学顕微鏡でみると、菌の形が球形やこん棒状、らせん状などとして観察できます（図Ⅳ-5③、④）。

細菌をグラム染色法[注3]で染色して観察すると、菌が紫色に染まるグループと赤色に染まるグループに大別されます。前者をグラム陽性菌、後者をグラム陰性菌といい、グラム（＋）、グラム（－）と表記することがあります。染色性の違いは細菌の最外層の細胞壁の構造の違いによるもので（図Ⅳ-6）、臨床的には抗菌薬の選択などの重要な指標となります。細菌を電子顕微鏡で観察すると、図Ⅳ-5⑦に示すような微細構造が観察できます。最外層に細胞壁、細胞膜があり、周囲に鞭毛や繊毛をもつものもあります。鞭毛は細菌が運動するための器官、繊毛はホストに付着するための器官です（図Ⅳ-5⑥）。内部の細胞質は単純な構造で染色体DNAがある以外は内部に細胞膜構造などはありません。

地球上には約6,000種類の細菌種があるといわれ、病原細菌は約200種類あるといわれます。病原性細菌は自然環境に独立栄養で自生するものもありますが、多くはホストに寄生して従属栄養で生育します。細菌が生育する条件として、栄養要求性（糖分だけでなくビタミンやアミノ酸を必要とするものがある）、生育適正温度、pH、酸素の要否などがあります。45℃以上で生育するのは高温菌、45〜30℃では中温菌、15〜5℃では冷温菌といいます。pHにより、pH5以下を好む好酸性菌、pH5〜8を中性菌、pH8以上を好む好アルカリ菌、生育に酸素を必要とする好気性菌、酸素が不要な嫌気性菌などがあります。これらの性質により図Ⅳ-11のように表現します。

多くの病原細菌は高熱（80℃以上）で死滅し、消毒剤や抗生物質で

注3　グラム染色法
細菌を大きく2グループに分類する染色法。クリタル紫（紫色）で染色し、ヨウ素・ヨウ化カリ液で処理した後、アルコールで脱色する。その後にサフラニン（赤色）で染色して、紫に染まった菌種をグラム陽性、赤色に染まった菌をグラム陰性という（p172図Ⅳ-11参照）。簡便にベッドサイドで起因菌を推定する基本手技。

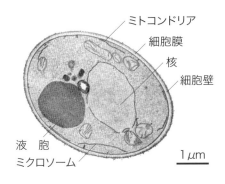
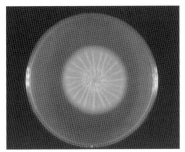

真菌のコロニー

図Ⅳ-4　真菌の構造とコロニー

①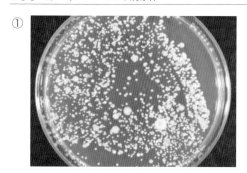

⑥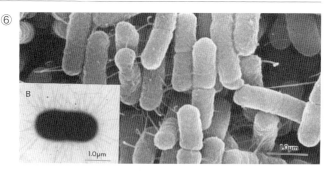

②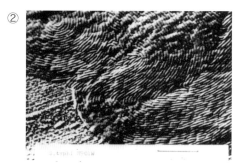

⑦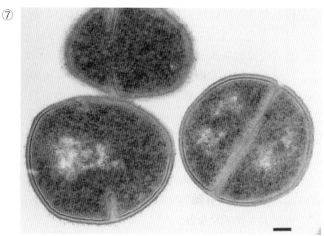

③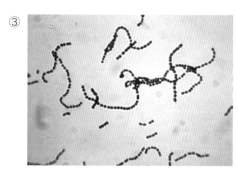

④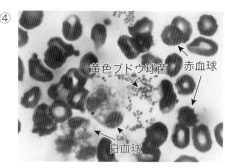

黄色ブドウ球菌　赤血球

白血球

⑤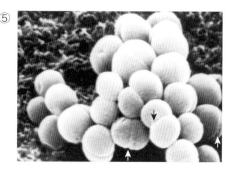

図Ⅳ-5　細菌の顕微鏡的な構造

① 平板寒天培地に生育した細菌のコロニー
　ヒトの方手を100mℓの水で洗い、その0.1mℓを培地上に塗布したもの。約200コ以上のいろいろな色のコロニーがみられる。
② サルモネラのコロニーの走査電子顕微鏡像。菌がぎっしりつまって増殖している。
③ 溶血性連鎖球菌のグラム染色像。球菌が数珠状に連鎖しているのが観察される。光学顕微鏡では大きさ、形状、集合形態が観察できる。
④ ヒトの血液に黄色ブドウ球菌を混合して染色した像。赤血球や白血球との大きさの比較。
⑤ ブドウ球菌の走査電子顕微鏡像。割れ目の矢印は細菌が分裂している場所。
⑥ 大腸菌の走査電子顕微鏡像。太めの鞭毛や細い繊毛がみえる（教材集）。
⑦ ブドウ球菌の透過電子顕微鏡像。菌体の内部構造が観察できる。

失活します。病原細菌はヒトに適応する能力が高く、ヒトの感染防御能に対抗して生育します。また、耐熱性、消毒剤抵抗性、薬剤耐性などの耐性遺伝子を他の細菌から獲得して病原性・抵抗性を強めることもできます。

細菌は形状、染色性、生理的な活性、病原性などの類似した性質に基づいて分類され、二命名法で名づけられていますが、ラテン語の学名、和名、俗称など混乱がおこりやすくなっています。現在一般に知られている分類法による細菌名と原因となる疾患との関係を**表Ⅳ-2**に示します。

(4) マイコプラズマ

大きさは1μmで細菌に類似していますが、細胞壁はありません。細胞は変形しやすく、柔軟に形状をかえて、ろ過膜やミリポアフィルター（φ0.45μ）を通過します。特殊な人工培地で生育し、コロニーは顕微鏡で観察可能で、目玉焼き状を呈します（**図Ⅳ-7**）。多くは哺乳動物に寄生して棲息し、環境中で自生はできません。抗菌剤は、細胞壁を標的とするペニシリンなどβラクタム剤は無効ですが、その他の抗菌薬、消毒剤は有効です。病原性のあるものには肺炎マイコプラズマ、ウレアプラズマなどがあります。

(5) リケッチア

大きさ1μm以下で（**図Ⅳ-8**）、人工培地では生育しません。細菌に類似した構造をしていますが、節足動物（ノミ、ダニ、シラミなど）・昆虫などの生きた動物細胞に寄生し、環境中で独立して生育することはできません。たんぱく質合成阻害剤などの抗生物質が有効です。発疹チフスリケッチア、オリエンチア・ツツガムシ、日本紅斑熱リケッ

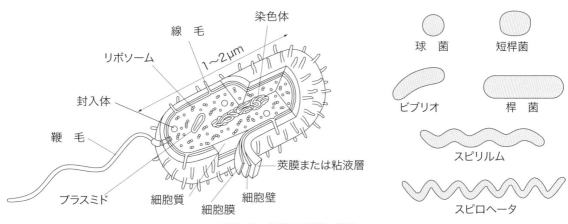

図Ⅳ-6　細菌の形態と構造

細菌のいろいろな形態は光学顕微鏡で観察可能であるが、細菌の微細構造は電子顕微鏡でしか観察できない。

チアなどがあります。

(6) クラミジア（図Ⅳ-9）

大きさ1μm以下で、人工培地では生育しません。リケッチアに似ていますが、細胞壁はなく、生きた動物細胞に寄生して棲息し、環境中で独立して生育することはできません。系統的には細菌とウイルスの中間に属する微生物で、温血動物・トリなどに寄生しウイルスのように細胞内で増殖します。基本小体[注4]が細胞に感染し、細胞内では

表Ⅳ-2 代表的な病原細菌の一覧

主たる系統	病原細菌属	生物的な特徴	代表的菌種と起因疾病例
スピロヘータ (Sprochaetes)	トレポネーマ (Toreponema)	らせん状、グラム染色困難、培養不可、ウサギの睾丸で増殖可能、環境中では抵抗性が弱い	梅毒トレポネーマ：梅毒　その他のトレポネーマ：熱帯地域ではオロヤ熱、ピンタ
	レプトスピラ (Leptospira)	らせん状菌、野ネズミが宿主	黄疸出血性レプトスピラ：ワイル病
	ボレリア (Borrelia)	らせん状菌、げっ歯類動物が宿主、ダニが媒介	回帰熱ボレリア：回帰熱　ライム病ボレリア：ライム病
クラミジア (Chlamydiae)	クラミジア (Chlamydia)	細胞内寄生菌、増殖様式が特徴的、ATPの供給を細胞へ依存	クラミジア・トラコマチス：トラコーマ、リンパ肉芽腫症、非淋菌性尿道炎
	クラミドフィラ (Chlamidophia)	細胞内寄生菌、増殖法が特徴的、ATPの供給を細胞へ依存	肺炎クラミジア：肺炎、動脈硬化に関係　オウム病クラミドフィラ：オウム病（急性肺炎）
プロテオバクテリア (Proteobacteria) グラム陰性	オリエンチア (Orientia)	細胞内寄生、ブドウ糖を分解できない、節足動物媒介	オリエンチア・ツツガムシ：ツツガムシ病
	リケッチア (Richettsia)	細胞内寄生、ブドウ糖を分解できない、節足動物媒介	発疹チフスリケッチア：発疹チフス　日本紅斑熱リケッチア：紅斑熱
	ブルセラ (Brucella)	偏性好気性、グラム陰性短桿菌、増殖は遅い	ブルセラ・メリテンシス：波状熱、マルタ熱、地中海熱など
	ナイセリア (Neissseria)	グラム陰性双球菌、細胞内寄生、増殖に二酸化炭素を要求	髄膜炎菌：髄膜炎　淋菌：化膿性尿道炎
	ブルクフォルデリア (Burkholderia) ボルデテラ (Bordetalla)	グラム陰性好気性桿菌	馬鼻疽菌：鼻疽、肺炎　セパシア菌：日和見感染（尿路・カテーテル感染、敗血症、火傷感染）　百日咳菌：百日咳
	腸内細菌 (Enterobacteria)	グラム陰性通性嫌気性桿菌	腸炎、食中毒、下痢（表Ⅳ-4参照）
	エロモナス (Aeromonas)	グラム陰性通性嫌気性桿菌、汽水に棲息	エロモナス・ハイドロフィラ：食中毒、下痢、敗血症、創傷感染
	ビブリオ (Vibrio)	グラム陰性コンマ型菌、3～10％の塩水に棲息、海産魚介類に付着増殖	コレラ菌：コレラ、腸炎ビブリオ：下痢（食中毒）、ビブリオ・ブルニフィカス：皮膚化膿・肝炎など
	パスツレラ (Pasteurella)	グラム陰性桿菌	パスツレラ・マルトシダ：皮膚・臓器の膿瘍　稀に肺化膿症
	ヘモフィルス (Haemophilus)	グラム陰性小短桿菌、増殖に血清成分を要求	インフルエンザ菌：副鼻腔炎、咽頭炎、中耳炎、小児髄膜炎
	シュードモナス (Pseudomonas)	グラム陰性偏性好気性桿菌、ピオシアニン（蛍光色素）を産生	緑膿菌：日和見感染、院内感染
	レジオネラ (Legionella)	グラム陰性偏性好気性、細胞内寄生性、定温環境水の原虫に棲息	レジオネラ：肺炎

「網様体[注4]」となって増殖し、ふたたび基本小体となって細胞外へ放出される、というやや複雑な増殖形態をとります。基本小体のみが感染力をもっています。オウム病クラミジア、トラコーマ・クラミジアなどがあります。

注4 基本小体と網様体
基本小体は感性があるが、増殖しない。これが細胞に貪食され、食胞内で網様体となる。網様体は分裂して増殖能力がある。

（7）ウイルス

大きさ0.1μm以下で、光学顕微鏡でみることは不可能で、電子顕微鏡でしか観察できません。たんぱく質の殻が遺伝子である核酸

主たる系統	病原細菌属	生物的な特徴	代表的菌種と起因疾病例
バクテロイデス (Bacterodes) フラボバクテリア (Flavobacteria) サイトファーガ (Cytophaga)	ヘリコバクター (Helicobacter)	グラム陰性微好気性らせん菌、胃酸耐性	ピロリ菌：胃炎、胃・十二指腸潰瘍、胃癌
	カンピロバクター (Campylobacter)	グラム陰性微好気性S状、らせん状菌	カンピロバクター：下痢（食中毒）、稀に関節炎・ギランバレー症候群を併発
	バクテロイデス (Bacteroides)	グラム陰性嫌気性桿菌	バクテロイデス・フラジリス：日和見化膿性感染
	フラボバクテリア (Flavobacterium)	グラム陰性嫌気性桿菌	非病原性、腐敗細菌
	フソバクテリウム (Fusobacterium)	グラム陰性嫌気性桿菌	日和見化膿性感染
フィルミキューテス (Firmicutes)	マイコバクテリア (Mycobacterium)	グラム難染色性、増殖が遅い、細胞壁はワックスに富む	結核菌：結核 らい菌：ハンセン病 非定型抗酸菌：肺炎など
	ビフィドバクテリア (Bifidobacterium)	グラム陽性桿菌、分枝形成	非病原性、腸内常在菌叢、有益菌叢
	ノカルジア (Nocardia)	グラム陽性、分枝・糸状形態	ノカルジア症
	コリネバクテリア (Corynebacterium)	グラム陽性、異染小体	ジフテリア菌：ジフテリア
	マイコプラズマ (Mycoplasma)	細胞壁を欠落、多形性	肺炎マイコプラズマ：肺炎 ウレアプラズマ：卵巣炎
	クロスロリジウム (Clostridium)	グラム陽性芽胞形成嫌気性大桿菌	破傷風菌：破傷風 ボツリヌス菌：ボツリヌス中毒 ウエルシュ菌：ガス壊疽・食中毒 ディフィシル菌：偽膜性大腸炎
	ラクトバシラス (Lactobacillus)	グラム陽性通性嫌気性桿菌	乳酸菌、病原性は稀、腸内常在菌叢、有益菌叢
	ストレプトコッカス (Streptococcus)	グラム陽性連鎖球菌	溶血性連鎖球菌：化膿性疾患、敗血症、劇症壊死性疾患、糸球体腎炎・リウマチ熱を続発、肺炎球菌
	スタフィロコッカス (Staphylococcus)	グラム陽性ブドウ状球菌	黄色ブドウ球菌：化膿性疾患、食中毒、ショック症候群
	バチルス (Bacillus)	グラム陽性芽胞形成好気性大桿菌	炭疽菌：炭疽 セレウス菌：食中毒（おう吐・下痢）
	ペプトストレプトコッカス (Peptostreptococcus)	グラム陽性嫌気性球菌	日和見感染、腸管・口腔常在菌
	リステリア (monocytogenes)	グラム陽性微好気性短桿菌、細胞内寄生菌	リステリア菌：人獣共通感染症、食中毒、周産期感染（死産、胎児敗血症）、髄膜炎

注5 エンベロープ
細菌の細胞膜に相当する構造"袋"。

（DNAかRNA）を包み込んでヌクレオカプシドという粒子を構成し、その外側に細胞膜に類似したエンベロープ[注5]があるものと、ないものがあり（図Ⅳ-10）、その相違に基づいてウイルスは分類されます。生きた細胞に寄生し、細胞の代謝機能を利用して自己の遺伝子とたんぱく質をつくり、増殖します。寄生する対象生物（ホスト）により動物性ウイルス、植物性ウイルス、細菌性ウイルス（バクテリオファージ）があり、ヒトに病気をおこすのは動物性ウイルスのみです。さらに、動

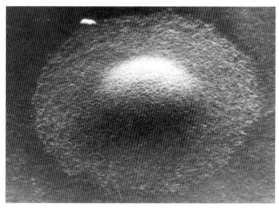

図Ⅳ-7　マイコプラズマのコロニーの走査電子顕微鏡像
目玉焼きのようにもりあがったコロニーをつくる（教材集）。

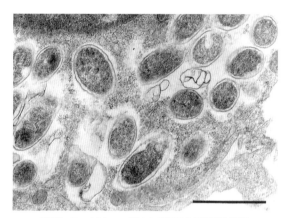

図Ⅳ-8　リケッチアの透過電子顕微鏡像
細胞内で分裂し増殖している。ミトコンドリアと同じ程度の大きさ（多村　教材集）。

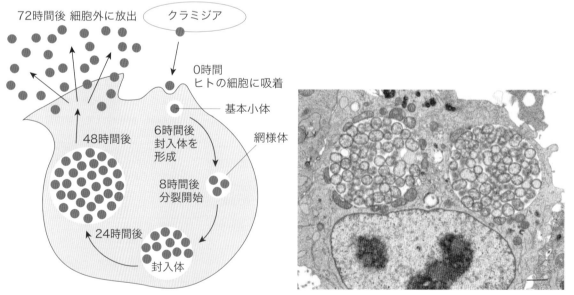

図Ⅳ-9　クラミジアの透過電子顕微鏡像（右）と発育サイクル（左）
細胞内でカプセル（封入体）をつくり、多数増殖している（教材集）。

物の種類、臓器、細胞の種類を厳密に選び、たとえば、ヒトの肝細胞とかヒトのリンパ球というように、きわめて厳密な細胞親和性があります。

抗生物質は無効で、ウイルスの種類によっては特異的に効く抗ウイルス剤、たとえばインフルエンザウイルスに対するタフミル・リレンザがあります。消毒剤はウイルスの種類により効果が異なるため、使用時には注意して選択する必要があります。

病原ウイルスには、普通の風邪ウイルス、肝炎ウイルス、インフルエンザウイルス、ノロウイルスなど一般的な疾患をおこすものからエイズウイルス、出血性熱帯熱ウイルスなど感染力が強く重篤な疾患をおこすものなど多種多様です。ウイルスは科・属・名で分類され108科203属に分類されていますが、病原ウイルスは慣例的に科・属・種名を混用しています。表Ⅳ-3に病原ウイルスの概略を示します。

(8) プリオン

単純たんぱく質分子で、それ自体では増殖しません。プリオンは正常な脳神経細胞に存在し、正常な構造（αヘリックス）では正常な機能をしています。この分子がβシートに変性して蓄積すると、病原性を発揮します。変性したプリオンは正常なプリオン分子を変性型に誘導し、増やして正常神経のはたらきを障がいするので、変性型プリオンは伝染性があるといわれます。狂牛病、クロイツフェルト・ヤコブ

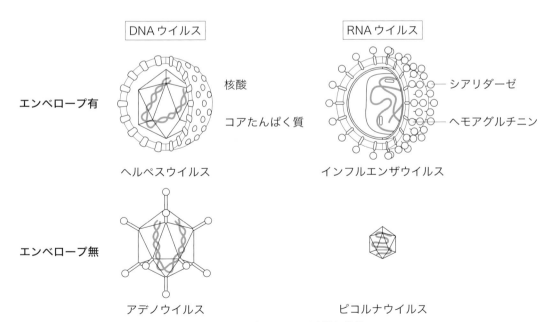

図Ⅳ-10　ウイルスの形態と構造
大きく分けて4つのタイプがある。最外層にエンベロープの有無、遺伝子がDNAかRNAか、その周囲を囲むたんぱく質粒子の配列が、結晶様かランダムか。電子顕微鏡でしか観察できない。

病など遅発性難病の原因となります。プリオンには、
① 90℃に耐性
② 放射線で不活化しない
③ DNA分解酵素、RNA分解酵素、たんぱく質分解酵素で分解されない
④ たんぱく質変性剤の影響を受けない
⑤ 哺乳動物のみに感染する

という性質があります。

2. 細菌・ウイルスの分類

注6 リンネ
Carl von Linné（1707-1778）スウェーデンの博物学・生物学・植物学者。「分類学の父」と称され、生物を属・種の「2命名法」で分類することを提唱した。

　微生物はリンネ注6の生物分類法にしたがい分類され、命名は国際命名規約により国際的に統一されています。形質の類似性を基に、基本単位は「株」として、類似性を段階的に重ねて、型・種・属・科・目、綱、門、界に分類されます。大腸菌は、ドメイン真正細菌、プロテオバクテリア門、γ-プロテオバクテリア綱、エンテロバクター目、腸内細菌科、エセリチア属、大腸菌（E.coli）と分類的には位置づけされます。一般的には属と種名で、学名は*Escherichia coli*（属・種名を

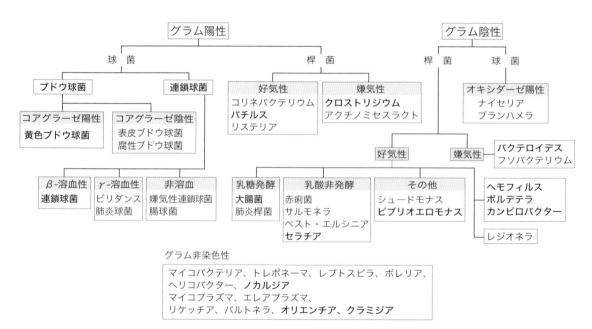

図Ⅳ-11　グラム染色による病原細菌の分類

斜字体で記載) で、属名をイニシャルで示し、*E.coli* と記載する2命名法にしたがいます。病原大腸菌はさらに血清型別をつけて、「腸管出血性大腸菌 *E.coli* O157H7」のように病原性を形容して表現します。

サルモネラを一般にはサルモネラ菌と呼びますが、サルモネラは属名で、属名には「菌」をつけません。サルモネラ属のネズミチフス菌 (*S.typhimurium*) や腸チフス菌 (*S.typhi*) は種名として「菌」をつけます。

ゲノム解析法が普及して、細菌の分類はゲノムの相同性、発生・進化の時間軸による解析から分子進化系統樹を作製し分類します。表IV-2はその分類法にしたがったものです。

臨床医学細菌学の分野では、検査法の利便性・慣習により、伝統的にグラム陽性嫌気性球菌感染症とかグラム陰性ブドウ糖非発酵桿菌感染症と表記することがあります (図IV-11)。形質の類似性により分類されたものです。

ウイルスは生物と無生物のあいだといわれ、リンネの生物分類が適応できないかもしれませんが、表IV-3に示すような分類がされています。

ウイルスは電子顕微鏡観察による形態と遺伝子の構成により分類されます。形態的には最外層にエンベロープ (細胞膜様構造) の有無、その内側の殻たんぱく質形態 (正20面体、らせん状など)、核酸がDNAかRNAか、それが1本鎖か2本鎖か、で分類します (図IV-10)。さらに血清型をつけて細分類します。血清型は流行した場合の疫学的な解析に重要です。

一般的には、科名あるいは属名・種名で呼ばれます。ヘルペスウイルスは科名で、水痘ウイルスは属名、ヒトヘルペスウイルス3型あるいは水痘・帯状疱疹ウイルス (VZV) は種名です。ウイルスの場合は属名でも種名でも語尾に「ウイルス」をつけます。

真核生物である原虫や真菌は形質に基づいて分類され、命名法はリンネの2命名法で属・種で表現します。

3. 有益な微生物―正常細菌叢―

ヒトの皮膚表面や鼻腔・口腔、咽頭、腸管、泌尿器、呼吸器など粘膜組織が外界に曝されている表面には細菌が付着し共生しています (図IV-12)。ヒトの身体は約60兆個 (6×10^{13} 個) の細胞で成り立っていますが、ヒトの体表にはその10倍の約600兆 (6×10^{14}) コの細菌が共生しています。細菌は棲息に必要なものをヒトから供給され、ヒト

表Ⅳ-3　代表的な病原ウイルスの一覧

	科	特徴
DNAウイルス	アデノウイルス（*Adenoviridae*）	dsDNA、エンベロープ無、正20面体、60〜70nm、47の血清型
	パルボウイルス（*Parvoviridae*）	ssDNA、正20面体、22nm
	パピローマウイルス（*Papillomaviridae*）	dsDNA、エンベロープ無、正20面体、55nm
	ポリオーマウイルス（*Polyomaviridae*）	ds環状DNA、正20面体、45〜55nm
	ヘルペスウイルス（*Herpesviridae*）	dsDNAエンベロープ有、カプシド正20面体、180〜200nm、潜伏感染をする
	ポックスウイルス（*Poxviridae*）	dsDNAエンベロープ有、ウイルス中もっとも大型、200〜300nm、複雑で特殊な外膜
	ヘパドナウイルス（*Hepadpnaviridae*）	ds環状DNA、エンベロープ有、球状、42nm
	ピコルナウイルス（*Picornavirus*）	ssDNA、＋鎖、エンベロープ無、正20面体、25〜30nm
RNAウイルス	トガウイルス（*Togaviridae*）	ssRNA、＋鎖、30〜35nm
	フラビウイルス（*Flaviviridae*）	ssRNA、＋鎖、エンベロープ有、球状、30〜50nm
	ラブドウイルス（*Rhabdoviridae*）	ssRNA、－鎖、エンベロープ有、弾丸様形態、180nm
	オルソミクソウイルス（*Orthomyxoviridae*）	ssRNA、－鎖、8分節、エンベロープ有、球状、80〜120nm、A・B・Cの3型がある 抗原性はH型（血球凝集素）とN（シアリダーゼ）
	パラミクソウイルス（*Paramyxoviridae*）	ssRNA、－鎖、エンベロープ有、多形性、150〜300nm
	アレナウイルス（*Arenaviridae*）	ssRNA、＋および－鎖、2分節、エンベロープ有、球状、50〜300nm
	ブニヤウイルス（*Bunyaviridae*）	ssRNA、3分節、＋鎖、エンベロープ有、92〜105nm
	レオウイルス（*Reoviridae*）	dsRNA、10-12分節、エンベロープ無、2重殻構造、正20面体、60〜80nm
	フィロウイルス（*Filoviridae*）	ssRNA、－鎖、80nm（長さ多様）、糸状、エンベロープ有
	カリシウイルス（*Caliciviridae*）	ssRNA、＋鎖、エンベロープ無、正20面体、27nm
	コロナウイルス（*Coronaviridae*）	ssRNA、＋鎖、エンベロープ有、球状、80〜160nm
	レトロウイルス（*Retroviridae*）	ddRNA（ゲノムは1本鎖のみ）、球状、エンベロープ有、80〜120nm、逆転写酵素をもつ

主たる疾患	感染経路	予防・ワクチン
咽頭結膜熱、肺炎、腸管感染（下痢、腸重積症）、角結膜炎	飛沫、便、接触、タオルなど共同利用による間接接触	無
B19：伝染性紅斑	飛沫感染	無
HIV、乳頭腫、扁平疣贅、尖圭コンジローマ、尋常性疣贅、子宮頸癌	接触感染	有
JCウイルス：進行性多巣性白質脳症	接触感染	無
HHV1：口唇ヘルペス HHV2：陰部ヘルペス HHV3：水痘・帯状疱疹 HHV4：単核球増多症・肝炎・脳炎・バーキットリンパ腫 HHV5：サイトメガロウイルス症 HHV6：突発性発疹	HHV1：唾液・水泡・性接触 HHV2：唾液・水泡・性接触 HHV3：飛沫・水疱 HHV4：唾液・飛沫 HHV5：唾液、尿・産道分泌物・胎盤 HHV6：空気感染（？）	抗ウイルス薬、感染予防と劇症化予防に不活化ワクチンが有効
天然痘（1980年以降発症数ゼロ） 伝染性属腫（疣）	接触・空気感染	生ワクチン
B肝炎	輸血、性行為、垂直感染	HBsコンポーネントワクチン
ライノウイル：風邪、感冒 ポリオウイルス：ポリオ エコーウイルス：髄膜炎、発疹 コクサキーウイルス：髄膜炎、ヘルパンギーナ、心筋炎、手足口病 エンテロウイルス：結膜炎、肝炎、ポリオ様疾患 ヘパトナウイルス：A型肝炎	飛沫気道感染糞口感染	無
アルファウイルス：西部ウマ脳炎ウイルスなど、脳炎 ルビウイルス：風疹、先天性風疹症候群	飛　沫	風疹は生ワクチン
日本脳炎、黄熱、デング熱、C型肝炎	蚊、ノミ、ダニなど	日本脳炎、黄熱病は不活化ワクチンが有効、デング熱、C型肝炎はない
狂犬病（発症すれば100％死亡）	感染動物による咬傷	培養ヒト細胞から不活性化ワクチン
インフルエンザ	気道飛沫感染	抗ウイルス薬、感染予防と劇症化予防に不活化ワクチンが有効
ハシカウイルス：ハシカ、亜急性硬化性全脳炎（SSPE） パラインフルエンザウイルス：ライノウイルス ムンプスウイルス：流行性耳下腺炎（おたふく風邪）	気道飛沫感染	ハシカ、流行性耳下腺炎は予防生ワクチンがある
リンパ球性脈絡髄膜炎、ラッサ熱、アルゼンチン出血熱、ボリビア出血熱、ベネズエラ出血熱	げっし類のし尿、唾液による汚染食品、食器など、汚染塵埃の吸入	特に無
ハンタウイルス：腎症候性出血熱 SFTS：重症熱性血小板減少症候群、リフトレバー熱	げっし類（ネズミ）の尿などのエアロゾル	無
ロタウイルス：おう吐下痢症（特に乳幼児）	飛沫気道感染、糞口感染	特に無
エボラ出血熱、マールブルグ病	サル（？）、感染したヒトからヒトへ伝染	無
ノロウイルス：胃腸炎 サッポロウイルス：胃腸炎	糞口感染	無
風　邪 重傷急性呼吸器症候群（SARS） 中東呼吸器症候群（MEPS）	経口・飛沫など	無
HTLV-1：成人T細胞白血病、関連脊髄症（HAM） HIV：後天性免疫不全症（AIDS）	性交、輸血、血液製剤、授乳など	無

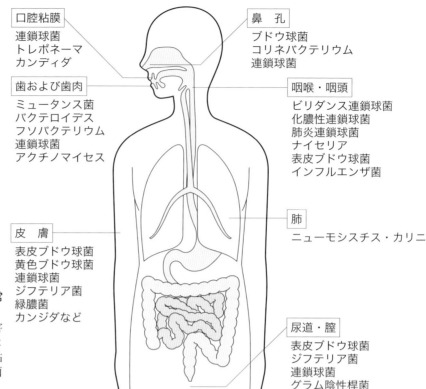

図Ⅳ-12 ヒトの体表の常在細菌叢

ヒトの表皮や粘膜表面に寄生する常在細菌の種類。ヒトの口腔内でも歯と口腔粘膜では付着して棲息する菌種が異なる。

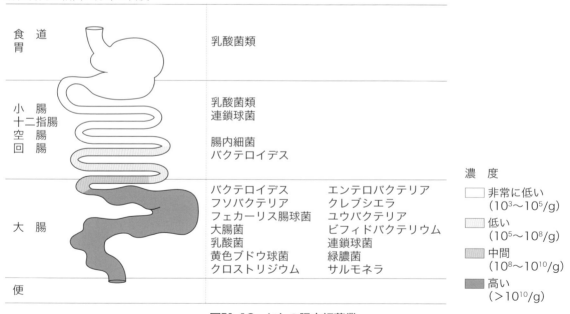

図Ⅳ-13 ヒトの腸内細菌叢

莫大な種類と菌数が棲息し、叢をつくり菌どうしはコミュニティーを形成してヒトの腸管でホストの体外器官として重要なはたらきをしている。

は寄生細菌からなんらかの利益を受けて、共利共生の関係を維持しています。これらの細菌は1種類ではなく、多くの複数の菌種が「細菌叢」を形成して、多種・多様な細菌が一定の数の比率（密度）を保ちながら共存しています（**コラム15**）。

細菌叢は、皮膚には乾燥や温度差に耐える菌群であるグラム陽性球菌や桿菌、腸管内には酸素がなくても棲息できる菌群であるグラム陰性通性嫌気性桿菌などが、その部位の環境に適応して共生しています。口腔内のように狭い空間でも、咽頭粘膜（頬、咽）の細菌叢と、歯や歯肉の細菌叢では細菌の種類が異なります（**図Ⅳ-12**）。

腸管では腸内細菌叢を形成しています。**図Ⅳ-13**に示すように小腸、大腸など部位により異なった種類の細菌が定着していますが、回腸から大腸には、糞便の約半分の重さを占める、100種類以上の菌種が棲息しています（**図Ⅳ-14**）。細菌の種類は、培養不能な菌種も多く、まだ全容が明らかになっていませんが、主要な細菌種は**表Ⅳ-4、5**に示したようなものです。これらの菌種と菌数のバランスがホストに生理的な影響を及ぼします。腸内細菌叢は次のような機能を担って

表Ⅳ-4　腸内細菌科の属種

属　名	代表的種名	型分類の根拠	主たる起因疾病
エシェリキア Escherichia	大腸菌　E.coli	O、H、K抗原の血清型、病原性による	水溶性下痢、出血性下痢、腸炎、尿路感染など
シゲラ Shigella	志賀赤痢菌　S.dysenteriae フレクスナー菌　S.flexineri ボイド菌　S.boydii ソンネ菌　S.sonnei	O抗原、型抗原などの血清型による	赤痢、粘液・血性便下痢、肝膿瘍など
サルモネラ Salmonella	腸チフス菌　S.typhi 腸炎サルモネラ　S.Enteritidis ネズミチフス菌　S.thyphimurium	抗原の血清型（200種類以上がある）	腸チフス、下痢症、食中毒、敗血症
エルシニア Yersinia	ペスト菌　Y.pestis 偽結核菌　Y.pseudotuberculosis 腸炎エルシニア菌　Y.enterocolitica	生育特性、抗原の血清型	ペスト、食中毒、終末回腸盲腸炎
サイトロバクター Citrobacter	サイトロバクター・フロインディ　C.freundii	生育特性、抗原型など	易感染者の腸炎、髄膜炎、敗血症
プロテウス Proteus	ミラビリス菌　P.mirabilis ブルガリス菌　P.vulgaris	生化学的特性、生育特性など	尿路感染、日和見感染
クレブシエラ Klebsiella	肺炎桿菌　K.pneumoniae	生化学的特性、生育特性、抗原性型別	肺炎（菌交代症などで）、院内感染
セラチア Serratia	セラチア・マルセッセンス　S.marcescens	生化学的特性、生育特性など	院内感染、日和見感染、尿路感染、敗血症など

このほかに　エドワルドシエラ：*Edwardsiella*、エルイニア：*Erwinia*、エンテロバクター：*Enterobacter*、ハフニア：*Hafnia*、プレシオモナス：*Plesiomonas*、プロビデンシア：*Providensia*、などが腸内細菌科に属する。種名には和名、俗称が混在しており、従来は非病原性であったものが、日和見感染で病原菌となったものなどもあり、菌名・疾患名が混乱しやすく、統一的に記載することが困難。

いて、ホストのひとつの臓器（体外臓器）として役割をはたしています。

- 消化酵素では消化できない食物繊維類などを分解しその産物をホストは吸収し利用している
- 腸管粘膜上皮のリンパ組織は腸内細菌から刺激を受けて免疫力を高めている
- 外来の病原細菌の増殖を抑えて感染を防御している
- 有毒物を分解し無毒化している
- 腸管運動を刺激し、調整している
- ビタミンKなどホストに必須な栄養素を産生している

反対に有害性もあります。

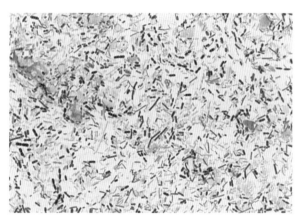

図Ⅳ-14　ヒト糞便の顕微鏡像
多数・多種類の細菌が観察される。

表Ⅳ-5　成人の腸内細菌叢を構成する主要な細菌種とその数量

菌　種	糞便1g中の細菌数	特徴的な性状
バクテロイデス	$10^{10} \sim 10^{11}$	嫌気性桿菌、日和見病原性
ビフィドバクテリウム	$10^9 \sim 10^{10}$	グラム陽性嫌気性桿菌、非病原性
ユウバクテリウム	$10^9 \sim 10^{10}$	嫌気性芽胞非形成性桿菌、日和見病原性
ペプトストレプトコッカス	$10^9 \sim 10^{10}$	嫌気性球菌、日和見病原性
腸内細菌科	$10^6 \sim 10^8$	通性嫌気性桿菌、病原菌株がある
連鎖球菌	$10^5 \sim 10^8$	通性嫌気性球菌、病原菌株がある
クロストリジウム	$10^5 \sim 10^8$	偏性嫌気性芽胞形成性桿菌、病原性あり
ラクトバシラス	$10^4 \sim 10^8$	グラム陽性桿菌、乳酸発酵、非病原性
ベイヨネラ	$10^4 \sim 10^8$	嫌気性グラム陰性球菌、病原性株がある
ブドウ球菌	$10^3 \sim 10^5$	グラム陽性球菌、病原性株がある
コリネバクテリウム	$10^3 \sim 10^5$	グラム陽性桿菌、ジフテリア菌の仲間だが非病原性
カンジダ	$10^2 \sim 10^4$	真菌、病原性株がある
総菌数	$10^{11} \sim 10^{12}$	

- 細菌の代謝・分解産物（アミンや窒素化合物など）が腸管を刺激し、炎症反応の原因となる
- 異種の細菌どうしが密に共存しているため、細菌間で遺伝子の水平伝播がおこり、病原菌へ薬剤耐性因子遺伝子を伝播し、薬剤存在下での病原菌の生存を助長する
- 各種の細菌数のバランスが崩れると、毒素を産生する細菌（ディフィシル菌など）が優位に増殖し、ホストに障がいを与える
- 細菌が腸管壁からホスト内へ誤って迷入すると、敗血症、肺炎などいわゆる自己感染の原因となり、免疫力の低下したヒトでは、日和見感染をおこす

　細菌叢の菌種と数のバランスはいろいろな条件により影響されて変動します。出生前の胎児の腸管は無菌的な状態ですが、生後1週間で一定の腸内細菌叢が形成され、それが生涯にわたって、成長とともに菌種とその相対量が変化していきます。

　変化を与える生理的な要因は、年齢、食生活、ストレスや睡眠・運動など生活習慣、生活環境などですが、なにがどのように影響するか、その因果関係はまだはっきりしていません。

　年齢による変化は、おおかたは図Ⅳ-15に示すようになっています。乳児では乳酸菌、ビフィズス菌が比較的に多く、高齢者ではビフィズス菌が減少し、大腸菌、連鎖球菌、ウエルシュ菌などのクロストリジウムが比較的に増加します。

　この腸内細菌叢の菌種と数のバランスは、個人の腸内環境と寄生体

column 15

細菌叢の菌数・密度の調節 —クオラム・センシング

　腸内細菌叢のバランスを維持するために細菌どうしが情報を交換し、相互の密度のバランスを維持している仕組みがあります。これをクオラム（会議などの定数）センシングといい、情報を伝達する物質をクオラム因子といいます。この因子は細菌種が一定の密度に達すると産生される物質で、たんぱく質、ペプチド分子あるいはホモセリンラクトンのような低分子化合物などです。これを感知する受容体をもっている細菌（自己および同種の他の細菌）がこれを感受し、細菌は特定の遺伝子を活性化して、毒素や病原因子を産生したり自身の代謝をかえて、菌数を調節しています。このクオラム・センシング系は細菌叢の菌数密度を調節するとともに、細菌の増殖形態（バイオフィルム形成など）も調節しています。

　細菌数を減少させる因子としてバクテリオファージやバクテリオシン（抗菌物質）もあります。バクテリオシンは細菌が産生して同種あるいは類縁種の細菌を殺菌するたんぱく分子です。大腸菌のバクテリオシンをコリシン、緑膿菌のそれをピオシンといい、それぞれ1分子で1コの細菌を溶菌させることができるほど特異性の高い分子です。バクテリオシンは種特異性あるいは属特異性が高く狭域スペクトルを示すので、抗菌薬としての利用が試みられています。

である細菌の生態の特性により維持されています。腸内環境は上皮細胞の特徴、分泌される消化液の成分、腸管の蠕動運動、血液循環量、供給する酸素濃度、通過する食物の種類・量などいろいろな条件があり、細菌の生態は、菌の嫌気性・好気性、栄養要求性、適正温度、浸透圧など細菌の生育特性が関与します。また、細菌どうしの共生選択性、細菌密度の感知機構（クオラム・センシング）などが巧妙な調節をしています。このような複雑かつ巧妙な仕組みが菌叢のバランスを維持してホストと寄生体の「共利共生関係」を維持しています。

　このような相互関係は、腸内細菌叢のみならず、皮膚、口腔、腟などの細菌叢にも認められており、健常な細菌叢を維持することは健康の維持に連動します。

　細菌叢に影響を与えるものに、抗菌薬と一般に腸整剤といわれる、プロバイオチックス、プレバイオティクスがあります。

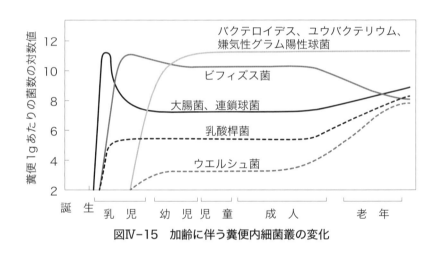

図Ⅳ-15　加齢に伴う糞便内細菌叢の変化

表Ⅳ-6　プロバイオチックスとして利用される菌種

属	菌種
ラクトバシラス属	ラクトバシラス・アシドフィルス　*Lactobacillus acidophilus* ラクトバシラス・カゼイ　*L. casei* ラクトバシラス・デルブリュッキイ　*L. delbrueckii* ラクトバシラス・ガッセリ　*L. gasseri* ラクトバシラス・ジョンソニイ　*L. johnsonii* ラクトバシラス・プランタールム　*L. plantarum* ラクトバシラス・リュウテリ　*L. reuteri* ラクトバシラス・ラムノサス　*L. rhamnosus*
ビフィドバクテリウム属	ビフィドバクテリウム・ビフィダム　*Bifidobacterium bifidum* ビフィドバクテリウム・ブレーベ　*B. breve* ビフィドバクテリウム・ロングム　*B. longum*
バシラス属	納豆菌（旧*Bacillus natto*、枯草菌*Bacillus subtilis*の1菌株）
クロストリジウム属	酪酸菌　*Clostridium butyricum*

抗菌薬は腸内細菌叢に影響を及ぼして、食欲不振、下痢、腹痛、便秘などをおこします。細菌叢に含まれる病原菌は細菌叢全体からみるとごくかぎられた少数の種類と数量です（表Ⅳ-5）。なんらかの感染症で抗菌薬を服用すると、抗菌薬に感受性のある常在細菌は減少し、感受性のない病原菌が増殖して毒素の産生を促進して、ホストに下痢や腹痛、あるいは便秘などをおこすことがあります。また、抗菌薬そのものが病原菌の毒素の産生を促進する場合（腸管出血性大腸菌などの場合）もあります（第Ⅲ章、腸管感染症の項参照）。

一般に「腸整剤」は、腸管内の菌叢の割合を正常な状態に調整するものです。昔から下痢や便秘に発酵食品や乾燥菌体を飲用する慣例があります。多くは、ビフィドバクテリウム、乳酸菌桿菌などで、表Ⅳ-6のような菌を利用します。

プレバイオティクスはビフィドバクテリウム、乳酸菌桿菌などの増殖を促す物質で、フルクトオリゴ糖、ビフィズス因子、カテキン、ポリフェノール、イソフラボン、植物繊維などがあげられます。

腸内細菌叢の機能を全体として捉えるために、腸内細菌叢の全ゲノムを解析する（メタゲノム）計画があります。個人の糞便からすべての細菌のDNAを取り出し、全塩基配列を決めて丸ごとのゲノム集団として解析します。その成果は、細菌叢のゲノムをパターン化し、たとえば、Ⅰ～Ⅳ型に分け、その型別に潰瘍性大腸炎やクローン病の発

column 16

メタゲノム解析：マイクロバイオーム

病原菌やウイルスの塩基配列の解析は、分離した1種類を対象として行われてきました。ところが、約10年前からは、塩基配列解析機（シークエンサー）の解析能力が格段に向上・進歩し、またシークエンスのデータが大量に蓄積され、その処理能力が向上し、1コの細菌の全ゲノムは数時間で解明できるようになりました。この場合は1種類の細菌のDNAから解析されますが、腸内などには複数の菌種が共生しており、そのヒトへは細菌叢全体の共同作用としてはたらいています。どの細菌のどの物質（遺伝子産物）が、ヒトに有益であるか害であるかを全体的に明らかにするために、細菌叢のDNAを全体として解析します。この方法を「メタゲノム解析：メタゲノミクス」といいます。

この方法でえられた結果から、有益な物質の遺伝子を同定することができます。また、腸内細菌群の遺伝子パターンを大きく1～4型に分けることができ、たとえば、潰瘍性大腸炎やクローン病などとの関係が解析されています。腸内細菌叢を一種の体外臓器とみなし、腸内細菌全体の遺伝子パターンで、その機能、動態を操ることを「マイクロバイオーム」といいます。

メタゲノム解析では、生きているが培養できない細菌のゲノムも解析可能です。海洋細菌や土壌細菌などは、全細菌種の約1％しか培養・同定されていないので、この方法で一気にゲノムを解析し、有害・有益物質遺伝子を同定することが行われています。また、ゲノムの分布パターンから海洋の生態や原始生物の発生のメカニズムなども明らかにしようと試みられています。

生率との関連を推察して治療につなげる試みです。このような研究から、「ヒトマイクロバイオーム」という概念が生まれ、腸内細菌叢のみならず、各所の正常細菌叢とヒト組織の関係が生態的に捉えることが広がっています（**コラム16**）。

身体各部位の細菌叢については第Ⅲ章で言及しています。

4. 病原体の病原因子：なにが病気をおこすか

（1）病原体とは

注7 ロバート・コッホ
p16参照。

病原体とは、1882年、ロバート・コッホ[注7]により「コッホの4原則」（**図Ⅳ-16**）として定義され、今日でもこの4原則を継承しています。

第1原則　特定の微生物がその病気のすべての症例に存在する
第2原則　その微生物は病巣から分離され、試験管内で純粋に培養できる
第3原則　純粋培養した微生物を健康な感受性のある動物に接種すれば、もとと同じ病態をおこす
第4原則　同じ病態をおこした動物からもとと同じ微生物が分離できる

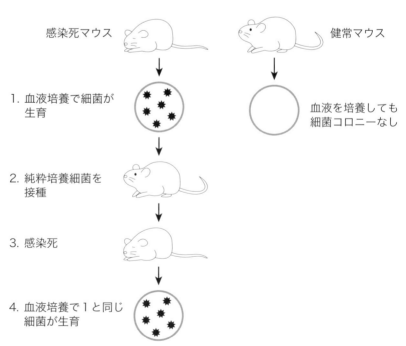

図Ⅳ-16　コッホの4原則　病原体の定義

この原則に基づいて1860年以来、今日まで種々の病原体が発見され報告されてきました（**表I-4**）。しかし、この原則に合致しないものもあります。ハンセン病や梅毒の病原体は、いまでも人工培地で純粋培養することができませんし、エイズウイルス、B型肝炎ウイルスやC型肝炎ウイルスもいまだに純粋培養することができません（**コラム17**）。純粋培養できないため動物感染実験（感受性動物が見つからない）ができず、第3原則が成り立ちません。ヒトに特異的に感染する細菌やウイルスについては、動物感染実験ができなければ、ワクチンや抗菌薬剤の開発は不可能です。ヒトにのみ特異的に感染する病原体の病態を調べたり効果的な抗菌薬を探索するためには、ヒトの細胞が必要です。しかも、いろいろな発生段階の細胞が必要です。その意味では、幹細胞[注8]（iPS細胞など）技術に大きな期待が寄せられます。

病原体が感染症をおこすためには、その病原因子の質（毒性）と量が影響します。少量あるいは少数の病原体で発症するものは病原性が強く、大量の病原体がないと発症しないものは病原性が弱いといいます。病原性の強弱を表す指標として、次のような表現があります。

注8 幹細胞
コラム6(p46)参照。

人工培養できない病原菌、生きているが培養できない病原菌 ～宿主・寄生体間の遺伝子交雑～

column 17

病原菌の定義のひとつに「純培養ができる」ことがあります。しかし、今日でも人工培養ができない病原菌があります。梅毒やハンセン病の原因菌は人工培養ができません。これらの細菌の全遺伝子配列が明らかになり、その結果は当然予想された通り（？）でした。梅毒トレポネーマ（トレポネーマ・パリダム）、ハンセン病菌（マイコバクテリウム・レプラエ）はそれぞれ同じ属の培養可能な細菌に比べて、生存に必要な成分を合成するいくつかの酵素遺伝子が欠損したり破壊されていました。破壊とは類似の遺伝子の痕跡はありますが機能をもったんぱく質を合成できない、「偽遺伝子」となっているものです。これらの細菌はヒトにしか感染しません。ホスト－寄生体の長い歴史の特異的共生関係のあいだに、寄生体はホストに依存し、ホストから摂取できるものについては自己で合成しなくなったとみうけられます。

また、一部のヒト病原菌はヒトの遺伝子そのもの、あるいはその断片をもっていることもわかってきました。長い共生関係のあいだにヒトの病原菌はヒトの遺伝子を取り込んだり、運んだりして宿主に馴化しているのでしょう。その逆もあるようで、遺伝子の授受による生物の進化の跡を垣間見ることができます。

また、生きているが培養できない病原菌があります。コレラ菌やピロリ菌（ヘリコバクター・ピロリ）です。コレラ菌は流行地の環境水にいるはずですが、そこからは分離・培養ができません。ピロリ菌は便に排泄されているはずで、確かにいるのですが、分離・培養ができません。このような状態の細菌を「生きているが培養できない細菌V (B) NC (Viable But Not Culturable)」といいます。コレラ菌の場合はペルオキシダーゼを添加すれば培養ができるようになります。ヒトのなんらかの成分が細菌の生存に不可欠となっています。ヒトと病原菌のあいだにも共利共生の生態をコントロールする機構があります。

① 発症(病)率、罹患率……人口1,000人あるいは100,000人について、一定の期間内に新たに発症する患者数を表します。
② 感染率……集団の平均人口のなかで一定期間に新たに感染した人の割合を表し、ある集団におけるその疾患のまん延の程度、感受性者数を概算する指標となります。
③ 致命(死)率……疾患を発症して一定期間内にその疾患で死亡する人の割合を表し、疾患の重傷度の指標となります。
④ 最小感染量……感染症をおこすのに必要な最少限の病原体の量(数)を表し、値の小さいほど病原性が強くなります。たとえば、肺結核は結核菌を1〜10コを吸入すると、長い潜伏期間の後に発症します。コレラ菌を健常者が10^8コ(コロニーの大きさとしては爪楊枝の頭の大きさ)を経口摂取すると、水様性下痢をおこします。しかし、胃を摘出・切除をした人や、ビールや炭酸水など胃酸を中和した後では、10^4コのコレラ菌を飲み込むと発症します。

　同じ細菌性食中毒の原因となる細菌でも、腸管出血性大腸菌や赤痢菌は10〜100コで発症し、サルモネラや腸炎ビブリオでは10万〜1,000万コが感染しないと発症しません。感染症に罹患するのは、もちろんホストの個人的感受性により異なるため一概には表せませんが、病原性の強弱を表す指標として最小感染量を用います。
⑤ 最小致死量……毒素などを実験動物に接種し、その集団の半数が死亡する毒素の量を表します。ボツリヌス毒素は$1\mu g$で体重80kgの人を麻痺死させます。この毒素はもっとも強力な神経毒素です。

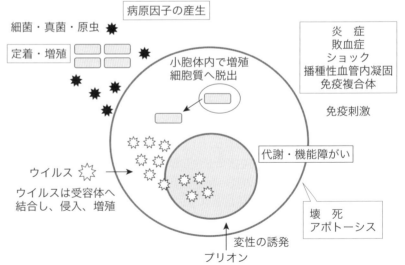

図Ⅳ-17　病原体のいろいろな病原因子
病原体が寄生すること自体が障がいを与える場合、増殖して毒素などの病原因子が障がいを与える場合、ホストの免疫力が病的な障がいとなる場合などがある。障がいは、細胞の代謝障がい、細胞変性、細胞壊死、アポトーシス、炎症、免疫異常などそれぞれに特徴的な病態を惹起する。

(2) 細菌の病原因子

病原細菌の病原因子には、図Ⅳ-17に示すような因子があり、代表的な菌種と病原因子の関係は表Ⅳ-7にまとめています。

1) 定着・侵入因子

感染の第一歩は、まず、侵入部位に定着（コロニゼーション）し増殖することです。定着因子あるいは接着因子と呼ばれるものは細菌の表層の構造物で、莢膜、繊毛、鞭毛、外膜たんぱく質などがあります。これらがホストの細胞表面の受容体に接着し結合します。細胞表面の受容体は多糖体で、その種類や分布（腸管粘膜とか気管粘膜など）は個人により、また臓器により異なります。消化管感染をおこす細菌は、消化管粘膜上皮の受容体へ接着し、気管へ感染しやすい細菌は気管上皮粘膜の受容体を選んで接着します。ホストが感染する病原体を選んでいるわけです。

定着した場所が細菌の増殖に適した微少環境（栄養素、温度、pH、浸透圧、酸素の有無など）であれば、細菌は急速に増殖を始めます。増殖のしかたは細菌によって異なりますが、組織表面に密着して増殖しコロニーを形成するもの、体内留置医療装置（人工関節や人工心臓弁など）に強く接着して膜状（バイオフィルム）[注9]に貼りついて増殖するもの、液体に浮遊して増殖する（プラントニック）[注9]ものがあります。

2) たんぱく質毒素

ホスト内で増殖するとき、たんぱく質毒素を産生する細菌があります。毒素は標的とする細胞の細胞膜受容体へ特異的に結合し、細胞の正常な生理機能を障がいします。細胞特異的に作用する毒素を、標的細胞の名前を冠して、溶血毒素（ヘモリジン）、腸管毒素（エンテロトキシン）、神経毒素（ニューロトキシン）などと呼びます。溶血毒素

注9 バイオフィルム増殖とプラントニック増殖
細菌は液体中で増殖すると、液体が混濁する。その濁度によって菌数を推量することができる。1 mlにおおよそ10^6コの細菌が増殖すると、目にみえる混濁となる。透明な飲料水が濁っていれば細菌が増殖している証拠。

表面に強く接着して増殖
（バイオフィルム）

液体が混濁
（プラントニック）

表Ⅳ-7 細菌の病原因子

ホストへ障がいを与える細菌の産生する物質を病原因子という。細菌が産生する病原因子の種類と作用機序を示す。

病原因子	作用の特徴	代表的な病原菌・病原因子
定着・侵入因子	宿主細胞の表層構造、多糖体などの受容体へ接着し、コロニゼーションする	大腸菌タイプ1繊毛、コレラ菌繊毛、ブドウ球菌のフィブロネクチン結合たんぱく質
たんぱく質毒素	受容体・受容分子へ結合し、宿主細胞のシグナル伝達・代謝系を障がい、多糖・たんぱく質・脂質分解酵素	コレラ毒、腸内細菌エンテロトキシン、ジフテリア毒、破傷風毒素、ボツリヌス毒素、炭疽菌致死毒素、志賀毒素、ウエルシュ菌コラゲナーゼ、A群連鎖球菌のヒアルロニダーゼ、ピロリ菌ウレアーゼ
細胞内寄生性貪食能抵抗性	貪食細胞の貪食能に抵抗、細胞内殺菌作用に抵抗、細胞内に寄生する	黄色ブドウ球菌コアグラーゼ、プロテインA、肺炎球菌莢膜、サルモネラ、結核菌、赤痢菌、リステリア、クラミジア、リケッチア
免疫機能を修飾・障がい	免疫応答ネットワークを撹乱、修飾し免疫の異常反応を惹起する	グラム陰性菌リポ多糖（LPS）、グラム陽性菌のスーパー抗原、A群溶連菌Mたんぱく質

は、赤血球や白血球の細胞膜の脂質、特にコレステロールへ結合してホストの細胞膜を壊し、細胞を溶解します。腸管毒素は腸管の上皮細胞の受容体へ結合し、細胞膜の情報伝達分子を抑制したり、過剰に刺激して細胞の水分代謝を乱し、下痢や出血をおこします。また、迷走神経を介しておう吐中枢へはたらき催吐作用のある腸管毒素を産生する細菌もあります。神経毒素には、神経細胞接合部（シナプス）にはたらき、けいれんや麻痺をおこしたり、神経細胞に直接障がいを与えるものもあります。

　標的となる細胞・組織に特異性がないたんぱく質毒素があります。たんぱく質分解酵素（プロテアーゼ、プロネース、コラゲナーゼ）や脂質分解酵素（リパーゼ、フォスホリパーゼ）、多糖体分解酵素（グリコシダーゼ）など、特に標的細胞を選ばず、筋肉や結合組織を無作為に溶解する毒素もあります。

3）貪食細胞に抵抗する因子

　多核白血球やマクロファージの貪食・殺菌機能に抵抗する細菌があります。細菌が「防御服」をまとい、ホストの異物認識能をくぐりぬける作戦です。言い換えれば、ホストの貪食細胞の異物認識受容体に感知されないように偽装する作戦です。ペスト菌や肺炎球菌などは、菌体の周囲に多糖体の膜をつくり貪食から免れて増殖して病巣を拡大します。黄色ブドウ球菌は血液を凝固する因子（コラゲナーゼ）を産生し、菌体をホストの血清たんぱく質（フィブリン）で包み、異物認識能を惑わせます。

　貪食されても、細胞内の殺菌機能に抵抗して、細胞内に棲息し増殖する細胞内寄生細菌があります。サルモネラ、リステリア、結核菌、赤痢菌などがその例です（p227 **コラム22** 参照）。

4）免疫機能を障がいする因子

　貪食細胞は異物を貪食・処理するとともに、殺菌作用のある物質（デフェンシンなど）や免疫機能を刺激する物質（サイトカイン）を産生します（第Ⅴ章免疫の項参照）。それに対して、病原菌には、貪食を回避したり、貪食されても殺菌作用に対抗して細胞内で増殖を続けるもの、免疫系を過剰に刺激・抑制するものなどがあります。

　黄色ブドウ球菌はコラゲナーゼを産生するほか、免疫抗体を吸着するプロテインＡを産生して抗体を不活化します。結核菌やサルモネラ菌、リステリアなどの細胞内寄生菌は、グロブリン抗体を避けて貪食細胞の貪食胞のなかで殺菌因子に抗して増殖を続けます（p227図Ⅴ-5参照）。

　ホストの免疫機能を混乱させて炎症や免疫能力を異常に促進させて障がいするものがあります。大腸菌やサルモネラ菌などグラム陰性桿菌のLPS[注10]は、マクロファージを過剰に活性化し、補体系[注11]も活性化して敗血症性ショックをおこします。敗血症性ショックがさらに進

注10　LPS
Lipopolysaccharide
グラム陰性菌の細胞膜にあるリポ多糖体、内毒素（エンドトキシン）の本態。

注11　補体
p226参照。

行・増悪すると、血液の凝固系を障がいして播種性血管内凝固症候群（DIC）をおこし、重篤な経過をたどることがあります。黄色ブドウ球菌や溶血性連鎖球菌はスーパー抗原を産生し、リンパ球を過剰に活性化してサイトカインを大量に産生し、毒素ショック症候群をおこすことがあります。結核菌やハンセン病菌、梅毒トレポネーマなどは局所の組織でゆっくりと増殖し、それに対して細胞性免疫反応が関与して独特な免疫複合体反応や特異的な病理像として乾酪化[注12]、瘢痕、肉芽などを形成します。

注12 乾酪化
p70参照。

　急性の感染症状が消退した後、病原体に対して産生された抗体が、逆にホストを攻撃して障がいをおこすことがあります。溶血性連鎖球菌による扁桃腺炎を繰り返して罹患していると、リュウマチ熱や糸球体腎炎になることがあります。これは溶血性連鎖球菌に対する抗体が腎臓の糸球体に沈着してろ過機能を障がいし、心臓の筋肉に沈着して心臓機能を障がいすることが原因です。

　カンピロバクターが原因で腸炎をおこし、腸炎が治癒した1〜3週間後にギランバレー症候群をおこすことがあります。これは抗体が末梢神経に作用して、急激に四肢の筋力低下、嚥下・そしゃく、呼吸筋にも筋力低下をおこします。このような症状は、ウイルスの上気道感染後にも生じることがあります。その他、病原体に対する免疫抗体がアレルギーや自己免疫疾患をおこすことが明らかになっています。本来は異物に対する自己防衛機能が、自己の組織を障がいするという理不尽な現象ですが、この仕組みが原因となっている難病が多くあります（第V章参照）。

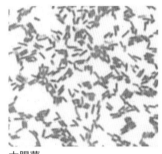

大腸菌

　以上にあげた病原因子は、ひとつの菌種でも複合的に産生し病巣を拡大します。また、同じ菌種で異なる病原因子を産生するものがあります。病原因子の遺伝子は染色体にあるもの、プラスミドにあるもの、バクテリオファージがもちこんでいるものなど、その存在様式はさまざまで、しかも水平伝播するので、細菌の病原性は多様性となります。

　具体的な例として大腸菌について概観します。

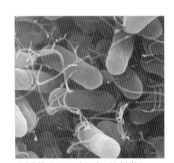

大腸菌O157（山本 教材集）

5）大腸菌の病原因子（表IV-8）

　大腸菌は、1885年、テオドール・エシェリチア[注13]が下痢患者から分離し、発見者にちなんで、学名を*Esherichia coli*、一般的には*E.coli*と名づけられ、下痢の原因菌とされました。温血動物の消化管、特に大腸に棲息し、ヒトでは腸内細菌総数の0.1%を占めています。ほとんどは無害で取扱いが安全で簡単なために、「大腸菌に正しいことはゾウにも正しい」とまでいわれ、生命科学の実験モデル生物として分子生物学、分子遺伝学、遺伝子組み換えやバイオテクノロジーの発展に大きな貢献をしてきました。

　グラム陰性通性嫌気性桿菌といわれ、環境のなかでも長時間棲息で

注13 テオドール・エシェリチア
Theodor Escherich（1857〜1911）。ドイツの細菌学者。

きる抵抗性を備え（土や水のなかで数か月生存する）、自然環境に広く分布しています。一般的には、75℃、10分間の加熱で死滅し、3%の食塩水、pH4以下、pH8以上では生育が困難ないし不可能です。

大腸菌は温血動物の糞便に排泄されるので、特にヒトの糞便汚染の指標として大腸菌群数を測定する方法があります。河川やプールなどの環境水の汚染状態を示す指標として、また飲料水などの安全基準の指標として、一定量の検体に存在する大腸菌群の生菌数を表記します。大腸菌のなかで病原菌となるのは一部の菌株のみで、ヒトへの感染は糞口、経口感染です。

大腸菌は、細胞壁表層の多糖体の抗原性の違いにより、O型として約180種類あります。また、鞭毛の抗原性の相違で、H型が約70種あり、莢膜の抗原の種類によりK型があります。この抗原性を指標に、大腸菌O157:H7とかO26:H4など国際的な規約にしたがって分類・表記します。

Oの番号数は発見・同定された順番で、O157は世界で157番目に同定された病原大腸菌です。O、H、Kの型別は、疫学的にはたいせつな指標ですが、病原性とは必ずしも一致しません。多くの病原因子は、遺伝子が水平伝播され、菌株間を移動しているので、菌体の抗原性因子とは必ずしも連動していません。ただし、抗原性と病原性とがゆるやかに関連するものがあり、病原大腸菌を血清型で分類する場合もあります。病原大腸菌は、病原性の違いによって**表Ⅳ-8**に示すよう

表Ⅳ-8　大腸菌の病原因子と環境汚染指標菌としての大腸菌群

大腸菌は分類学的には1属1菌種であるが、病原因子の種類は多く、臨床医学的にはそれぞれの病原性の形質の違いに基づいて分類されている。

		疾患の特徴
腸管病原大腸菌	腸管毒素原性大腸菌	腸管毒素（耐熱性および易熱性）を産生、旅行者下痢症、食中毒、水様性下痢
	腸管付着性大腸菌	特殊な付着性因子をもつ、下痢
	腸管侵入性大腸菌	大腸へ感染、組織侵入因子をもつ、赤痢様（粘血便）の下痢、腹痛
	腸管病原性大腸菌	付着性因子（Lee遺伝子）をもつ、小腸に感染し、下痢、腹痛
	腸管凝集性大腸菌	凝集性因子をもち、小児の慢性下痢症
	腸管出血性大腸菌	ベロ毒素（VT1、VT2）を産生、出血性下痢、溶血性尿素症候群
腸管外病原大腸菌	尿路病原性大腸菌	膀胱炎、腎盂炎など
	新生児病原性菌	K1莢膜をもつ株は新生児脳炎をおこす
大腸菌群	クレブシエラ、サイトロバクター、エンテロバクターなど大腸菌に類似した性状をもつ菌類を含む	菌数を測定し、食品や飲料水、水泳プールや環境水の糞便汚染の指標とする

に腸管病原大腸菌、腸管外病原大腸菌に分けられ、後者はさらに尿路病原性菌と新生児病原性菌に分類され、前者はさらに保有する病原因子の種類により分類されています。

　ちなみに、これまでに病原性が確認された大腸菌株はすべて国際的に承認された感染症研究機関（イギリス・コリンデールやアメリカ疫病対策センター、わが国では国立遺伝学研究所や国立感染症研究所）に登録・保管されています。

a. 腸管病原大腸菌
① 腸管侵入性大腸菌
　赤痢に似て、粘血便の下痢を主症状とし、強い腹痛、頻回の便意を催し、発熱することもあります。腸管侵入性大腸菌は腸管上皮細胞へ侵入して増殖し、さらに隣接する上皮細胞へ侵入して病巣を進展し、上皮細胞をアポトーシス[注14]に誘導して大腸上皮粘膜に潰瘍をつくります。この菌株の病原因子は、細胞侵入性因子が主役で、赤痢菌と類似した遺伝子群をもち、大型のプラスミドにコードされています。

注14　アポトーシス
p47の注を参照。

② 腸管毒素原性大腸菌
　コレラに似て、頻回の水様性下痢便を主症状とします。東南アジアやメキシコなどを旅行すると、必ずというほど感染することから、旅行者下痢症という別名があります。この菌種はメキシコで開催された医学学会に参加したアメリカ人医師団が試験台として協力して同定されました。下痢をおこす腸管毒素（エンテロトキシン）が病原因子で、易熱性毒素と耐熱性毒素があり、前者は旅行者下痢症の、後者は熱帯地域の開発途上国の幼少児に多い下痢症の原因毒素です。この病原因子の遺伝子はプラスミドにコードされています。

③ 腸管病原性大腸菌
　下痢をおこした感染者から分離された、他の腸管病原大腸菌に属さないもので、特殊な定着因子や細胞毒たんぱく質などの遺伝子をもっています。

④ 腸管出血性大腸菌
　1982年、アメリカでハンバーガー食中毒から分離・同定され、わが国では1996年、堺市で学校給食が原因食で約8,000人が罹患した食中毒の原因菌です。わが国では毎年、散発的に2,000〜3,000人が感染しているといわれ、第3類感染症として管理されています。菌の血清型[注15]はO157、O28、O111などで、共通して志賀毒素（ベロ毒素）の遺伝子をもっています。この菌の毒素（志賀赤痢菌と同じ毒素）は腸管毒として出血性下痢をおこすのみならず、腎や脳・意識を障がいして溶血性尿毒症をおこし、死亡の原因となります。

　菌はウシの腸管・胆管を自然宿主としており、ウシの肉・肝臓（レバー）・内臓などを生食する国に多く発生します。わが国ではウシの肝臓を生食して感染・発症することが多く、生食は法律で禁止されま

注15　菌の血清型
細菌の表面抗原がもつ抗原構造の相違に基づいて抗血清（抗体）を作成し、これと反応するか否かで型別する。大腸菌ではO型（菌体抗原）、H型（鞭毛抗原）、K型（莢膜抗原）があり、O抗原型には約180種類ある。

した。

　ベロ毒素以外に定着性因子、細胞毒、その他の病原因子をもっています（p212図Ⅳ-27参照）。この菌株は他の大腸菌に比べて酸（胃酸にも）に対して抵抗性があり、また10〜20コの少量の菌数の経口摂取で感染・発症する、感染力の強い菌種です。

⑤腸管凝集性大腸菌

　東南アジアの小児の慢性下痢症の主要な起因菌とみなされます。培養細胞と混合すると、菌が凝集塊をつくって細胞へ付着することから、この名称があります。特殊な凝集因子を保有しています。

b. 腸管外病原大腸菌

　膀胱炎、腎盂腎炎などの尿路感染をおこします。尿路感染から敗血症へ進展する場合もあり、油断できない大腸菌です。特有な定着繊毛をもっていて尿路上皮に特異的に接着し、増殖して炎症をおこします。おそらく大腸・肛門周辺を棲息場所としており、会陰部・尿道を逆行して膀胱内で増殖する特性を備えていると推察されます。病原因子は接着因子が主体であろうと考えられます。

　新生児髄膜炎をおこす大腸菌は、出産時に産道から新生児に感染すると考えられます。そのなかで特殊なK抗原をもっている菌は、新生児の血管脳関門を越えて髄膜炎をおこすことがあります。病原因子はK抗原とみなされますが、詳細は不明です。

　以上は大腸菌を例に、細菌の病原因子の多様性を紹介しましたが、病原遺伝子は染色体やプラスミドにあり、いずれの病原因子も他のいくつかの遺伝子を組み合わせてもっており、それらは遺伝子群、病原遺伝子島（PI）[注16]を形成しています。病原遺伝子島はホストの細菌の染色体DNAの塩基配列とは異なる配列をしているので、明らかに細菌種間を水平伝播していることがわかります（p212図Ⅳ-27）。

注16　病原遺伝子島(PI)
p213参照。

表Ⅳ-9　ウイルスの病原因子
ウイルスが細胞を障がいする仕組み

細胞へ接着・結合	細胞に特異的な受容体へ結合（例、シアル酸など）
細胞内情報伝達を障がい	ウイルスが増殖する過程で、ウイルスたんぱく質が感染細胞内の情報伝達分子や代謝経路の酵素反応を障がいする
細胞死へ誘導	細胞を壊死やアポトーシスのカスケードへ誘導する
細胞を溶解	ウイルスが細胞内で成熟し、細胞外へ放出されるときに細胞膜を破り、細胞を溶解する
抗体・免疫障がい	抗ウイルス抗体が感染した細胞や健常な細胞と反応し障がいする
持続感染	ウイルスが潜伏感染・持続感染する
細胞を癌化	ホスト細胞のゲノムへ組み込まれ癌化を助成・誘発する

カスケード：連続した小さな滝、連続しておこること

（3）ウイルスの病原性（表Ⅳ-9、図Ⅳ-18）

ウイルスは生きた細胞のなかでのみ増殖することが病原性を発揮することにつながります。ウイルスの増殖は、

① 細胞へ吸着する（細胞受容体へ結合する）
② 細胞へ侵入する（エンドサイトーシス：貪食されるか侵入するか）
③ 細胞内でたんぱく質と核酸を合成し成熟する
④ 細胞から放出される

の4段階があります。それぞれの段階でウイルスの病原性に特異性を発揮します。

1）感染したウイルスの体内動態（図Ⅳ-19）

ウイルスが感染すると、まず感染した組織の細胞（咽頭粘膜や上皮組織）で一次的に増殖します。増殖したウイルスは血流中に放出されて1次ウイルス血症をおこします。ついで、リンパ組織や肝臓・脾臓の網内系でさらに増殖し、ふたたび血流へ放出されます。これが2次ウイルス血症で、悪寒・戦慄を伴う急激な発熱、筋肉痛などの全身症状がおこります。最終的には、感受性のある組織や細胞へ感染して特有な症状（発疹や細胞変性）をおこします。たとえば、風邪ウイルスは鼻・咽喉の粘膜に感染し、全身症状を発症しますが、炎症の病態は気道粘膜にかぎられています。ノロウイルスは腸粘膜に感染し、2次ウイルス血症をおこしても炎症病態は粘膜組織にかぎられており、それが主要な病態となります。しかし、肝炎ウイルスは1次、2次ウイルス血症から肝臓細胞を、ポリオウイルスは1次、2次ウイルス血症から脊髄前角細胞を、エイズウイルスは1次、2次ウイルス血症から

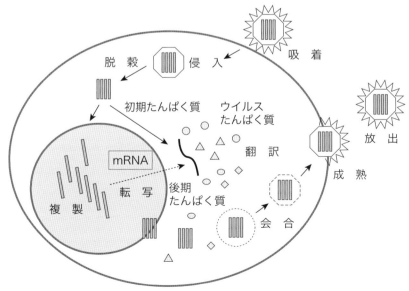

図Ⅳ-18　ウイルスの増殖と病原因子

ウイルスは細胞へ吸着して細胞内へ侵入し、たんぱく質の殻から裸の遺伝子（DNAあるいはRNA）となり、遺伝子の一部はそのままmRNAとなり初期たんぱく質（ウイルス複製を促すたんぱく質）へ翻訳される。一部の遺伝子は核内へ移動し、複製され、一部はmRNAへ転写され後期たんぱく質（ウイルスの殻たんぱく質など）へ翻訳される。複製された遺伝子と後期たんぱく質は会合して、ウイルス粒子となり、細胞外へ放出される。この過程でつくられるたんぱく質が細胞の代謝や増殖を阻害する病原因子となる。

CD4リンパ球を最終の感染標的細胞とします。

2）細胞のウイルス特異的受容体

　ウイルスは、細菌とは異なり特異的な細胞毒などを産生するものはほとんどありません。標的細胞への選択的な親和性が病原性を決めます。ホストの細胞は、それぞれの組織・臓器で特有なウイルスに対する受容体をもっています。受容体をもつ細胞を感受性細胞といいます。感受性細胞は常に一定の錠前（ロック）をかけていますが、感染するウイルスはそれにあう鍵（キー）をもち、錠前を開けて感受性細胞へと侵入します。錠前が受容体で、鍵はウイルスの表層たんぱく質である細胞接着因子です。

　ウイルスの受容体は動物の種類や臓器・細胞により異なっており、それが病原性の特異性を決めています。B型肝炎ウイルスはヒトの肝細胞の受容体へ結合する接着因子をもち、エイズウイルスはヒトの血球のCD4受容体へ結合します。しかし、他種の動物は受容体をもたないため感染しません。ウシ口蹄病ウイルスの受容体をウシが特異的にもっているためウシ間で流行しますが、ヒトやブタはその受容体をもっていないため感染することはありません。ウシ口蹄病ウイルスとヒトのハシカウイルスは同じモルビリ属に属し、類似した性質を示しますが、それぞれ感染ホストは異なっています。ウイルスの受容体の有無が病原性を決定する大きな要因です。

3）細胞の機能を障がい

　ウイルスは貪食細胞や感受性細胞内でゲノム（遺伝子群）を複製し、自己のたんぱく質を合成します。その過程で、ホスト細胞内情報伝達

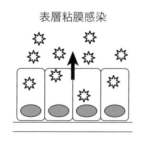
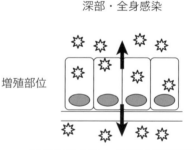

図Ⅳ-19　ウイルスの感染様式
風邪や下痢をおこすウイルスは粘膜細胞へ付着し、侵入してそこで増殖する。その結果、粘膜細胞は破壊されたり溶解する。一部のウイルスは基底膜から血管にはいり、1次ウイルス血症をおこし、全身へ伝播される。ついで、肝臓や脾臓でふたたび増殖し2次ウイルス血症となり、感染の最終臓器へ定着する。

系分子を阻害したり異常に促進して、細胞の正常な機能を障がいし、細胞の代謝機能を乱し、細胞分裂の調節に障がいをおこさせ、壊死やアポトーシスへ誘導します（図Ⅳ-17）。どのウイルスたんぱく質が、細胞のどのたんぱく質分子と反応するかによって、病原性の現れ方が異なります。

　ウイルスを感受性細胞に感染させて培養すると、細胞はいろいろな形態的・代謝的な変化をおこします。これを細胞変性効果（図Ⅳ-20）といいます。サル腎臓細胞にアデノウイルスを感染させると細胞が円形化し、HeLa細胞[注17]にハシカウイルスを感染させると、細胞が融合して多核大細胞になります。ウイルスと感染細胞の細胞変性効果のあいだには、かなり厳密な反応のルールがあります。この変性効果を観察してウイルスを同定することができます。この変性効果の実態を分子レベル・ゲノムレベルの反応として解明すれば、その反応を阻害する分子、促進する分子を分子構造学的に認識する新しい抗ウイルス薬の開発が可能となります。エイズウイルスやヘルペスウイルスの細胞内での増殖過程にかかわる酵素・たんぱく質を同定し、それと反応する化学物質を合成して治療薬を探索するゲノム創薬が実用化されています。

注17　HeLa細胞
1952年、世界ではじめて樹立されたヒト（患者名ヘンリッタ・ラックス）の子宮頸癌からの培養株化細胞。ヒト由来の細胞なのでいろいろなウイルスの培養に用いられた。

4）免疫抗体から逃れ、潜伏し、変異する

　急性感染が治癒して抗体が産生されているにもかかわらず、抗体から逃れて特定の細胞へ潜伏感染をするウイルスがあります。潜伏感染中にウイルスが変異して、防御抗体を逃れて急性症状をおこすこともあります。ヘルペスウイルスの一種である帯状疱疹ウイルスは、その典型例です。幼少時に水痘ウイルス（水痘・帯状疱疹ウイルス）に感染し、水痘は治癒し血清中に感染防御抗体もできているにもかかわらず、液性抗体が浸透しない場所である神経細胞節内へ潜伏感染します。免疫力が低下すると、ウイルスはふたたび活性化されて増殖を再

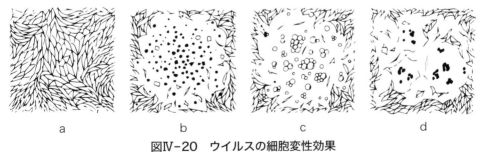

図Ⅳ-20　ウイルスの細胞変性効果
細胞をシャーレで培養すると、細胞はシャーレに密着して1層で石垣状に並ぶ。シャーレ底面を細胞がおおってしまうと細胞はそれ以上増殖しない（a）。この状態の細胞へウイルスが感染すると、細胞の形状が崩れて破壊される（b）、円形化（丸くなる）する（c）、あるいは細胞が融合する（d）。細胞の種類と感染するウイルスの種類によりこの変化には特徴があるので、これを利用してウイルスを同定することができる。

開し、知覚神経の支配領域（肋間神経や三叉神経）の皮膚に痛みの強い帯状疱疹をおこします。

ハシカウイルスは急性感染後に脳細胞に潜伏感染し、そのあいだにウイルスの外殻Mたんぱく質が変異し、再度活性化して脳細胞を広範囲に変性させ、亜急性硬化性全脳炎（SSPE）[注18]をおこすことがあります。

注18 SSPE
p113参照。

エイズウイルスは持続感染し、抗ウイルス剤に曝露していると変異を繰り返して薬剤耐性を獲得します。インフルエンザウイルスの抗原変異は、ウイルスがヒト－ブタ－トリのあいだを行き来しながら潜伏感染をしてNたんぱく質遺伝子やHたんぱく質遺伝子の変異をおこします。

5) ホストの遺伝子を変異する　発癌性

ウイルスの遺伝子（ゲノム）がホストの染色体へ組み込まれて宿主細胞に変異をおこし、感染細胞を不死化（癌化、表Ⅳ-10）することがあります。ウイルス自体が発癌遺伝子をもっているもの、ウイルスの遺伝子の一部がホストの染色体へ組み込まれる結果、細胞がもともともっている発癌遺伝子や癌抑制遺伝子に影響を与えるものなどがあります。ウイルスの発癌性については動物実験でトリサルコーマ、サル乳頭腫などは早くから確認されていましたが、近年パピローマウイルスがヒトの子宮頸癌の原因となることがはっきりしました。HIV-1、B型肝炎ウイルス、C型肝炎ウイルスなどの発癌性についても研究が進んでいます。

6) ウイルスに対する免疫応答が病原性となる

a. 急性感染によるサイトカインストーム

インフルエンザウイルス感染などで感染が広範囲に及び、たとえば、肺炎や脳炎など全身に及ぶことがあります。その場合、ホストは防御のために多種・多様なサイトカインを同時に過剰に分泌することがあります。過剰なサイトカインは体内のホメオスターシスを混乱させ、いわゆるサイトカインストームをおこし、ショック死に至らしむことがあります。最近発生した、重症急性呼吸器症候群（SARS）や重症熱性血小板減少症（SFTS）の死因は、このサイトカインストームによる場合が多いと推察されます。

b. 抗ウイルス抗体が感染細胞を攻撃する

ウイルスに対する抗体がホストの感受性細胞と反応して障がいを与えることがあります。抗ウイルス抗体は、通常はウイルスを中和して不活化しますが、ウイルスに感染した細胞がウイル

表Ⅳ-10　発癌ウイルス
ヒトに発癌性があるとみなされているウイルス

発症がある	Epstein-Barrウイルス（EBV） ヒトT細胞性白血病ウイルス（HTLV-I） B型肝炎ウイルス（HBV） C型肝炎ウイルス（HCV） ヒトパピローマウイルス（HPV 16,18）
おそらく発癌性がある	ヒトヘルペスウイルス8（HHV-8）
発癌性が疑われる	ヒト免疫不全ウイルス（HIV）

スの増殖中に、たんぱく質分子（抗原）を細胞膜に発現している（ウイルスが細胞外へ芽出する）とき、抗体が細胞膜へ結合して補体とともに作用して細胞膜を障がいすることがあります。ハシカや風疹の発疹、水痘の疱疹、肝炎の黄疸などは、抗ウイルス抗体（グロブリン抗体や細胞性抗体）がウイルス感染細胞を壊死させたりアポトーシスへ誘導した結果です。抗ウイルス抗体が、末梢神経に反応してギランバレー症候群をおこすことも、自己免疫疾患をおこすこともあり、慢性再発性B型肝炎もその例です。

7）インフルエンザウイルスの病原因子

ウイルスの病原性の例としてインフルエンザウイルスについて概観します。インフルエンザウイルスにはコアたんぱく質の相違によりA、B、Cの3つの型があります。A型はヒトとブタとトリに感染し、B型はヒトとトリに、C型はヒトにのみ感染します。A型は感染力が強く症状も強く毎年流行します。A型インフルエンザウイルスはエンベロープに赤血球凝集素（HA）とノイラミニダーゼ（NA）をもち、これが感受性細胞へ感染する病原因子です。ヒトではインフルエンザウイルスの細胞受容体は呼吸気上皮細胞にあり、赤血球凝集素とノイラミニダーゼが接着します。

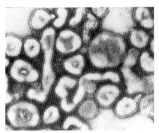

インフルエンザウイルス
ウイルスはエンベロープに包まれ、いろいろな形状をしている（教材集）

赤血球凝集素は細胞へ侵入するときに必須で、ノイラミニダーゼは細胞へ侵入するときとウイルスが成熟して細胞外へ放出されるときに必要な酵素です。赤血球凝集素にはH1～16まで、ノイラミニダーゼにはN1～9までの種類があります。これを決めるゲノムはRNAにコードされています。RNAのゲノムは不安定で塩基配列に変異がおこりやすく、年ごとの流行株が小規模（連続変異）に、あるいは大規模（不連続変異）に変異します。特に赤血球凝集素は感染防御抗原（これに対する抗体が感染防御抗体）であり、これが変異すると過去に感染して産生した既成の抗体は中和能が弱いか無効で、変異株ウイルスが大流行をおこします。歴史的大流行をおこしたウイルスの型は、スペイン風邪はH1N1（1918年）、アジア風邪はH2N2（1968年）、ホンコン風邪はH3N2（1968年）であり、1977年に流行したソ連風邪はスペイン風邪と同型のH1N1でした。2013年にはH1N1の変異型が主体となり流行しました。

赤血球凝固素およびノイラミニダーゼの変異で問題になるのは、感染動物種です。A型インフルエンザウイルスはヒト、ブタ、トリに動物種を越えて感染します。病原性を決める受容体は、トリやブタでは腸管上皮にあり、病状は下痢が主体で、ヒトでは呼吸上皮が標的となり呼吸気症状が主体です。本来はそれぞれ特異的な細胞親和性をもっているのですが、ヒト型とトリ型、あるいはヒト型とブタ型が混合感染することがあると、ウイルスがゲノムを複製し編成する過程で、それぞれのゲノムがまじりあって（ゲノム交雑）、元の型と異なった型が

できる可能性があります。

2009年のトリインフルエンザウイルスA型H5N1は、もともとはトリにしか感染しませんでしたが、これがヒトに感染して（ヒトに馴化するという）重症のインフルエンザとなり死亡者が発生しました。トリ型がヒトに感染すると病原性が強く、肺炎や髄膜炎の炎症反応をおこすとされています。H5はヒトには親和性（ヒトに受容体がない）はありませんが、たまたま感受性のあるヒトにH5が感染して、ヒト体内でさらに変異をおこし、ヒトへの親和性を強める可能性はあり、それが大流行をおこす恐れがあります。このような事態を危機予想して、中国ではトリインフルエンザH5N1（高病原性トリインフルエンザ）に感染した恐れのあった養鶏250万羽を、焼却・埋没処分しました。わが国でも同じようなことがありました。

2013年現在、インフルエンザウイルスH7N9が問題となっています。これはトリ-ブタ間で変異し、たまたまヒトへ感染したようで、多くの患者と死亡者がでています。インフルエンザウイルスの病原性のもっとも危険な点は、ホストが複数種あり相互に混合感染するあいだに遺伝子の変異がおこり、流行する可能性があることです。

ウイルスたんぱく質が細胞内で転写・翻訳されると、そのたんぱく質がホスト細胞の代謝を阻害したりサイトカインを過剰に産生するようにはたらきます。その結果、サイトカインはホメオスターシスを障がいし、細胞に変性・壊死・アポトーシスを惹起し、各種の障がいをおこします。ウイルスが肺細胞や脳髄膜細胞に感染すると、肺や脳神経細胞から異なった種類のサイトカインが同時・多量に分泌され、サイトカインの嵐となってショックを誘発し、重篤な状況となります。

インフルエンザウイルスには発癌性や自己免疫誘導能はないとされていますが、ゲノムが変異をおこしやすいことが病原性の問題であり、予防対策が困難な点です。同じようなことが、C型肝炎ウイルスやエイズウイルスでもおこっています。

(4) 真菌（カビ）の病原因子

日常に目にする真菌（カビ、菌類）は食品や衣類・紙製品などの表面に「生えた」もので、綿毛状のコロニーの「菌糸」が目にみえます。カビの胞子は環境中を漂って飛散し、湿った有機物の表面に付着すると発芽し、綿毛状のコロニーを形成します。真菌類を便宜上、非病原性と病原性と分けると次のようになります。

1）非病原性真菌類
(1) 黒カビ（*Cladosporium*）：住宅内のカビの半数以上がこの種類。乾燥・低温に強く、ビニールクロス・コンクリートなどどこでも生育する。稀にヒトにアレルゲン（抗原）となり、過敏症性肺炎をおこすことがある

(2) アオカビ（*Penicillium*）：チーズの育成に利用されるものや、柑橘類やリンゴを腐敗させるものがある。広く土壌中、茎中に棲息するがヒトへの病原性はない

(3) ススカビ（*Alternaria*）：灰色から黒褐色の綿毛状コロニー。抗カビ剤、カビ予防剤に抵抗性がある。住宅の壁などに黒いコロニーを形成。吸入するとアレルゲンとなることがある

(4) ワーレミア（*Wallemia*）：褐色からチョコレート色の小さなコロニーを形成する。乾燥を好む菌種で、カーペット、畳の汚染菌であり、糖分を多量に含む食品・乾燥食品に生える

(5) アウレオバシヂュウム（*Aureobasidium*）：住宅内では浴室の床、壁、天井など湿気の多いところに発生し、湿地の土壌、汚水など湿った環境に棲息する。清涼飲料水、ゼリーなどからも検出される

2）病原性真菌類

わが国でみられる真菌症の原因真菌は比較的病原性が弱いものの、大きく3種類があります（表Ⅳ-11）。

① 毒素を産生する
② 菌体成分がアレルゲンとなる
③ 寄生（定着・栄養要求・増殖・宿主免疫機構を回避）してホスト細胞を障がいする

特定の真菌（カビ）は、食物などに寄生し、増殖の過程でカビ毒を産生します。大豆やピーナッツなどに付着・生育するアスペルギルスはアフラトキシンを産生します。これはかなり強い発癌性がある毒素で、特に肝臓癌を惹起します。小麦やライ麦に寄生する麦角菌はエルゴットを産生して幻覚、高熱、けいれんなどをおこすことがあります。カビと胞子は普通の環境に常在するので、ハウスダストに混在して、

表Ⅳ-11　真菌（カビ）の病原性種と疾患

健常者には感染しにくいが、真菌症をおこしやすいホストの状態（コンプロマイズド・ホスト）がある

病原因子	疾患	病原体	伝播様式	備考
真菌症	原発性深在性（全身）感染症	ヒストプラズマ、ブラストミセス、コクシジオイデスなど	胞子を吸入	好発はアフリカ、南米など熱帯地域
	日和見感染症	クリプトコッカス、アスペルギルス、カンジダ、ムコール、カリニ肺炎、トリコスポロン	胞子を吸入、内臓・肺感染、間接・直接接触、保菌者	易感染患者（免疫抑制、基礎疾患有病者など）
	表在性皮膚真菌症 皮膚マラセチア（なまず、フケ症）口腔カンジダ	白癬菌 マラセチア カンジダ	接触	高湿度環境
アレルギー	喘息、皮膚炎など	各種環境常在真菌	吸入	ハウスダスト
マイコトキシン	食中毒、発癌	アスペルギルス	汚染食品	腐敗ピーナッツ・豆類

アレルゲンとして鼻炎や喘息の原因となるものがあります。

ヒトに寄生し増殖する真菌は、真菌症をおこします。皮膚に感染する表在性真菌症の代表例は白癬菌（ミズムシ）で、表皮の角化層に定着・増殖し、ゆっくり炎症をおこして強い掻痒感を与えます。白癬菌がヒトの皮膚角化層や爪に定着しゆっくり増殖することが、病原因子です。感染しやすさに個人差があり、適当な湿気と皮脂成分が生育に必要な条件です。長時間運動靴や長靴などを履いて活動する運動選手や作業員が、不潔にしていると感染しやすくなります。

内臓内部へ感染する深在性真菌症として、アスペルギルスやカンジダなどがあります。多くはコンプロマイズド・ホストに感染し、気道や腸管の粘膜表面にゆっくり増殖します。プロテアーゼなどを分泌し、慢性的な炎症を惹起しながら組織を破壊します。主たる真菌疾患を**表Ⅳ-11**に示します。

(5) 寄生虫・原虫の病原因子

真核生物の「動物細胞」で、哺乳動物に寄生するものを総称して「寄生虫」といいます。世界中では200種類、わが国では約100種類が棲息しているようです。単細胞からなる原虫と多細胞からなる蠕虫に大きく2つのグループに分けられます（**表Ⅳ-12**）。それぞれがおこす病気を**表Ⅳ-13**にあげています。

1950年前後は、わが国では環境衛生が未整備で不潔であったために、国民病といわれるほど多くの感染者がいました。幸いなことに2010年代には、寄生虫症の発症例はきわめて少なくなりました。しかし、熱帯地域・発展途上国では日常的に普通にみられる疾患で、流行の現地への旅行者・赴任者は注意すべき疾患です。

寄生虫の病原性は、ヒトに必要な栄養素を横取りしたり、消化管や脈管系を物理的に閉塞するなど、ホストに寄生すること自体が病原性です。ヒトへの感染は、経口・経皮感染で、魚類や哺乳類などの中

表Ⅳ-12　病原性原虫・寄生虫　分類表

	類	特徴	病原体
原虫	根足虫類	形状をかえて自由に動く	赤痢アメーバ
	鞭毛虫類	運動するために長い鞭毛をもつ	トリパノソーマ、ランブル鞭毛中、膣トリコモナス
	胞子虫類	運動せず胞子を形成する	マラリア、クリプトスポリジウム、トキソプラズマ
	有毛虫類	繊毛をもつ	大腸パラチジュウム、ヒトブラストシスチス
蠕虫	線虫類	線状、円柱状、細長い	回虫、アニサキス、鉤虫、蟯虫、顎口虫、鞭虫、糸状虫など
	吸虫類	体が扁平で2つの吸盤をもつ	肝吸虫、横川川吸虫、肺吸虫、住血吸虫、肝蛭など
	条虫類	体が扁平長く分節している（一般にサナダムシ）	裂頭条虫、無鉤条虫、エキノコックス

表Ⅳ-13　寄生虫・原虫が原因となる疾患

寄生虫	疾患	病原体	病態の特徴	感染経路
線虫 蠕虫	消化管寄生線虫症	回虫、鉤虫、糞線虫、蟯虫、鞭虫、旋毛虫	下痢、腹痛、腸閉塞、鉄欠乏性貧血栄養失調	虫卵を経口摂取、う化して変態し腸管へ定着
		アニサキス	急激な胃部激痛、おう吐	イカ、サバ、スケソウダラの生食
糸状虫	象皮病、リンパ腫など	フィラリア、オンコセルカ	リンパ管閉塞、肉芽種、血管腫、皮腫、失明など	蚊、ブユによる媒介
吸虫	消化管吸虫症	横川吸虫	小腸のカタル性腸炎	アユ、シラウオ、ヤマメなど生食
	住血吸虫症	マンソン住血吸虫、日本住血吸虫	門脈や肝臓管内閉塞、肉芽種、小腸壊死	淡水系河川の貝類に寄生するセルカリアが皮膚から侵入
	肝吸虫症	肝吸虫（肝ジストマ）	胆道、気管支の小動脈を閉塞・炎症	淡水魚の生食
	肺吸虫症	肺吸虫（肺ジストマ）	細気管支へのう胞を形成	甲殻類の生食
条虫	消化管寄生条虫症	広節裂頭条虫、無鉤条虫、有鉤条虫	腸管の消化・吸収不良	サケ、ウシ、ブタの生食
	エキノコックス症	多包虫、単包虫	肝のう胞など	シカ肉の生食（虫卵の経口摂取）
原虫	マラリア	熱帯マラリア、4日熱マラリア、3日熱マラリア、卵型マラリアの4種類	周期的な高熱	ハマダラカが媒介
	赤痢	赤痢アメーバ	粘液便下痢、肝膿瘍	汚染食品・水の経口感染、口－肛門接触
	トキソプラズマ症	トキソプラズマ・ゴンディを終宿主	成人では不顕性感染。コンプロマイズド・ホストでは脳炎、妊婦では流産・死産・水痘症など	ネコ、汚染食物の経口感染、胎盤感染
	ランブル鞭毛虫症（ジアルジア症）	ランブル鞭毛虫	水様下痢、旅行者下痢症	ネコの糞便、ブタ・ヒツジ肉経口感染
	トリコモナス症	トリコモナス	膣炎、大腸炎	性交渉など
	クリプトスポリジウム症	クリプトスポリジウム	水様下痢	汚染食品・水の経口感染
	コクシジュウム（イソスポラ症）	コクシジュウム	下痢、吸収不良症候群	汚染食品・水の経口感染
	トリパノソーマ症・睡眠病	アフリカ・トリパノソーマ	眠り病	ツェツェバエによる刺傷
	シャーガス病	アメリカ・トリパノソーマ	筋組織に定住、慢性に心・消化器を障がい	サシガメによる刺傷
	リーシュマニア症（カラ・アザール）	リーシュマニア	皮膚・粘膜・内臓の壊死、潰瘍形成など	サシチョウバエによる刺傷
	ジアルジア症	ランブル鞭毛虫	小児下痢	嚢子の経口摂取

わが国では感染例は少ないが、熱帯地域では感染する機会がある。

間宿主に寄生している幼虫や卵を経口摂取したり、皮膚から幼虫が侵入したり、蚊や昆虫が吸血で幼虫を媒介します。虫卵はホスト内でう化して成虫となって増殖する結果、腸管や血管、リンパ管を閉塞します。また、寄生虫が産生するたんぱく質が抗原となってアレルギー反応が誘発され、その結果、肉芽腫や血管炎、リンパ管炎などをおこすことがあります。アニサキスのように直接胃壁へ侵入して激痛をおこすもの、腸管に寄生してホストの消化・吸収を障がいし栄養不良をおこすもの（ジアルジア、回虫、鉤虫など）、住血吸虫やフィラリアのようにリンパ管や血管を閉塞して炎症や肉芽腫をおこすものなど、いろいろな病態をおこします。

原虫は、蚊などの吸血性昆虫が吸血して媒介したり動物の糞便などを経口的に摂取して、あるいは偶然に経皮的に感染します。感染初

column 18

わが国のフィラリア症と日本住血吸虫症の征圧

病原体の発見とともに、病原体を媒介する蚊・昆虫の発見や寄生虫の中間宿主の発見は、感染症の征圧に大きな貢献をしています。

マラリア媒介はハマダラカであると発見されたのは1900年で、ついで媒介蚊は次々と同定されました（p35コラム5参照）。寄生虫の生活史が明らかになり、中間宿主が感染を媒介していることが明らかになったのも1910年ころです。この発見を機に、媒介蚊、中間宿主の征圧が感染対策の手段として大規模に実施されました。

わが国で、日本住血吸虫の中間宿主であるミヤイリガイを征圧して、フィラリア症（象皮病）は蚊を征圧して、日本から疾患を撲滅した貴重な記録があります。日本住血吸虫の撲滅にミヤイリガイを環境水から撲滅した実績は大きく評価されており、いまも中国やアフリカ地域でのダム開発や灌漑用水事業におおいに貢献しています。

昭和25年ころ、九州南部、特に鹿児島、沖縄諸島ではフィラリア症（糸状虫症：リンパ腺に寄生し全身のリンパ液の還流を障がいし、象皮病などをおこす）がまん延していました。

フィラリアは原虫でアカイエカなどの媒介により感染者の血液やリンパ腺に寄生します。血液中でフィラリア（ミクロフィラリア）は産卵し、それが夜間に蚊に吸血されて健常人へ伝播されます。これを征圧するために、九州大学を中心にして大規模な征圧プログラムがたてられ、疾患の疫学調査、患者調査、血液検査、駆虫剤投与など、大変な時間・労力・費用で実施されました。その実行記録は下記の文献に詳しいですが、感染症コントロールに疫学調査、感染者対策、媒介蚊撲滅、公衆衛生対策が一体となることが必要であることの実例です。

媒介蚊の排除はマラリア征圧の大きな手段として、実際に大規模な殺虫剤散布が行われました。しかし、殺虫剤耐性の蚊の出現と環境汚染の問題で、成功したとはいえません。しかし、感染症の征圧法のひとつとして、媒介動物と中間宿主の対策は、公衆衛生の必須の手段です。

1) みんなみ50年　日本寄生虫学会・日本衛生動物学会日本支部50周年大会記録誌、1997
2) 住血吸虫症と宮入慶之助　ミヤイリガイ発見から90年　宮入慶之助記念誌編纂委員会（編）九州大学出版

期に急性症状をおこすものは少なく、原虫の増殖とともに疾患がゆっくり慢性・進行性に発症します。原虫の産生するたんぱく質が抗原となって細胞性抗体と液性抗体が産生されますが、その抗体と原虫の反応で組織に炎症や肉芽腫、線維化などが生じます。寄生虫・原虫感染者では血液中の好酸球が増加し、血清中にイムノグロブリン抗体IgEの増加が認められます。感染防御反応とみなされますが、防御反応の機序は明らかでないため、感染防御ワクチンは未開発です。

　寄生虫や原虫はその成長過程に、宿主をかえて生育し成虫となるものがあります。

　マラリアは、ハマダラカが中間宿主であり媒介昆虫でもあります。ハマダラカの卵（生殖母体）は蚊の腸管内で発育し、スポロゾイトとなり、ヒトを刺咬して血中にはいります。ついでスポロゾイトは肝臓で分裂・増殖してメロゾイトとなり、ふたたび血中に遊離されます。メロゾイトは赤血球に侵入し栄養型となり、多数のメロゾイトを産生し、赤血球膜を破壊し溶血をおこします。このとき、悪感、高熱を発します。メロゾイトはさらに分化して生殖母体（有性生殖卵）となり、蚊はこれを吸血します。この循環でハマダラカとマラリア原虫は存続を続けていますが、その循環生態そのものがマラリアの病原因子といえます（**コラム18**）。

　日本吸血吸虫の場合はミヤイリガイが中間宿主です。ヒトの腸管で

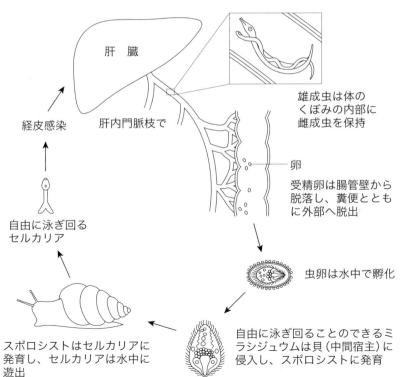

図Ⅳ-21　日本住血吸虫のライフサイクル

産出された虫卵は糞便とともに排泄され、河川など水中でう化しミラシジュウムとなります。ミラシジュウムはミヤイリガイへ侵入し、さらに発育してスポロシストになり、セルカリアに発育しふたたび水中へ遊出します（図Ⅳ-21）。このセルカリアが河川で作業をするヒトの皮膚から侵入し、肝へ移行しそこで成熟します。肝臓静脈内で雄雌が接合し、産卵し、卵は腸管へ排出されます。日本住血吸虫の病態は肝臓静脈内で成熟・増殖し産卵することです。他の吸虫類も複数種類の中間宿主を経て種が成熟し種を保存します。このように寄生虫・原虫症の病原因子は寄生体の生活環（ライフサイクル、生活史）の一部をヒトが担っていることになります。

(6) プリオン（表Ⅳ-14）

プリオンは脳組織に分布して正常に機能しますが、その立体構造が変化すると神経細胞の機能が障がいされます。正常なプリオンはαヘリックス構造ですが、なんらかの刺激でβシート構造に変化した異常プリオン分子は、順次、正常なプリオンの分子構造を変性させてゆきます。このような分子構造の変化を誘発する病原体は他になく、まったく新しい発見で、病原体の取扱いには特に注意を要します（p171参照）。

(7) バクテリオファージ

1) 細菌に感染するウイルス

バクテリオファージとは、細菌（バクテリア）を食べる（ファージ）ウイルスです。大きさ25〜200nm、大腸菌の約10分の1の大きさで、形状は「月面着陸船のような複雑な構造（大腸菌T4ファージ）」をするものや、オタマジャクシのように「頭に尻尾がついている」簡単な構造（大腸菌λファージ）のものもあります（図Ⅳ-22）。基本構造は、

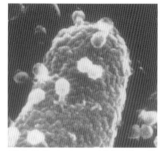

バクテリオファージ（天児　教材集）

表Ⅳ-14　プリオンによる疾患

		症状	原因
動物	ウシ・ネコ	海綿状脳症、BSE、狂牛病	スクレピー病ヒツジの肉・骨入り飼料
	ヒツジ	眠り病、スクレピー	動物間接触伝播？
	ミンク	伝染性脳症	動物間伝播？
	シカ、エルク	慢性消耗症	動物間伝播？
ヒト	クールー病	神経失調症、痴呆	死者の脳の人食習慣
	クロイツフェルト・ヤコブ病	神経失調症、痴呆	遺伝性？、移植、病ウシを摂食？
	ゲルストマン・ストロイスラー・シャインカー病		プリオン分子の遺伝的な変異
	致死性家族性不眠症	睡眠障がい、自律神経失調症、不眠症、痴呆	プリオン分子の遺伝的な変異

たんぱく質の殻である頭部と宿主に接着する器官である尾部から成り立っています。頭部には遺伝子（核酸、多くは2本鎖DNA）が包みこまれ、尾部は細い管状のたんぱく質の構造物で先端には細い繊毛があります。ファージは繊毛で宿主細菌の受容体（多くは多糖体）に接着し、頭部にあるDNAを尾部の管（注射筒）を通して菌体内へ注入します（図Ⅳ-23）。

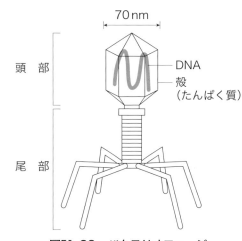

図Ⅳ-22　バクテリオファージ

バクテリオファージは自然環境や動物の腸管など細菌が棲息するいたるところに生存し、地球上には総数として約10^{30}～10^{40}分布しているといわれています。ヒトには直接的な病原性はありません。細菌の種類（属・種・株型）を選んで特異的に感染するので、大腸菌ファージ、黄色ブドウ球菌ファージというように細菌の種名を冠して名付けられ、大腸菌ファージが黄色ブドウ球菌へ感染することはありません。黄色ブドウ球菌でもさらに細分化した「型」を識別して感染します。このような種・型の特異性を利用して、「黄色ブドウ球菌ファージ型71」のように菌種をより詳細に分類する指標とすることができます。

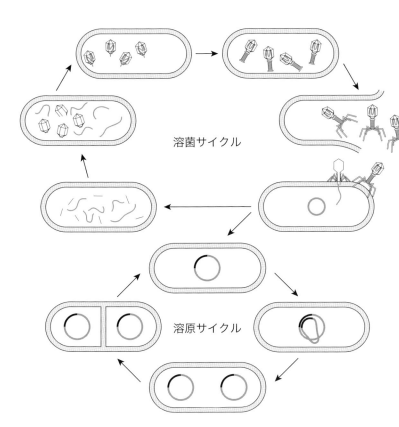

図Ⅳ-23　バクテリオファージの感染様式

バクテリオファージが感染すると、ファージがホスト内で増殖し細菌を溶かして放出する溶菌サイクル（上段）と、ファージの遺伝子のみを細菌の染色体DNAへ組み込んで存在し続ける溶原サイクル（下段）がある。溶原化しているファージはなんらかの刺激を受けるとファージを産生して溶菌サイクルとなることができる。

2）感染・増殖様式（図Ⅳ-23）

バクテリオファージの感染様式には2通りあります。ひとつは、感染した細菌内で複製・増殖し、成熟して細菌を壊して娘ファージを多数放出して自己増殖する様式です。このときは宿主の細菌は溶菌し殺菌されます。これを溶菌サイクルといい、その作用があるファージをビルレントファージといいます。もう一つの様式は、感染した菌体内で増殖はしないで、ファージの全遺伝子を細菌の染色体へ組み込み細菌とともに生き続ける様式です。これを溶原サイクルといい、そのファージをテンペレートファージといいます。動物ウイルスも基本的にはこの2通りの感染様式があります。

感染は、宿主細菌の受容体（細菌細胞壁のリポ多糖体）へ尾部で接着し、頭部にある遺伝子DNA（通常は2本鎖）のみを注入し、頭部と尾部は細菌内へははいりません。溶菌サイクルでは細菌の代謝・合成酵素を利用して自己の核酸とたんぱく質を複製・産生し、1コのバクテリオファージから、約30〜90分で、1,000〜3,000コの娘ファージを複製し宿主細胞壁を破裂（溶解）させて放出されます。この場合、宿主細菌は溶菌され殺菌されます。溶原化した場合には、ファージ遺伝子は宿主染色体へ組み込まれ共存し、細菌の増殖とともにテンペレートファージあるいはプロファージ[注19]として共存します。このファージ遺伝子は宿主細菌がなんらかの刺激（紫外線や化学薬品に曝露される）を受けると、ファージを再生する溶菌サイクルへ移り娘ファージを産生するようになります。この場合には、ファージDNAが細菌染色体から切り出され、複製・再生されるときにファージ遺伝子に隣接する細菌染色体の遺伝子を一緒に切り出してもちだすことがあります。このとき娘ファージは細菌のDNAを一緒にもち、自己のDNAより大きなDNAをもったファージとなります。このファージが他の菌へ感染し溶原化すると、他の細菌の遺伝子を宿主菌へ伝播して、伝播した菌の性状をかえる（変異する）こととなります。すなわち、ファージは遺伝子の運び屋（水平伝播）となります。このようにして運ばれた遺伝子に、コレラ毒素、ジフテリア毒素、ボツリヌス毒素、腸管出血性大腸菌の志賀毒素（ベロ毒素）などの病原遺伝子や薬剤耐性遺伝子があります。このように毒素遺伝子のみならず病原遺伝子を運ぶファージは、無毒・無害な細菌株を有毒・病原株に変異させます。

3）バクテリオファージの役割と利用

細菌の棲む環境には必ずバクテリオファージがいます。それはどんな役割をはたしているのか、いまだその全容ははっきりしませんが、ファージは抗生物質の発見以前からその存在が認められていました。その特性を利用していろいろなことが試みられました。次のようなはたらきがあります。

注19　プロファージ
ファージになる前段階。

① 細菌叢をつくる同種の細菌種密度（棲息数）を調節する
　腸内細菌叢や表皮細菌叢は多種類の細菌がバランスよく共生している。そのバランスを適正に維持し、同菌種が過剰になれば溶菌サイクルで菌数を制限して総数を調整する（p179 **コラム15**）
② 環境に適応して持続的に生存するために必要な遺伝子（たとえば、薬剤耐性遺伝子）を菌株間で水平伝播し形質導入する

このようなはたらきを医療に利用する、「ファージ療法」が試みられています。

① 特異的な菌種の抗菌薬として利用する。特定の病原菌のみを標的として狙い撃ちして溶菌するので、抗菌薬より選択毒性が高く、ヒトに副作用がない
② 抗菌薬で治療困難な薬剤耐性菌を指標にして、溶菌サイクルで殺菌する
③ 病原菌に対するビルレントファージを体内で持続的に体内細菌叢（腸内細菌叢など）として共生させ、病原菌の感染を防ぐ
④ 感染の宿主の種特異性を利用し、ファージを標識して臨床検査材料から特定の病原菌を検出する
⑤ 同じ菌種の異なる株をファージ型別で分類して、より正確な疫学解析をする
⑥ 有用な遺伝子を切り出し、挿入して遺伝子操作で有用細菌をつくりだす
⑦ ファージ自体を遺伝子操作していろいろな性状をもったファージをつくりだし応用する

このような有益性を具体的に利用する研究（ファージセラピー）が進んでいます。

　ファージウイルスには真菌（カビ）や原虫に感染するものもあります。ウイルスは遺伝子を水平伝播し、生物の進化に重要な役割をはたしています。生命の起源、生物体の起源を考えると、ウイルスが先か、細胞が先かという議論になります。たんぱく質、RNA、DNAのいずれが地球上に最初に出現したか、たんぱく質分子と核酸だけの生物の役割はなにかなど、探索の興味はつきません。最近、深海の火山噴火口まわり（高圧・高温環境）から、巨大なウイルスが発見されています。大きさは大腸菌ほどもあり、感染宿主は原生動物（アメーバ）かもしれないといわれています。ウイルスは遺伝子操作の道具に使われますが、生物の進化にウイルスがどのように関与しているのか、興味はつきません。

5. 病原微生物のゲノム

病原微生物も生物として種の保存・存続のために生命の設計図として遺伝子群＝ゲノムをもっています。病原微生物のゲノムの特徴を**表IV-15**にまとめました。原生動物、真菌（カビ）は真核細胞であり、ゲノムは染色体（DNAとたんぱく質の集合体で染色体を形成する）をつくり、核膜で囲まれて細胞質とは隔てられて（核膜孔が細胞質と連絡）います。それに対して、細菌は原核細胞で、ゲノムDNAは染色体を形つくらず、2本鎖の裸のDNAが細胞質につめこまれています。染色体を形成していませんが、細菌のゲノムDNAを慣例的に染色体と呼びます。ウイルスのゲノムは遺伝子がDNAかRNAのどちらか一方で構成され、たんぱく質の殻のなかへ収められています。

真核細胞は核以外にミトコンドリアにも遺伝子をもっています。ミトコンドリアは元来は細胞内寄生好気性細菌ですから不思議ではありませんが、機能はエネルギーの合成と特殊な代謝を分担しています。細菌は染色体以外の遺伝子をプラスミドとしてもっています。このプラスミドは遺伝子を運ぶこと（水平伝播）ができます。

それぞれの微生物がもつゲノムの大きさは高等な微生物ほど遺伝子数が多く、したがって塩基数が多くなっています。細菌の遺伝子数は約1,000〜7,500個で、独立栄養菌で生育するもっとも小さい微生物であるマイコプラズマは約600個の遺伝子数で、それだけで全生命活動を遂行しています。

微生物のゲノムの特徴は次のようです。
① 遺伝子数が少ない……生命現象を営むための無駄が少ない
② 複製・転写機能が早い……分裂・増殖・代謝の時間が早く、世

表IV-15　病原微生物のゲノム

	遺伝子存在部位	染色体構造	総塩基数(Mb)	遺伝子数	ゲノム複製法	ゲノム複製時間
真菌・原虫	染色体 ミトコンドリア	塩基とたんぱく質が結合したクロマチン構造	8〜35	6,000〜12,000	有糸分裂	数日〜数時間
細菌	染色体 プラスミド	たんぱく質を結合しない2重鎖DNA	1.2〜8.0	1,000〜7,500	2分法	数時間〜数分
マイコプラズマ	染色体 プラスミド	たんぱく質を結合しない2重鎖DNA	0.6〜0.8	600〜700	2分法	数時間〜数分
リケッチア・クラミジア	染色体 プラスミド	たんぱく質を結合しない2重鎖DNA	1〜1.5	800〜1,000	2分法	数時間〜数分
ウイルス	2本鎖または1本鎖のDNAまたはRNA	ヌクレオカプシドたんぱく質と結合したものもある	0.07〜0.2	10〜200	多コピー複製	数時間〜数分

Mb：100万の単位

代時間が短い
③ 遺伝子・遺伝子群が動きやすく水平伝播する……環境に適応する能力を調節できる

（1）ゲノムの構造

1）細菌のゲノム

細菌のゲノムは約1〜2mmのDNA（染色体）で、閉じた環状をつくり、一部分は細胞膜へ結合しています。染色体以外にプラスミドがあり、染色体DNAとは独立して存在し、2本鎖の閉じた環状構造をしています。

図IV-24は、細菌ゲノムのモデル図です。ゲノム全体を環として描き、時計回り方向と反時計回り方向に遺伝子の局在部を示しています。環の円周の0時の箇所は複製開始点（ori）で、その対極の6時付近を複製終止点（ter）といいます。プラスミドも同じように、0時に複製開始点が、6時付近に複製終止点があります。

真核細胞、原核細胞を問わず、遺伝子の基本的な分子構造は同じで、その概略は次のようです。

DNAは4種類の塩基、アデニン（A）、シトシン（C）、チミン（T）、グアニン（G）がリン酸エステル結合で長い鎖状構造をつくっています（図IV-25）。この1本の鎖に対して、他の1本の鎖が、Aに対してはT、Cに対してはGが向き合って水素結合をつくり、相補性の2本鎖を形成します。この2本鎖DNAは、高温（60〜90℃）では水素結合が開裂して1本鎖となります。これをゆっくりと温度を下げると元の2本鎖に再構成されます。これはDNAの重要な性質であり、遺伝情報を安定的に保存・継代するDNAの基本的な性質です。

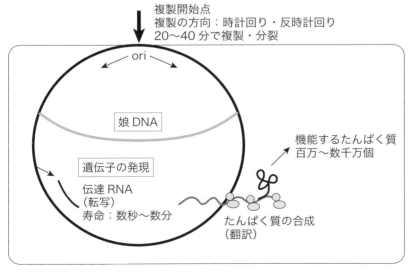

図IV-24　細菌のゲノムの複製と表現形質の発現
ゲノムは閉じた環状のDNA鎖で、自己を複製して子孫へ伝えることと、遺伝情報を形として表現するはたらきがある。複製は複製開始点（ori）から時計回り、反時計回りの双方向へ進み、大腸菌の場合、約30分で娘DNAが完成する。そのあいだに遺伝子情報にしたがい分裂するのに必要な量のたんぱく質が産生される。

DNA鎖には、たんぱく質の設計図が書き込まれている部分、すなわちたんぱく質の構造を決める部分（コード領域、構造遺伝子領域）と、その遺伝子の発現（転写・翻訳）をつかさどる調節部分（調節遺伝子領域）があります。遺伝子が転写される部分をエクソンといい、遺伝子と遺伝子をつないでいるDNA鎖をイントロンといいます。真核細胞のイントロンは長く、細菌では20～60塩基対がイントロンの役をはたしています。

　構造遺伝子には、ひとつ以上のたんぱく質の設計図が書かれています。たんぱく質はアミノ酸が100～500個（それ以上）結合して（ペプチド結合）長い鎖（ペプチド）を形成し、それが畳みこまれて立体構造をつくっています。その特異的な構造と機能は、アミノ酸の種類とその並び方（配列）により決められます。ヒトのたんぱく質は20種類のアミノ酸で構成されますが、どのアミノ酸を、どんな順序で連結するかがDNAの塩基配列で示されています。4種類の塩基のうち3つの塩基が1個のアミノ酸を選びだす暗号（コドン）となります（図Ⅳ

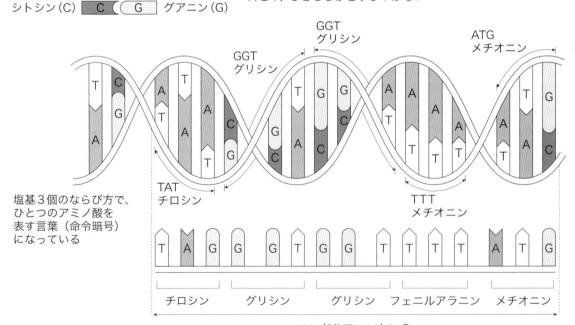

図Ⅳ-25　遺伝子の基本構造

遺伝子は2本鎖のDNAでつくられる。DNAはアデニン（A）、チミン（T）、グアニン（G）、シトシン（C）が連結して鎖状をつくり、その配列順序が遺伝子情報となる。Aは他の鎖のTと、GはCとそれぞれ向かいあって結合して2本の鎖となる。

4つの塩基のうち3つの塩基の配列順序が1個のアミノ酸を選び、DNAの配列順序にしたがってアミノ酸を連結する情報を指令する。一方のDNA鎖からRNAがその情報を読み取り、ペプチド鎖を合成する。

-25)。

　たんぱく質として読み取られる塩基配列（コード、読み取り枠、ORF）の最初には、転写開始コドン（ATG）、最後の部分にはアミノ酸をコードしない終止コドン（TGA、TAA、TAG）という特別な配列があります。これは生物の種類を問わず共通した配列です。細菌のひとつの遺伝子は約1,000個の塩基対でできており、その長さは約340 nmです。大腸菌には約4,000個の遺伝子があり、そのDNAの長さは約1.5 mmとなります。

　遺伝子の発現調節領域[注20]（たんぱく質をコードした領域より上流部分）にはプロモーター[注21]、オペレーター[注22]、リプレッサー[注23]という特殊な塩基の配列があります（**図Ⅳ-26**）。遺伝子から読み取られるたんぱく質の機能が類似していたり、連続した酵素反応をつかさどるような遺伝子は、ひとつの調節領域により発現の調節を受けます。その単位をオペロンといいます。

　染色体DNAに並ぶ遺伝子と遺伝子のあいだにはたんぱく質分子をコードしていない遺伝子連結塩基配列があります。細菌の染色体はこの部分が短く100～300塩基対ですが、真核生物ではこの部分の長さが全DNA鎖の90％以上を占めています。この部分はまったく転写されていないのではなく、RNAとして転写されている部分があり、そのRNAを総称して非転写RNA（ノンコーディングRNA）と呼びます（**コラム19**）。このRNAの機能はまだ研究が始まったばかりですが、細胞のいろいろな機能の調節に重要なはたらきをしていることが解明されつつあります。

注20　発現調節領域
環境や細胞内の状況を感知し、転写の可否、速度を調整する領域。

注21　プロモーター
転写を促進、増進させる領域。

注22　オペレーター
転写を調節する領域。

注23　リプレッサー
転写を制御、定価させる領域。

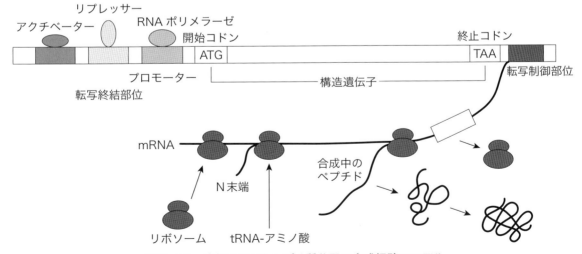

図Ⅳ-26　遺伝子からたんぱく質分子の合成経路のモデル
遺伝子の構造遺伝子からmRNAへ情報は転写され、リボソーム上でアミノ酸を連結してペプチドに翻訳され、ペプチド鎖は自己会合して立体構造をつくり、機能を発揮するたんぱく質分子となる。

2）ウイルスのゲノム

ウイルスのゲノムは細菌よりは小さく、6～100個の遺伝子で構成されます。ゲノムはDNAかRNAで、それが1本鎖か2本鎖か、また、線状か環状かによってウイルスを分類することができます（p174表Ⅳ-3）。ゲノムには、ウイルス自体の複製に必須なたんぱく質と細胞へ感染するために必須のたんぱく質の遺伝子のみがコードされています。細菌に比べればとても簡単な構造です。

たとえば、ポリオウイルスは7,500塩基対からなる1本鎖RNAをゲノムとして、11種類のたんぱく質をコードしています。このRNAはプラス（+）鎖あるいはポジティブ（+）鎖といわれ、感染細胞内で直接mRNAとしてはたらき、ホストのたんぱく質合成経路を利用して、独自に必要なたんぱく質を合成します。また、このRNAに相補的なネガティブRNA（-）鎖をつくり、それを鋳型に自身のゲノムであるポジティブRNAを合成します。ヘルペスウイルスのゲノムは2本鎖DNAで、ホスト細胞へ感染後はホストのたんぱく質合成、核酸合成の経路を利用して増殖します。

ウイルスは小さいゲノムしかもちませんが、それぞれ特異で巧妙な仕組みにより、ホストの代謝経路を利用して自己のゲノムの複製と発現をする機構をもっています。このような簡単な遺伝子で生存し続けていることは不可思議です。地球上の生命の発生は、核酸とたんぱく質が最初に合成され、ついでウイルスが生まれたという考え方に説得力があります。

3）寄生虫、原虫、真菌のゲノム

寄生虫、原虫や真菌のゲノムは大きくかつ複雑で4～20本の染色体を形成しています。ゲノムの基本構造は2本鎖DNAであり、遺伝子発現の基本的機序は細菌と類似しています。しかし遺伝子数が多く、個体も大きく細胞数が多く、遺伝子発現の調節はきわめて巧妙に

---

column 19

非翻訳性（ノンコーディング）RNA

細胞内に機能がまだ明らかでないRNA分子がたくさんあります。たんぱく質分子の遺伝子（コーディング領域）は全ゲノムDNAの数％にすぎず、たんぱく質分子に翻訳されないDNA領域（ノンコーディング領域）はヒトでも90％以上もあります。ノンコーディング領域から転写される機能性RNAは、遺伝子情報のメッセンジャーであるmRNA、たんぱく質合成に必要なアミノ酸を運ぶtRNA、たんぱく質を合成するrRNAが代表的なものです。このほかに大小さまざまなRNA分子が特有な2次構造、あるいは3次構造をつくり、細胞の機能を調節していることが判明してきました。新しく発見されるごとに名称が付されて、snRNA、snoRNA、miRNAなどがあります。細胞機能の調節因子として、種類はますます増えており、生命の本質はRNAであるとする「RNAワールド説」が現実味をおびています。

調節されています。

(2) ゲノムの機能

遺伝子のはたらきには、遺伝情報をそのままDNAへ写しとって子孫へ伝達する複製機能と、DNAからたんぱく質分子を合成する発現機能とがあります（図Ⅳ-24）。

1) 細菌ゲノムの複製

DNAの複製は、DNA合成酵素（DNAポリメラーゼ）が親のゲノムを鋳型として、新しい2本の2重鎖、娘ゲノムを複製します。複製は複製開始点のoriから始まり、時計回り方向と反時計回り方向へ複製され、複製は終止点で終わって、それぞれ独立したゲノムとして娘細胞へ分配されます。この複製にかかる時間は、大腸菌では20〜40分、増殖が遅い結核菌では数時間から数日です。複製に要する時間、すなわち世代時間は細菌の種類により異なっています。

細菌の対数増殖期には遺伝子の複製が連続して進んでいるために、細菌が2つに分裂する前に続けて複製を開始する場合もあり、ひとつの細菌が2つのゲノムをもつこともありえます。

2) ウイルスゲノムの複製

DNAウイルスはそのまま鋳型となり、宿主細胞のDNAポリメラーゼを利用して自己のDNAを複製します。RNAウイルスは1本鎖RNA（＋鎖）の場合と1本鎖RNA（－鎖）の場合で複製の方法が異なります。1本鎖RNA（＋鎖）の場合には、それを鋳型としてRNAポリメラーゼがRNA（－鎖）を合成し、それを鋳型に1本鎖RNA（＋鎖）を合成して、子孫のRNAとします。1本鎖RNA（－鎖）の場合には逆転写酵素でDNAをつくり、それを鋳型に子孫のRNAを合成します。

ウイルスのゲノムは、ホストのDNAポリメラーゼ、RNAポリメラーゼ、RNA依存性DNAポリメラーゼ（逆転写ポリメラーゼ）のいずれかの複製機構を利用して大量につくられ、細胞内の一定場所でコアたんぱく質につめこまれ（パッキング）、成熟して細胞外へ放出されます。

3) 遺伝子の発現　転写・翻訳とたんぱく質合成（図Ⅳ-26）

DNAの情報は、RNA合成酵素（RNAポリメラーゼ）によりmRNAへ転写（写し取られる）され、リボソームへ運ばれ、その情報に基づいてアミノ酸を選択してペプチドに翻訳します。1分子のアミノ酸はそれに対応する1分子のtRNAがリボソーム上へ運搬し、mRNAの情報に基づいて、順番に連結してペプチド鎖をつくります。この反応の繰り返しでペプチド鎖が伸長して、ポチペプチド鎖となります。1本のペプチド鎖は、その構成アミノ酸の側鎖分子（-OH基やSH基など）が水素結合やSS結合、疎水性結合をつくり、鎖をひとつの立体構造として組み立てます。立体構造ができてはじめて機能を

もったたんぱく質分子となります。

ヒトのたんぱく質は20種類のアミノ酸でできていますが、細菌のたんぱく質は20種類以上のアミノ酸で構成されています。細菌の種類によりたんぱく質をつくるアミノ酸種が異なっているため、細菌のたんぱく質とヒトのたんぱく質は機能が同じでもアミノ酸の種類や立体構造が異なっています。

翻訳が終わったmRNAは、RNA分解酵素（RNase）により素早く分解され、新たなRNAの合成の素材となります。mRNAの代謝回転（ターン・オーバー）はきわめて早く、数秒から数分以内の単位です。

4）遺伝子発現の調節

微生物のゲノムは常に、すべての遺伝子が発現しているわけではありません。生命活動に最低限必要で恒常的に発現する遺伝子と環境に応答し適用するための遺伝子があります。大腸菌や枯草菌をモデルにした研究では、細菌が一定の条件で生育し続けるのに必要な遺伝子は、約300個です。そのなかには、遺伝子の複製や転写に必須なセット、エネルギー代謝や構造物の合成に必要な遺伝子群が含まれています。細菌は環境の条件や栄養条件がかわればそれに対応して生育するために、その他の約700個の遺伝子は環境に適応するために必要な遺

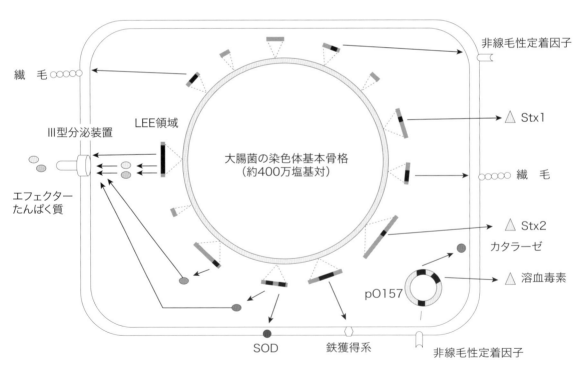

図Ⅳ-27　大腸菌の病原因子のゲノム構造

病原性大腸菌の病原遺伝子は、ファージやプラスミドで運ばれて、染色体やプラスミドに点在して挿入されている。したがって、病原性大腸菌の遺伝子数は非病原性の大腸菌に比べて多い（あるいはゲノムが大きい）。■■■部は外来遺伝子群を示す。

伝子です。環境の栄養状態、温度、pH、酸素の有無などを感知して、その情報を遺伝子に伝え、それが発現して対応するという、菌体内の情報伝達機構のネットワークが遺伝子発現を調整しています。

(3) 病原ゲノム

　ヒトに病原性をもつ細菌は、病原因子の遺伝子をもっています。この病原因子には、ホストへの定着・接着因子、毒素、抗感染防御因子などさまざまです。たとえば、病原性大腸菌の主要な病原因子は染色体上に散在しています (**図IV-27**)。この病原遺伝子群は、本来の菌の染色体上の遺伝子とは異なるGC含量 (染色体のグアニンとシトシンの量、細菌の種類によりそれぞれ特異性がある) をもっています。これは、遺伝子群が他の細菌から移入されたものと考えられます。これを病原遺伝子島といい、外来の遺伝子群であると考えられています。病原遺伝子は、染色体上にあるものとプラスミドにあるものがあります。染色体上にあるものは、病原遺伝子島を形成し、**図IV-27**に示すように分散して局在しています。それぞれの病原因子は独立して水平伝播されるものや、一定の単位の大きさで伝播されるものがあります。ほとんどの病原性菌種は同じ菌種の非病原性株に比べて大きな染色体をもっています。コリネバクテリウムは常在細菌種の一種ですが、そのなかでジフテリア菌はファージにより毒素遺伝子がもちこまれています。腸管出血性大腸菌O157:H7のベロ毒素と赤痢菌のベロ毒素は、同じベロ毒素遺伝子がもちこまれています (近年遺伝子解析の結果、大腸菌と赤痢菌は同一菌種であることが判明した)。これらの遺伝子島は遺伝学的には比較的不安定で、菌を継代培養したり、あるいは菌株保存中に欠失するものもあります。

　これらの病原遺伝子群の発現は、本来のホスト細菌の染色体遺伝子群により調節を受けています。新たに移入された病原遺伝子群の発現を、ホスト細菌のゲノムにより総体的な調節を受けています。栄養条件や環境条件によって病原因子は産生されたり、されなかったりしますが、その調節をつかさどるのはホスト細菌の発現調節のネットワークです。

　ウイルスの病原ゲノムは、ウイルスのゲノム全体であり、ホスト細胞へ結合し、増殖すること自体が病原因子といえ、病原ウイルスのゲノムすべてが病原ゲノムです。

　真菌 (カビ) や原虫は、病原遺伝子と特定できるものはまだ十分には解明されていません。真菌や原虫は大きな遺伝情報をもち、多くは種の生存のために必須なものです。考え方によっては、ヒトへの寄生場所を決めていることそのものが、病原遺伝子といえるかもしれません。

(4) 遺伝子の変異

遺伝子は物理的・化学的に安定な構造物ですが、外界からのさまざまなストレスに対応して変異をおこします。変異はDNAの複製時におこります。遺伝子を複製する段階で、塩基数10^9〜10^{10}個に1個の割合で、相補塩基の選び間違いが生じる可能性があります。それが突然変異です。また、外部から遺伝子や遺伝子断片を取り込み、自己のゲノムに組み込んで変異を生じることもあります。この過程は形質転換、形質導入です。

突然変異は、物理的・化学的な刺激で遺伝子複製の段階で塩基配列になんらかの変化がおこることです。遺伝子DNAの1塩基が変化する場合（たとえば、AがGにかわる）を点変異といいます。1塩基の変異がアミノ酸をコードするコドンの1番目あるいは2番目におこれば、対応するアミノ酸の種類がかわります。1塩基の変異でアミノ酸の種類がかわると、ペプチドのアミノ酸配列が変化してたんぱく質の構造に変化が現れます。また、1塩基が失われたり（欠失）、挿入されると、それ以降の読み枠コドンが一つずつずれてアミノ酸配列全体に

---

column 20

遺伝子の突然変異

遺伝子の設計図は4種類の文字（塩基、A、G、T（U）、C）で書かれています。このなかの任意の3種類の文字でたとえばAGUの組み合わせでセリンというひとつのアミノ酸を選びます。このような塩基の連鎖で、ペプチド（たんぱく質）ができあがります。ひとつのたんぱく質分子は約100個のアミノ酸でできており、-ATG-GTA-TAA-GTT-のように3文字がひとつの単位となって約300個の文字で1分子のたんぱく質の設計図が描かれています。遺伝子の変異とは、この文字の配列に変化がおこることです。

仮に、AGU-GTA-TAA-GTT-の鎖が、GGU-GTA-TAA-GTTに変化すると、AGU（セリン）がGGU（グリシン）にかわります。その結果たんぱく質の構造に変化が生じます。これを点変異といいます。

ATG-GTA-TAA-GTTからGTAが抜け落ちてATG -TAA-GTTとなると、ひとつアミノ酸が欠落し、たんぱく質の構造がかわります。

変異をおこす方法は、塩基のひとつがかわる、複数の塩基が欠落する、一部の塩基配列が挿入される、などさまざまな方法があります。これをひとつの文章で例示してみます。

点変異

1字の違いで意味がかわる場合
　あかいりんごがある－あおいりんごがある

1字の違いで意味は大きくかわらない場合
　あかいりんごがある　あかいりんごはある
　あかいりんごもある

欠落・挿入

欠落　あかいりんごがある－あかいがある
挿入　あかい丸いりんごがある－美味しい
　　　あかい丸いりんごがある
点座　りんごがあかい－あかいりんご

要するに、ひとつでも文字がかわれば、程度の差はありますが、文意がかわるのと同じく、塩基がひとつでもかわればたんぱく質分子の構造が変化します。

変化がおこり、これをフレイムシフトといいます（**コラム20**）。

遺伝子に外来の遺伝子を取り込み自己のDNAへ組み込む仕組みがあります。DNAの塩基配列の両端（3'および5'末端）に同じ繰り返し、あるいは逆向きの配列をもつ挿入配列（IS）やトランスポゾン（Tn）[注24]があり、この単位配列は比較的容易にホストのDNAへ組み込まれる構造です。挿入配列は特別な配列と転移に必要な酵素（トランスポゼース、転移酵素）をもち、トランスポゾンはその他に薬剤耐性遺伝子をもっているDNA断片です。この配列のなかへいくつかの遺伝子を組み込むと、比較的容易に細菌ホストのDNAへ外来遺伝子が組み込まれて変異をおこします。

細菌の遺伝子変異は、突然変異（点変異）のほかに、形質転換（外来のDNAを染色体やプラスミドに取り込む）、形質導入（バクテリオファージにより運び込まれる）、接合（細菌どうしが接着したり特別な繊毛で連結して遺伝子の一部を交換する）などの方法（**図IV-28**）で交換したり獲得・欠失してゲノムを変化させています。薬剤耐性[注25]は、

注24 トランスポゾン（Transposon）
可動性遺伝子のひとつで、ゲノムDNAに他の遺伝子を挿入したり削除して遺伝子の位置やコピー数をかえるDNAの単位。DNA配列の両端に逆方向に並ぶ10〜50対の塩基配列があり、遺伝子として転位触媒酵素（トランスポゼース）や薬剤耐性遺伝子をもち、挿入配列よりは大きな分子。

注25 薬剤耐性
p261参照。

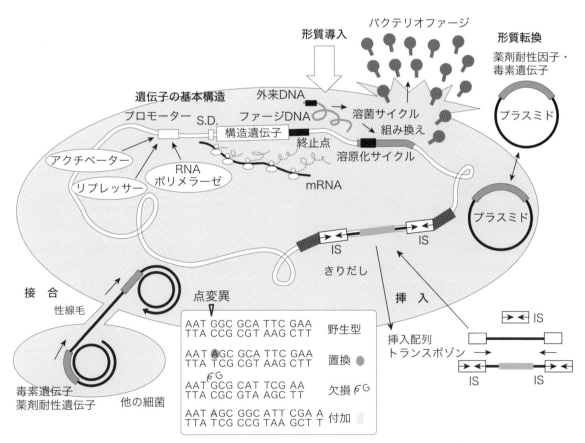

図IV-28　細菌に病原ゲノムをもちこみ、変異をおこすいろいろな様式
細菌の病原因子は、バクテリオファージ、プラスミド、DNAの断片として運ばれ、他の菌に挿入されて病原性を発揮するようになる。図は遺伝子外部からもちこまれるいろいろな様式を示している。

薬剤に耐えて生存するために必須な遺伝子（薬剤耐性因子）を、他の細菌から取り込んで（薬剤耐性遺伝子の水平伝播）、自己の遺伝子として発現します。あるいは、薬剤がはたらく作用点（標的）の構造を変化させる点変異をおこして、薬剤の効用を無効とする仕組みもあります。病原細菌の薬剤耐性は、細菌が薬剤に曝露されるごとになんらかの対抗策として、薬剤の標的となる自己の構造物をかえたり、外部から耐性遺伝子を移入して、それが継代され、蓄積されて薬剤耐性株あるいは多剤耐性菌へと変貌してきました（**コラム21**）。

　ウイルスも頻繁に変異をおこします。特にRNAウイルスは変異をおこしやすくなっています。RNAはDNAに比べて脆弱な構造で、しばしば複製中に複製の読み間違いがおこるため、娘RNAの配列に誤りが生じやすくなります。インフルエンザウイルスやエイズウイルスはその典型例で、感染防御抗原が変異すると防御抗体が無効となり、感染を繰り返すことになります。インフルエンザウイルスは、ホストがヒト−トリ−ブタとかわるごとにゲノムが交雑して変異をおこしているらしく、感染予防治療に難しい課題が生じています。エイズウイルスは感染者の体内で変異を続けています。これらに比べれば、ハシカウイルスやポリオウイルスは遺伝子が安定しているようです。

　一方、DNAウイルスのゲノムは比較的安定しているといわれます。天然痘やヘルペスウイルスのゲノムはインフルエンザウイルスに比べれば安定しており、したがって感染防御抗体も長く維持されます。ゲ

---

column 21

薬剤耐性の発見

　わが国では1950年代に赤痢の大流行がありました。その治療にストレプトマイシンやクロラムフェニコールなどの抗菌薬が使われ、ほとんどの感染者は完治して、赤痢は征圧されたとみなされていました。ところが1957年ころから薬剤が効かない赤痢が流行し始め、その分離菌株は薬剤に耐性を示しました。1剤（たとえばテトラサイクリン）だけで治療していたにもかかわらず、患者から分離した赤痢菌が複数の薬剤に対しても耐性を示していました（多剤耐性）。

　1959年、秋葉・落合らは臨床的観察から、

① 同一患者から分離された菌株に感受性菌と耐性菌がいる
② 同一患者で抗菌薬治療をしていると耐性菌が検出され、その菌株は多剤耐性であった
③ 多剤耐性は同じ血清型の菌株でもさまざまである

ことを発見しました。これを契機に薬剤耐性の分子機構の研究が活発になり、試験管内で感受性菌（A）と耐性菌（B）を混合して薬剤の存在下で培養すると、A株も耐性となること、菌種が異なる腸内細菌（C）を混合培養しても、C株が耐性を獲得することがわかりました。ここから、わが国が主導的立場で、国際的に薬剤耐性は「伝達」されるR因子（DNA）であることを渡辺力らが公表しました。このことが今日の分子遺伝学、ゲノム科学、遺伝子工学の源流となっています。

ノムが安定して変異をおこしにくいウイルスに対しては、ワクチンが有効な予防効果を発揮します。

6. まとめ

　感染症をおこす病原体は、肉眼ではみえない微生物で、真核生物の寄生虫から細菌、ウイルス、単純たんぱく質まで多様な生き物で、それらの生き方もさまざまです。病原体は病原因子をもっており、ホストの正常な生理機能を障がいします。細菌の場合には組織・細胞への定着・侵入因子、たんぱく質毒素・酵素類、細胞の貪食機能や殺菌機能を回避する因子、細胞内に寄生する因子、免疫反応をかく乱する因子など、ウイルスの場合は細胞代謝を障がいする、免疫応答やサイトカインなどのホメオスターシス維持機構を障がいするなどが大きな病原因子です。これらの病原因子はホストとのかかわりあいで変異しやすく、新しい威力をもつ病原体となります。病原体の遺伝子は常に移りかわっています。病原因子のなにが、どうして変異するか予測することは困難ですが、変異を早期に発見すれば、その対策が迅速に施され、大きな流行は予防できます。全生物のゲノムが明らかになっている現在、病原体のゲノムも明らかにされ、公表されることで、病原体対策が素早く実施されることでしょう。

　病原体にはさまざまな生き方をする微生物があります。核をもつ真核細胞の原虫や真菌（カビ）、核をもたない原核細胞の細菌、リケッチア、クラミジアなど、いずれにも属さないウイルス、プリオンなどに分類されます。病原体は共生関係でもってヒトに感染しますが、それぞれに特有な病原因子をもち、標的細胞を選択して病気を惹起します。病原体の生物的な特徴、ヒトへの感染のしかた、特有な病原因子の種類とそのはたらき方を知ると、病原体と「つきあいやすく」なります。正常細菌叢の有益性を知り、そのバランスを守ることで、病原体の有害性を阻止できます。現在はゲノム時代で、病原体とヒト、正常細菌叢とヒトのマイクロバイオームを知ることで、微生物全体の生態と共生関係が明らかになるでしょう。病原体のなんたるかを知ることで、もっとうまくつきあうことができるはずです。

第Ⅴ章
感染免疫の仕組み

　感染に対して宿主はどのような仕組みで対応しているか、免疫とはどんなことで、身体のなかのどの器官・細胞が担っているのか、病原体をどのように処理しているのかなど、感染症の防衛にはたらく免疫応答の仕組みを概観します。免疫応答を強化し、感染症を予防するワクチンとはどんなものか、どのような種類があるのかを概観します。

ヒトの身体は病原体に対抗するために3段階の防衛能力を備えています。第1段階は病原体の侵入を防ぐ仕組み、第2段階は侵入した病原体を無差別に殺菌する仕組み、第3段階は病原体を特定して防御する仕組みです。第1段階の病原体の侵入に対しては、身体の表皮や粘膜組織が担当します（表V-1）。病原体が皮下や結合組織、循環血液に侵入すると、第2段階の防御機能である自然免疫がはたらきます。病原体を白血球や血清たんぱく質（補体など）が貪食して殺菌処分します。ついで、病原体が侵入して組織内で増殖し、毒素を産生したり炎症反応をおこすと、感染症を発症します。この段階で第3段階の適応免疫または獲得免疫がはたらきます。免疫を担当する細胞群を動員して病原体を排除すると同時に、ふたたび同じ病原体に感染しないような防御態勢をつくります。これらの「免疫の仕組み」を病原体が突破して増殖し続けると、それぞれの感染症に独特な病態を形成し、発症・発病します。病原体の病原因子と人体の防衛機能とのかかわりあいが、特異的な病態を表します。ヒトと病原体の生存競争が感染症です。第IV章で病原体の病原因子を物質分子としてみてきましたが、ここではヒトの防御の仕組みを細胞と分子のレベルでみていきます。

表V-1　感染は非特異的、自然免疫、適応免疫の3段階で防御される

防御の様式	関与する組織・細胞・成分	病原体に対する作用
非特異的な防御	表皮・粘膜の角化層・繊毛など	侵入を防御、異物を排除
	酸や酵素類（リゾチーム、インターフェロンなど）を分泌	増殖を阻止、殺菌、分解、消化
	表皮・腸管の常在細菌叢	生育阻止、ホストの免疫反応を刺激
自然免疫	貪食細胞球（好中球・好塩基球・好酸球）、ナチュラルキラー細胞、マクロファージ	貪食、殺菌、炎症を惹起
	補体	殺菌、貪食作用の刺激、炎症を惹起
適応免疫	マクロファージ、樹状細胞	貪食・処理し、T細胞へ抗原エピトープを提示
	形質細胞、液性（グロブリン）抗体	毒素を中和、ウイルスの細胞への侵入・増殖を阻害・抑制
	細胞性抗体（T細胞）	感染細胞を標的として細胞内増殖阻止

1. 皮膚・粘膜が病原体を防御する仕組み

　身体全体をおおう皮膚は、表皮細胞が多層に重なり、最外層の細胞はケラチン質となって角化層をつくっています（p105図Ⅲ-13）。外部との摩擦や異物による刺激、外圧に抵抗できる構造となっています。また、表皮には毛、汗腺、皮脂腺などの付属器官があり、汗や皮脂を分泌して細胞層の表面に潤いを与えるとともに、表層を酸性化して外来微生物の生育を抑え、病原体が皮内へ侵入することを未然に防いでいます。さらに、全身の皮膚表面には病原性の少ない細菌が付着・生育して皮膚細菌叢（p176図Ⅳ-12）を形成して、異種類の外来微生物の侵入を防いでいます。皮膚は感染防御に大きな役割を担っています。

　口腔・鼻孔・気管や消化管は皮膚粘膜移行組織と粘膜組織でおおわれています。

　鼻腔の粘膜は呼吸気が通過し、外気に曝されています。鼻毛は吸気の通過速度をゆるめて体温に近い温度に調節するとともに、フィルターとして塵や埃などの異物を吸着・除去し、気道の奥への侵入を防ぎます。この鼻腔を通過した異物は、咽頭や気管の上気道粘膜細胞の繊毛で捕獲され、繊毛運動で外へ排出されます。上気道粘膜細胞は同時に、たんぱく質や糖を分解する酵素であるプロテアーゼやリゾチームなどを分泌して、外来からの異物を分解・処理して体外へ押し出し排出します（p57図Ⅲ-2）。

　口腔・消化管の粘膜は、食物に付着して侵入する病原体を処理します。胃では粘膜細胞が強い胃酸を分泌して内部を強い酸性（pH2）に維持しているため、多くの病原体は殺菌・不活化されます。また、胃粘膜から分泌されるたんぱく質分解酵素であるペプシンには殺菌力があります。

　十二指腸や小腸では、多種多様な消化酵素が分泌され病原体を処理しています。また、大腸にある腸内細菌叢（p176図Ⅳ-13）は、外来の病原菌の増殖や毒素産生を抑制します。

　尿路も粘膜でおおわれており、腎盂から尿道へ尿が流れて粘膜表面を洗い流すことで、外部からの病原体の侵入を防いでいます。

　このように、ヒトの表層の皮膚・粘膜にはしっかりした防御障壁（バリアー）が備わっています。日常生活で皮膚の過剰なケアや医療行為、看護行為などでこのバリアーを不注意に破損すると、感染をおこしやすくなります。常在細菌叢を健全に維持することも含めて、皮膚・粘膜を健全に維持することが、感染防御にもっともたいせつです。

2. 免疫の仕組み

　免疫とは、文字通り「病気を免れる」ことですが、そのあらましを図V-1にまとめました。ヒトに病原体が侵入すると、それを処理して異物（非自己）であると認識し、その情報を免疫担当細胞へ伝達します。この情報を受けて、免疫担当細胞のうち、特にヘルパー細胞が病原体を不活性化する抗体産生細胞へ情報を伝達すると、抗体産生細胞が抗体をつくるようになります。異物と認識した病原体を免疫記憶細胞（メモリー細胞）が長期間にわたって記憶していて、ふたたび同じ異物が侵入すると、異物認識・ヘルパー細胞の情報伝達を飛び越して素早く、抗体産生細胞が抗体を産生します。この一連の仕組みは複雑ですが、免疫担当細胞[注1]が精巧に連携して病原体を処理します。この過程には、さまざまな臓器、特に網内系の骨髄、胸腺、脾臓、肝臓、リンパ節などの器官と、血液細胞がかかわっています（図V-2）。

　免疫を担当するのは、骨髄でつくられる血液の細胞（血球）です。血球は、血流で胸腺や全身のリンパ節、脾臓・肝臓などの網内系器官に運ばれ、そこで標識され、成熟してさまざまな細胞へ分化します（図V-3、表V-2）。

　血液細胞には機能の異なるいろいろな細胞があります。それらは、骨髄の骨髄幹細胞から分化して増殖し、循環血液中へ供給されます。

注1　免疫担当細胞
マクロファージ、樹状細胞、Bリンパ球、Tリンパ球、形質細胞、ナチュラルキラー（NK）細胞、肥満細胞など。

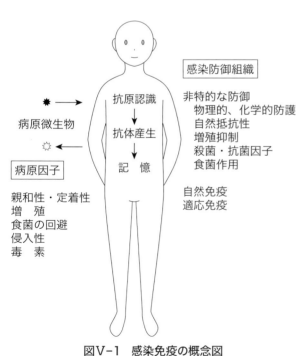

図V-1　感染免疫の概念図
病原体が侵入し、抗体が産生されるまでの体内での反応経路

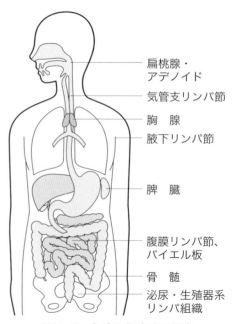

図V-2　免疫を担当する器官

骨髄幹細胞は、大きく2つの系統、骨髄（ミエロイド）系とリンパ系に分化します。骨髄系幹細胞はさらに4系統の細胞へ分化します。すなわち、赤血球へ分化する赤芽球系、多核白血球（好中球）や好塩基球、好酸球へ分化する骨髄芽球系、血小板へ分化する巨核球系、貪食細胞のマクロファージへ分化する単球系です。もう一方のリンパ系幹細胞はB細胞、T細胞、ナチュラルキラー（NK）細胞へ分化します（**図V-3**）。白血球の種類と分担する機能を**表V-2**に示します。このように細胞が分化するには、サイトカインと受容体の特異性が厳密に制御しています。

　病原体が体表から侵入すると、**図V-4**に示すように、まず、皮下組織やリンパ節などで増殖して、さらにリンパ液や血流に乗って全身へ伝播することがあります。皮下組織では、貪食能力のある白血球細胞が病原体を捕食します。貪食細胞には、循環血液中にある多核白血球（あるいは好中球）と組織に定着しているマクロファージ（組織球ともいう）、樹状細胞があります。多核白血球とマクロファージ、樹状細胞では、貪食した後の処理方法が違い、多核白血球が処理できる場合を自然免疫とし、マクロファージが貪食して抗原提示をリンパ球へ伝え、いわゆる免疫応答をする場合を適応免疫あるいは獲得免疫といいます。

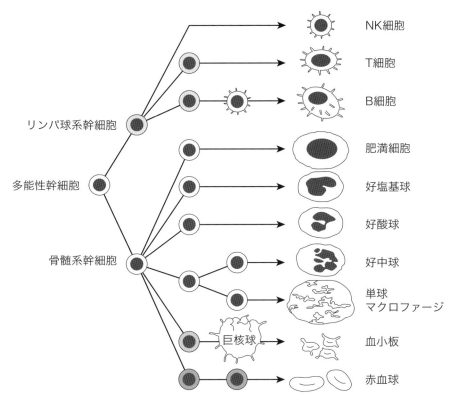

図V-3　血液細胞はすべて骨髄幹細胞から分化してつくられる

（1）自然免疫

　自然免疫は、生まれつき備えている、あるいは成長の過程で感染したと自覚しないで備わった病原体に対する抵抗力、すなわち免疫力です。個人によりそれぞれ固有の免疫力をもっています。この免疫力は、誕生から12歳前後までの過程で不顕性感染をしながら発達した防御機能です。この自然免疫は、TLR[注2]という受容体をもつ多核白血球（表V-3）が担当しています。

注2　TLR
p226表V-4参照。

　多核白血球は循環末梢血液中に約200～200億（5,000/μℓ）、骨髄や肝臓・脾臓などにも備蓄されているものを含めると約1,000億あり、常に全身を巡回しています。多核白血球は、核がくびれて複数の核があるようにみえることから、多核球あるいは好中球とも呼ばれます。顆粒球は酸性や塩基性の色素に染まり、殺菌作用のある物質が含まれており、それぞれ好酸球、好塩基球と呼ばれます。

　多核白血球や顆粒球は、総白血球数の70％を占めており、循環血流中では1～3日の短い寿命で新陳代謝（新旧の入れ替わり）を繰り返しています。炎症反応がおこり始めると、多核白血球が骨髄などから動員されて末梢血中の白血球数が増加します。急性感染では、末梢血に多核白血球数が増えることが診断のひとつの目安とされます。

　多核白血球は、自然免疫の主役で、表面には、異物を認識する受容体があります（細胞が発生する段階で発現している）（表V-4）。それが細胞膜表面にあるToll様受容体（TLR）やC型レクチンなどです。そこへ異物が結合すると、その細胞の細胞膜が異物を包み込んで貪食（エンドサイトーシス）し、細胞内の異物処理機構（スカベンジャーシ

表V-2　免疫機能にかかわる白血球の種類と機能

	名　称	主な機能
骨髄系	好中球（多核球）	病原体を貪食し殺菌処理
	好酸球	抗寄生虫機能、起炎症性物質（ヒスタミンなど）を産生、アレルギー反応に関与
	好塩基球	アレルギー反応に関与
	単　球	マクロファージ・樹状細胞へ分化
	マクロファージ	病原体などを貪食・殺菌し、リンパ球へ抗原を提示、老化細胞を貪食、各種サイトカインを分泌
	樹状細胞	抗原を貪食し、リンパ球へ抗原を提示
リンパ系	B細胞	（液性）グロブリン抗体を産生
	ヘルパーT細胞（Th）	抗原情報を受けてB細胞を刺激
	サプレッサーT細胞（Ts）	B細胞の抗体産生を抑制
	キラーT細胞（Tc）	抗原情報を受けてウイルス感染細胞、腫瘍細胞を障がい
	ナチュラルキラー（NK）細胞	ウイルス感染細胞、腫瘍細胞を障がい

各細胞はそれぞれ特有のサイトカインを産生し、またサイトカインの受容体をもっている。サイトカインは情報伝達分子としてそれぞれの細胞間で相互に作用して、全体的な機能を調節している

ステム）により異物を処理し排除します（**図V-5**、**コラム22**）。また、殺菌能力のあるデフェンシンや活性酸素を産生して細菌を殺傷したり、各種のサイトカインを分泌して炎症反応をおこします。すなわち、異物を認識すると同時に、異物を処理します（**コラム23**）。

　増殖した病原体が局所の病巣からリンパ管へ流れ、リンパ節へ伝播されると炎症は拡大します。リンパ節は炎症で腫脹し、化膿性リンパ節炎をおこします。病原体がさらに増殖を続けると、リンパ節の障壁を越えて病原体は血液中に流入します。その状態を、菌血症、血液中

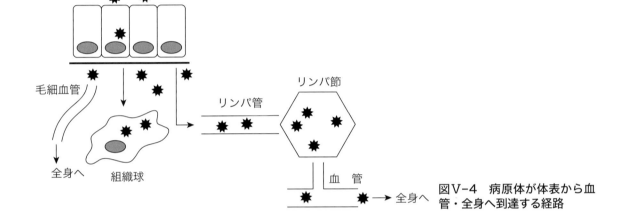

図V-4　病原体が体表から血管・全身へ到達する経路

表V-3　貪食機能のある白血球とマクロファージの相違

	多核白血球（好中球）	マクロファージ
形態の特徴	多核（核が分葉している）	大きな核が1個
産生部位・前駆細胞	骨髄・骨髄芽細胞	骨髄・単球芽細胞、組織*
骨髄滞在時間	14日	54時間
血液生存時間	7〜10時間	20〜40時間
平均寿命	約4日間	1か月〜数年間
血液中の存在数	2,500〜7,500/$\mu\ell$	200〜800/$\mu\ell$
骨髄に備蓄数	血液の10倍	不明
組織定着数	一過性に定着	血中の100倍、単球から分化
殺菌方法	酸化的作用	酸化的、無酸素、サイトカイン
活性化	TNF	TNF、INF、IL-4、GM-CSF、LPS、その他**
欠乏症	チェジアック・東症候群など	脂質蓄積症など
主要分泌物	リゾチーム、起炎症性因子	ケモカインほか80種類以上

* 単球が組織に定着し、肺では肺マクロファージ、結合織では組織球、肝臓ではクッパー細胞、脳ではグリア細胞などになる
**腫瘍壊死因子、インターフェロン、インターロイキン4、顆粒球増殖因子、細菌細胞壁多糖体など

で病原体が増殖を続ければ敗血症となります。

常在細菌や非病原性細菌はToll様受容体に認識されて、健常なヒトでは、それが体内へ侵入しても素早く好中球に貪食されます。病原性の強いとみなされる病原体は、Toll様受容体をかいくぐって増殖し、病原因子を産生し疾患をおこします。

(2) 補 体

自然免疫を担う血清たんぱく質として、補体があります。補体はグロブリン抗体とは異なり、いくつかのたんぱく質成分が連鎖反応をおこして病原体を溶解したり、ウイルス感染細胞を溶解します。

補体という名称は、免疫反応を補助する因子として発見されたことに由来します。正常なヒトの血清にある可溶性たんぱく質で、9成分11種類のたんぱく質からなり、C1q、C1r、C1sからC2……C9と命名されています。これらは、平常時には別々のたんぱく質分子として血清中に存在しますが、体内で抗原抗体反応がおこったり、細菌細胞壁などの成分に接すると、C1あるいはC3からC9まで順番に連鎖的に活性化（カスケード反応）され、その途中でいろいろな機能を発揮します（図V-6）。

C3はC3aとC3bに、C5はC5bとC5aに分解され、血清に可溶性の成分となるC3aとC5aは全身へ運ばれてアナフィラトキシン活性を発揮してアナフィラキシー（過敏症、全身性ショック）をおこします。これに対して、C3bとC5bは細菌などの細胞壁や膜に結合して白血球を刺激して貪食機能を亢進（オプソニン効果）したり、血小板の凝集などを促して血栓をつくります。連鎖反応の最終産物であるC9が活性化されると、リン脂質分解酵素であるホスフォリパーゼ活性を発揮

表V-4 Toll様受容体（TLR）の種類と結合する物質
ヒトのTLRには1～10までの10種類あるが、主な受容体と結合物の特徴を示す

TLR2	リポたんぱく質、グラム陽性菌のペプチドグリカン、リポテイコ酸、真菌の多糖体、ウイルス糖たんぱく質
TLR3	2本鎖RNA、合成核酸
TLR4	ウイルスの糖たんぱく質
TLR5	フラジェリン
TLR8	合成低分子化合物、1本鎖RNA

TLRは、病原体の抗原分子の立体構造（パターン）を認識し、自然免疫応答に重要な役割をはたします。この分子は、ショウジョウバエの発生の研究中に発見されたもので、ハエの分節の変態や進化に重要な役割をはたしています。その後、多くの動物が同じような遺伝子をもっており、免疫機能に重要なはたらきをしていることがわかってきました。ヒトでは、これまでに10種類のTLRファミリーメンバーが同定されており、そのうちTLR1、2、4、5、6が細胞表面に存在し、TLR3、7、8、9はエンドソーム・リソソームに存在します。TLRに異物が結合すると、それに関連した細胞内情報伝達分子が活性化され、最終的にはサイトカインやインターフェロンの合成・産生を促進して貪食殺菌能を刺激してアポトーシスなどを誘導し、感染防御にはたらいています。

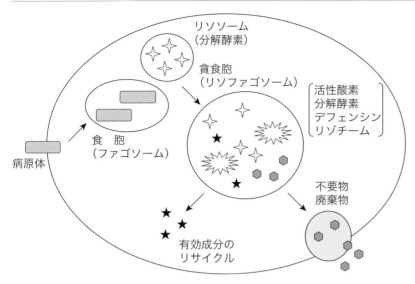

図V-5 貪食細胞が病原体や異物を処理する過程

貪食細胞の異物処理（スカベンジャー）：活性酸素、分解酵素、デフェンシン

侵入した病原体は好中球やマクロファージが貪食して殺菌・不活性化します（図V-5）。殺菌した後、その死骸、老廃物・不要物は処理（スカベンジャー）されます。貪食細胞は感染を防衛するとともに、汚物を処理・排泄する重要なはたらきがあります。

ヒトは生きるために酸素が必須です。酸素は酸化力が強く、食物の代謝で産生される水素化合物や炭素化合物を酸化して、最終的に二酸化炭素と水として体外へ排泄します。同じように、貪食細胞内では酸素が殺菌と老廃物処理に重要なはたらきをはたしています。

好中球やマクロファージはToll様受容体（TLR）で外来病原体を認識し、細胞膜に包み込んで貪食して細胞内に食胞（ファゴソーム）を形成します（図V-5）。これに消化酵素や加水分解酵素を高濃度に含んでいるリソソームが融合して、貪食胞（リソファゴソーム）を形成します。この貪食胞でオキシゲナーゼなどの強い酸化酵素で酸素分子を活性化し、活性酸素（フリーラジカル）をつくり、これが病原体を酸化し、殺菌します。同時に貪食胞で殺菌たんぱく質（デフェンシン）が産生され、殺菌します。その後、約30種類の消化酵素で死骸類を消化・分解します。その処理産物の一部は、自己の栄養物としてリサイクル利用され、余剰残余物は細胞外へ放出されます。この一連の処理・再利用システムは、生体の病原体や侵入異物の「汚物処理工場」です。

このシステムが障がいされると、殺菌能力が低下し、コンプロマイズド・ホストとなり、感染症の治癒は遅れ、抗菌薬で細菌を殺しても体内から排除されません。好中球が貪食しても殺菌能がないためにおこる疾患（チェディアック・東病症候群）、老化による易感染性などはこれが原因です。一方、活性酸素やその酸化物が血管壁や組織に過剰に蓄積すると、動脈硬化や老化を促進します。慢性感染は活性酸素を持続的に供給し続け、動脈硬化や老化を促進している可能性があります。そのため、ビタミンEやコエンザイムQなどの抗酸化剤は過剰な活性酸素や酸化物を中和するはたらきがあることから、老化防止や若返り薬として、健康食品として利用されています。しかし、「薬」は「過ぎたるはなお及ばざるがごとし」です。乱用には注意が必要です。

column 22

して、細胞膜のリン脂質を分解し、細菌細胞膜を溶解して殺菌したりウイルス感染細胞を不活化・溶解します。このように、補体は免疫反応と連動して感染防御にはたらいており、これらの成分がひとつでも欠損すると、カスケードがはたらかなくなり、貪食力などが低下し感染を助長することになります。

この連鎖的な活性化は、血清を56℃で加熱処理するとおこらなくなります。51℃で処理することを、血清を非働化するといい、臨床血清検査ではたいせつな手技です。

(3) 適応免疫（＝獲得免疫）

適応免疫は、侵入した病原体・異物を非自己として認識してそれを記憶し、病原体を排除する特異的な抗体を産生する一連の機構です（図V-1、図V-7）。この機能は、骨髄、胸腺、リンパ節、脾臓、肝臓など網内系器官とも呼ばれる器官が担当します（図V-2）。それぞれの器官には、骨髄で産生された多様な免疫担当細胞が局在・定着し、血液・体液中にも分布して常時全身を循環しています。それぞれ異なっ

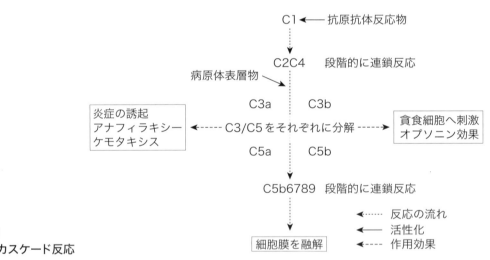

図V-6
補体のカスケード反応

プロテアソーム

column 23

プロテアソームは真核細胞内の大きな酵素複合体です。細胞内の使用済みや不要になったたんぱく分子を分解処理し、細胞外へ排除するはたらきをします。リソソームは細胞内小胞で貪食した異物を処理し素材をリサイクルするのに対して、プロテアソームは細胞質内でユビキチンに標識されたたんぱく分子を各種のたんぱく質分解酵素で処理し、細胞外へ除去します。また、プロテアソームは細胞の分裂周期、シグナル伝達、寿命など細胞機能の調節に重要なはたらきをしています。細胞内の不要物・廃棄物の処理は重要であり、最近になっていろいろな知見がみいだされています。

た機能を分担していますが、細胞間では特異的な情報伝達機能を備えています。たとえば、無線通信と同じで、発信者と受信者は1対1で、あるいは特定の仲間にかぎって情報交換ができる仕組みです。それぞれの細胞はサイトカイン、インターロイキンなど情報伝達物質を分泌し、それを感知する受容体をもっている細胞のみがこれを受信して反応します。このような精巧で特異性の高い情報伝達機能を備えています。その情報の流れが、免疫ネットワークです。抗体を産生するためのネットワークの一例が**図V-7**です。

　サイトカインやインターロイキンの受容体は、免疫担当細胞のみならずいろいろな体細胞や神経細胞にも分布しています。体内で免疫応答反応がおこるとき、発熱、倦怠感、抑うつ気分などがおこるのはこのサイトカインやインターロイキンが原因です。

　体内へはじめて侵入した病原体（抗原）に対して抗体がつくられるまで、1週間程度かかります。その理由は、上に述べた免疫担当細胞のあいだでネットワークを通じてさまざまな反応の手続きが必要なためです。しかし、同じ抗原が再度侵入すると、ただちに免疫記憶細胞がはたらき、手続きが簡略化され、早ければ数分、遅くとも1日以内に抗体産生細胞が抗体を産生します。この反応の前者を、免疫の1次応答、後者を免疫の2次応答といいます（**コラム24**）。特定の抗原に対して抗体を産生する状態に準備することを感作状態にするといい、ワクチン接種はこの状態にすることです。

　抗体には大きく2種類あります。血清中のたんぱく質分子であるグロブリン抗体（Ig）と、リンパ球が抗体として作用する細胞性抗体です（**図V-7**）。グロブリン抗体は、次のような順序で産生されます。

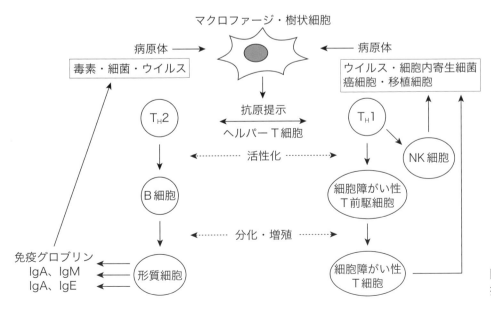

図V-7
抗体産生の経路

注3 樹状細胞
プロフェッショナル抗原提示細胞で体内組織・器官に広く分布している。異物を貪食し、T細胞へ抗原を提示する能力が高い。

① 異物をマクロファージや樹状細胞[注3]が貪食する
② 異物の特異的な抗原となる分子、標識（エピトープ、たんぱく質や糖の分子構造の一部）をTリンパ球（T_H2ヘルパー細胞）へ伝える（抗原の提示）
③ T_H2ヘルパー細胞はB細胞を刺激して形質細胞へ分化させる
④ 形質細胞は免疫グロブリンを産生し血中へ分泌・放出する
⑤ グロブリン抗体は細菌菌体、毒素、ウイルスなどに結合しそれぞれを不活化する

このうち、③から④の流れを記憶担当リンパ球が記憶して、同じ病原体が再度侵入すると、④の段階から反応して素早く抗体を産生します。

column 24

免疫の1次応答と2次応答

体内へはじめてはいってきた異物（抗原）に対して抗体ができるまでには3～7日間かかります。そのあいだは、異物を貪食細胞が貪食して処理し、異物認識部分（エピトープ）をリンパ球に伝え、リンパ球が記憶し、抗体を産生するという一連の免疫応答の手続きを行います。この手続きに時間がかかります。この免疫応答では、IgMが最初に産生され、ついでIgGが産生されます。この過程が1次応答で、抗体は血中に長期間は存続しませんが、抗体を産生する準備ができています。この状態を「感作されている」といいます。

同じ抗原がふたたびはいってくると、抗原は貪食などの手続きをとばして抗体産生細胞（記憶リンパ球）へ接触し、数時間から数日以内に素早く大量に、IgM、IgG抗体を産生します。これを、2次応答といいます。1次応答では、抗体の産生量は少なく、産生の持続期間も数週から数か月のことが多いのに対して、2次応答では、抗体を大量に産生します。しかもこの産生力は数か月から数年にわたり維持されます。

ちなみに、ワクチンを2回以上接種するのは、感作を確実にすることと、2次応答を惹起しておくためです。たとえば、インフルエンザウイルスが侵入してくると、ウイルスが体内へはいる前に粘膜上皮で侵入を食い止めなければなりません。ホストは素早く抗体を産生し、侵入を阻止しなければなりません。ワクチンの接種によって、2次応答ができる状態にします。

破傷風に感染する危険性のある土木工事や山林伐採、災害復旧などに従事する場合は、破傷風ワクチンを再度接種しておくと、破傷風菌に感染しても破傷風を発症しません。追加免疫（ブースター）することで、免疫力が増強されます。

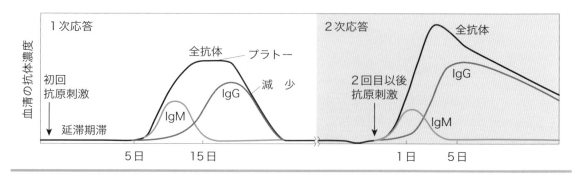

また、細胞性抗体は次の経路で産生されます。
① 抗原提示細胞がT_H1ヘルパー細胞へ情報を伝える
② T_H1ヘルパー細胞は細胞障がい性T前駆細胞へサイトカインで情報を伝える
③ 細胞障がい性T前駆細胞は細胞障がい性T細胞へ分化し、病原体が感染した細胞や異種の細胞（移植細胞や癌細胞）を攻撃し壊死させる
④ 同時に各種サイトカインを産生してナチュラルキラー（NK）細胞などを活性化し、病原体や感染細胞への攻撃を強める

このように、免疫の機能は細胞間の特異的な情報伝達によって調整されています。樹状細胞やマクロファージが異物を貪食し、異物であることの標識情報をT細胞へ伝達（抗原提示をする）しますが、その情報を担うのがサイトカインです。細胞表面にある受容体で情報を受け取ったT細胞は、さらに独自のサイトカインを産生し、次の段階のリンパ球へ情報を伝えます。その結果、最終産物として形質細胞は抗体を合成・分泌し、T細胞は細胞障がい性T細胞性抗体へと分化するとともに、NK細胞を刺激・活性化します（図V-7）。

細胞どうしが接触して情報を交換する場合があります。この場合、個人の遺伝的に特異的な標識である主要組織適合性抗原（MHC）[注4]といわれる細胞表面のたんぱく質分子が重要なはたらきをします。この主要組織適合性抗原の型が一致しないと、免疫担当細胞間の連絡・連携のみならず、個体内の細胞間の情報交換ができません。

注4 MHC
Major Histocompatibility Complex。表V-6。

（4）サイトカインと主要組織適合性抗原

サイトカインと主要組織適合性抗原は、免疫応答反応に重要な役割をはたしています。この仕組みは複雑ですが、免疫の仕組みを理解するために、ここでは簡潔に概略を説明します。

1）サイトカイン

サイトカインは、細胞が産生する糖たんぱく質分子で、白血球間や組織細胞間の情報伝達を担っています。名称が、発見された細胞や年代、発見者によりばらばらにつけられていましたが、最近は国際的に統一される方向にあります。インターロイキンは、インター＝間、ロイコ＝白血球を基本に、リンフォカインは、リンホ＝リンパ球、カイン＝活性化で、リンパ球を活性化したり抑制化することから命名されましたが、さまざまな細胞が種々の物質を産生し、それが他の細胞にはたらくことから、サイトカイン（サイト＝細胞）と総称されるようになっています。これには次のような特徴があります。
① 脊椎動物の免疫系細胞が分泌する分子量8,000～3万のペプチド・糖たんぱく質で、細胞間の情報伝達を担う。現在までに発見されているだけで100種類以上あり、免疫や炎症に関係するも

> 注5 Gたんぱく質
> グアニンヌクレオチド結合たんぱく質の略称。細胞膜に存在する情報伝達たんぱく質(セカンドメッセンジャー)で細胞外からの情報を受容体が受け、その情報を細胞内へ伝達する。細胞内の生化学的反応を切り替える「スイッチ」としてグアノシン三リン酸(GTP)をグアノシン二リン酸(GDP)へ替えるため、この名がついている。

のが多い

② 情報を発する分泌細胞と情報を受け取る標的細胞とのあいだでは、きわめて高い特異性があるが、同じ分泌分子でも受容する細胞の種類によっては応答反応が異なる

③ 受容体をもつ細胞(自己・近傍・遠隔の細胞)へ作用して、その細胞内のシグナル伝達経路(多くはGたんぱく質[注5])を経て遺伝子を活性化し、細胞の代謝・分裂・分化・増殖・細胞死などを調節する(サイトカインカスケード)

④ ほとんどの体細胞(血液細胞、免疫担当細胞、繊維芽細胞、神経細胞など)が受容体をもち、それぞれ細胞特異的に活性化を受けて組織の炎症反応などもおこす

サイトカインの例を表V-5に示します。分泌細胞と標的細胞の関係から、インターロイキン、ケモカイン、インターフェロン、リンフォカイン、モンカインなどの呼称がありますが、それらの概要は次のようになります。現在はインターロイキンに統一され、30種類以上あります。

- ケモカイン……マクロファージや好中球・顆粒球の遊走を制御し、炎症をおこす可溶性分子
- リンフォカイン……リンパ球が産生する、免疫担当細胞の増殖や活性化の制御・調節にかかわるたんぱく質
- インターロイキン(IL-)……白血球が産生して自己、近隣、遠隔の白血球細胞へ情報伝達をする
- インターフェロン(INF)……ウイルスに感染した細胞が産生する抗ウイルス因子、自己および他の細胞の感染を防御する
- モノカイン……マクロファージや単球が分泌する
- 造血因子(エリスロポエチンなど)、細胞増殖因子(上皮成長因子、繊維芽細胞成長因子、神経成長因子など)、細胞障がい因子

表V-5　代表的なサイトカインを分泌する細胞、標的細胞、活性化される機能の例

名称	分泌細胞	標的細胞	作用・機能
IL-1	マクロファージなど	すべての細胞	好中球・マクロファージの遊走、T細胞活性化、発熱、急性期たんぱく質の産生、ショック様反応
IL-2	T細胞	T細胞、B細胞、NK細胞、単球、マクロファージ	T細胞活性化、B細胞の増殖、NK細胞の増殖・活性化
IL-6	T細胞、B細胞、マクロファージ、内皮細胞	T細胞、B細胞、肝細胞、巨核球	炎症反応、T細胞、B細胞の活性化、巨核球の成熟など
INF-α	ウイルス感染細胞	すべての細胞	抗ウイルス活性、抗腫瘍効果、T細胞などを活性化
TNF-α	単球、マクロファージ、顆粒球、T細胞、B細胞	赤血球以外のすべての細胞	発熱、ショック、食欲不振、炎症性サイトカインの誘導、NK細胞機能亢進

(腫瘍壊死因子など)
・アディポカイン……脂肪組織から分泌されるレプチンなど

2）主要組織適合性抗原

　主要組織適合遺伝子複合体は、免疫反応に必要な多くのたんぱく質の遺伝子情報を含む大きな遺伝子の領域です。ほとんどの脊椎動物がもつ遺伝子領域で、ヒトのMHCはヒト組織適合性白血球型抗原（HLA）、マウスのMHCはH-2と呼ばれます。MHCには主要組織適合抗原（MHC抗原、MHC分子）と呼ばれる糖たんぱく質がコードされています。この遺伝子領域は父母からそれぞれ一対ずつを受け継いでおり、その発現は明らかな個人固有のたんぱく質標識となり、赤血球のA型、B型抗原のような糖たんぱく質として、ほとんどの体細胞の表面に発現分布しています。

　ヒトのMHC抗原分子（＝HLA）には大きく分けて、MHCクラスⅠ（MHCⅠ）、MHCクラスⅡ（MHCⅡ）、MHCクラスⅢ（MHCⅢ）があります（表V-6）。さらに、MHCⅠにはⅠa群にHLA-A、HLA-B、HLA-Cというグループがあり、HLA-Aには450種、HLA-Bには780種、HLA-Cには350種の対立遺伝子があります。ひとりのMHCⅠの型は、これらのなかの一つずつを選んでいるので、Ⅰaというクラスの抗原だけでも、HLA-A（450）× HLA-B（780）× HLA-C（350）＝ 122,850,000種類の組み合わせができてきます。きわめて多様な個人標識ができるわけです（コラム25）。

　MHC分子は、きわめて多様な機能に分化されていますがその代表的な役割を表V-6に示します。しかし、これはごく一部の機能で、このほかに、MHCⅠbにはHLA-E、HLA-F、HLA-Gなど、MHCⅡにはHLA-DR、HLA-DQ、HLA-Pなど、MHCⅢにも多機能の遺伝子群があります。抗原の選択、抗体の選択、応答の強弱の調節などもこの領域の産物が担当しているので、この分野の情報伝達・処理のネットワークが分子遺伝学的に明らかになれば、免疫にかかわる難問、たとえば自己免疫やアレルギーは解決できる道筋がみえるかもしれません。

表V-6　MHC　主要組織適合性遺伝子複合体

	MHCクラスⅠ	MHCクラスⅡ	MHCクラスⅢ
産生するたんぱく質、抗原	Ⅰa　HLA-A、B、C Ⅰb　HLA-E、F、G	HLA-DR、DQ、DP	補体、TNF、サイトカインなど
発現する細胞	すべての細胞、血小板、中枢および末梢神経には発現しない	マクロファージ、樹状細胞活性化T細胞、B細胞など	
機　能	内因性抗原（ウイルスや腫瘍細胞など）を提示する	外来抗原を提示する	
提示先	CD4T$_H$1 T細胞	CD4T$_H$2 T細胞	

3. 病原体を処理する抗体の種類とはたらき方

病原体や異物に直接はたらくのは抗体です。抗体には、たんぱく質分子である液性抗体のガンマグロブリン（γIg）と、細胞性抗体の細胞障がい性T細胞があります（図V-7）。

(1) 液性抗体ガンマグロブリン（γIg）

液性抗体は、Bリンパ球が抗原からの刺激を受け、T細胞の支援を受けて分化し、形質細胞となって分泌・産生されます（図V-7）。液性抗体は血清のガンマグロブリンで、構造と機能が異なる5種類の分子（IgG、M、A、E、D）があります（表V-7）。それぞれの分子構造のモデルを（図V-8）に示します。

IgGは、分子量16万のたんぱく質で、2本の重鎖（H鎖）と2本の軽鎖（L鎖）からなり、3つの機能を担っています（図V-8）。Fabは抗原結合部位で抗原決定基（アミノ酸3～10個からなる立体構造）に結合します。Fc部分には補体を活性化する部分と食細胞の受容体に結

---

column 25

免疫寛容

免疫は自己と非自己を選別して、非自己を排除する仕組みです。この非自己を認識する仕組みがルーズになり、非自己を自己であると認めることが「寛容」です。すなわち、免疫寛容とは特定の抗原に対して、抗体を産生しなくなる現象です。すべての抗原に対して抗体を産生しない場合は免疫不応答ですが、この免疫不応答は免疫寛容とは異なる概念です。免疫寛容の現象としては次のようなことがあります。

① ヒトの身体は胎児から成人へ分化・発達する段階で、多数の新しい細胞やたんぱく質を産生します。しかし、その新しい細胞やたんぱく質に対して抗体は産生されません（自己寛容）。
② 自己のたんぱく質あるいは細胞（自己抗原）に対する抗体が産生されるようになると、自己免疫疾患をおこします。これは免疫寛容の破綻といわれます。
③ アレルギーをおこす物質（抗原）を少量ずつ繰り返して接種すると、抗原に慣れてアレルギー反応をおこさなくなります。「脱感作療法」という治療法です。漆を取扱う人たちは繰り返し漆に接触するとアレルギーをおこさなくなります。食物アレルギーにもこの療法が有効な例があります。

このような現象は、免疫の基本問題である「自己」と「非自己」の識別にかかわる問題です。これを説明するために大きく3つの仮説があります。

特定の抗原に対応するリンパ球が消失（クローンの消失）した、あるいは細胞はあるが応答しなくなったか（不応答：アナジー）、あるいは抗体産生を抑制するT細胞（抑制性T細胞）があるのか、議論の分かれる点です。アレルギーは現代社会の大きな問題であり、自己免疫疾患は難病として治療法を含めて難題ですが、この問題の解決には免疫寛容のメカニズムの解明が必須です。そもそも生物は環境に対して臨機応変的に対応する能力をもっています。免疫応答機構も融通無碍に反応する点があり、それが生命現象の本質でもあるのでしょう。

合する部分があります。この抗体は血清中で含量がもっとも多く、病原体を補体とともに溶解して殺菌したり、毒素やウイルスを中和して不活化します。胎盤を通過して胎児へ移行し、出産後は乳汁にも分泌されて胎児に3～6か月間、免疫能を与えています。

　IgMは、IgGが5分子結合した大きな分子で、異物を凝集する作用が強く、また補体を活性化しますが、胎盤は通過しません。感染の初期に産生され、初期防御に重要なはたらきをしていることから、急性感染の指標となります。

　IgAは、IgGが2分子結合したような構造で、粘膜表面に分泌されている抗体（分泌抗体）です。表皮や粘膜に分泌されて、病原体や毒素が体内へ侵入する前に結合し、侵入を阻止します。インフルエンザウイルスは鼻咽頭粘膜に付着して細胞内へ侵入するので、IgAがインフルエンザウイルスに結合すればウイルスは細胞内へ侵入できません。IgAは病原体が侵入した部位で産生しやすいといわれ、インフルエンザ菌ワクチンは鼻孔へエア・スプレイ型で感作する方法が実用化されつつあります。

表V-7　免疫グロブリンの種類とその特徴

抗　体	IgG	IgM	IgA	IgE	IgD
単位体の数	1	5	1もしくは2	1	1
補体活性化	有	有	有	無	無
胎盤の通過	有	無	無	無	無
食細胞への結合	有	有	有	無	無
リンパ球への結合	有	有	有	無	無
肥満細胞への結合	無	無	無	有	無
血清における半減期	21日	5～10日	10日	2日	3日
血清中の割合	75～85%	5～10%	10%	0.01%	0.20%
存在部位	血清、胎盤内	血清およびB細胞膜	血清、粘膜上皮へ分泌	血清、肥満細胞膜	B細胞膜

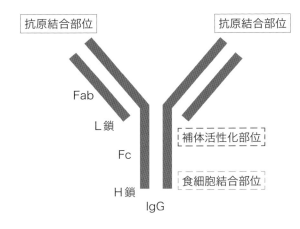

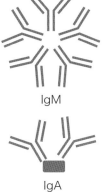

図V-8　免疫グロブリンGの構造と機能部位

注6 肥満細胞
マスト細胞ともいう。細胞膜にIgE親和性の受容体を発現している。

　IgEは、白血球の一種である肥満細胞[注6]へ結合して分布（細胞親和性抗体）し、アレルギー反応をおこします。肥満細胞は、ヒスタミンやセロトニン、ロイコトリエンなどの炎症因子を有しており、抗原が肥満細胞へ結合すると、これらの因子が細胞から組織へ放出されます。炎症因子は毛細血管の内皮細胞や平滑筋に作用して炎症反応をおこし、平滑筋のけいれんや分泌刺激により、気管支喘息や発疹などのアレルギーやショックをおこすことがあります。

　寄生虫の感染では好酸球とIgEが増加します。IgEが寄生虫感染にどのような作用をしているか、まだ不明な点が多いのですが、わが国やアメリカやヨーロッパでも、寄生虫感染症を征圧した後（1960年以降）からアトピー性疾患がまん延し始めているので、IgEが一般的な感染防御や過敏反応になんらかのはたらきをしていることと考えられています（**コラム26**）。寄生虫を腸内に飼うことで、肥満やアトピーを予防するという報告もあります。

（2）細胞性抗体（図V-9）

注7 アレルギー（過敏症）については第V章4（1）を参照のこと。

　細胞性抗体は、細胞寄生性の細菌やウイルスの増殖を抑制したり、Ⅳ型アレルギー[注7]、移植組織の拒絶、癌細胞の排除などで主要なはたらきをします。細胞性抗体の機能はまだ十分に解明されていません。大きな流れは、抗原刺激を受けてT_H1細胞がヘルパーとなり、Tリンパ球の一種である細胞障がい性T前駆細胞が細胞毒性T細胞（Tc）となり、標的抗原に反応して細胞を攻撃します。ウイルスや細菌に感染した細胞や移植した異種の細胞、癌細胞などを標的として細胞毒性T細胞が各種のサイトカインを産生し、細胞内寄生病原体の増殖を抑制したり、癌細胞や異型移植細胞などの標的細胞を壊死やアポトーシスへ誘導します。また、ナチュラルキラー（NK）細胞は、T_H1細胞から

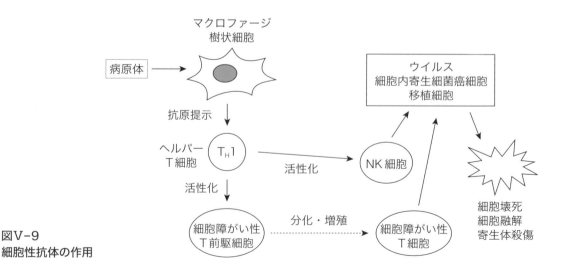

図V-9
細胞性抗体の作用

分泌されるサイトカインの指令を受けて活性化し、癌細胞や異種の細胞（移植組織など）を攻撃します（図V-9）。

さらに、Ⅳ型・遅延型アレルギーに関与します。結核、ハンセン病や梅毒などの感染症は特異的な病巣（肉芽腫、乾酪巣など）をつくりますが、それには、細胞性抗体とそこから分泌されるサイトカインが作用しています。

自然免疫の仕組みにも細胞性抗体がかかわっていることが最近になってわかり、自然リンパ球と呼ばれるリンパ球があることが明らかにされています。

（3）抗体の種類を選択する仕組み

病原体（抗原）の種類により、グロブリン抗体を誘導するものと、細胞性抗体を誘導するものとがあります。さらに、グロブリン抗体でも、IgGやIgAの産生を誘導するものがあります。この選択を決定している機序はいまだ完全には解明されていませんが、おおまかには次のように選択されます。

① マクロファージや樹状細胞が、抗原を提示する細胞がヘルパーT細胞のT_H1かT_H2かの選択で細胞性抗体か液性抗体かを決定する（図V-7）

② 液性抗体の種類、クラス・スイッチはB細胞内の抗体遺伝子のなかのs領域[注8]の遺伝子の選択により決まる

③ 図V-10に示すように、細菌や毒素、たんぱく質に対しては免疫グロブリンが、細胞や組織に対しては細胞性抗体が反応する

注8　s領域
グロブリン抗体をつくる遺伝子群の一部分で、抗体の分子種を決めるはたらきをする領域。

ほとんどの病原ウイルスや細菌・細菌毒素、異種たんぱく質、異種細胞などに対しては抗体ができ、感染防御抗体となります。しかし、マラリアやアメーバなどの原虫感染や、カンジダや皮膚糸状菌に対しては、感染防御抗体は産生されていないようです。また、原虫や真菌（カビ）の構成成分に対しては抗体ができ、原虫のフィラリア症やリーシュマニア症などの病態にはグロブリン抗体が関与しています。寄生

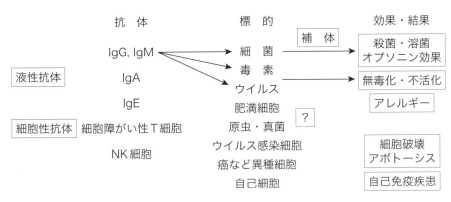

図V-10
抗体の標的と作用効果

虫・原虫感染では血清中のIgEが増加しますが、前述したように、その意義や作用については不明な点が多くあります。

無限ともいえる種類の抗原に対する抗原特異的なグロブリン抗体は、どこで、いつ、用意されているのか、長いあいだ多くの科学者たちの興味をひいていました。

結局は、抗原が体内へはいると、異物認識細胞・ヘルパー細胞からの刺激を受けて、ある一定の細胞（クローン）が選択され、その細胞が自己の遺伝子組み換え（スプライシング）をおこし、分化して一定の構造のグロブリンを産生する過程（クラス・スイッチ）が明らかにされました。この選択の過程にも、サイトカインと主要組織適合性抗原がはたらきますが、まだ未解な点が多い分野です。

column 26

自然免疫力の強化

わが国では、1940～50年代のいわゆる戦後時代には衛生環境が悪く、回虫や十二指腸虫、条虫などの寄生虫疾患がまん延していました。占領軍であるGHQは学童・生徒・一般人を対象に駆虫剤を配布し、徹底的な駆虫政策を行いました。その結果、1960年代には寄生虫疾患は撲滅されたような状態となりました。そのころから、アトピーとか食物アレルギーなどが臨床診療の場で問題になり始めました。

寄生虫症や腸管感染症の多発する発展途上国からくる学生は、来日後1～2年たってアトピー性喘息・皮膚炎にかかるケースがあります。そのため、生活環境が浄化されればアトピーなどのアレルギーが問題となるのではないか、といわれてきました（これとは別の原因として、工業化による大気汚染や環境汚染の問題がありますが、ここでは生物的な汚染を対象とします）。

わが国やアメリカの研究者から、寄生虫に感染していると自然免疫力が強化されるという報告があります。寄生虫感染では、血液に好酸球が増え、IgE抗体が増えることが認められ、自然免疫力を強化するというわけです。

ある程度は汚れた環境―多種類の抗原物質―に接触し続けることは、自然免疫の強化につながるのかもしれません。昔は、子どもが砂場で素足で遊ぶことを奨励し、川や海で泳ぐなどいわゆる自然のなかで遊ぶことで自然免疫力を鍛えるといわれてきました。大人も子どもも乾布摩擦・冷水摩擦で皮膚に刺激を加えることなどで「風邪をひかない」などといわれていました。それぞれ生物学的な理由を説明することができます。おそらく、持続的にToll様受容体を刺激し、不顕性に適応免疫を刺激するのでしょう。

肝心なのは、どんな刺激は安全で、なにが危険か、という見極めです。自然体の生活、清潔と不潔、安全と危険など「見境」が難しいのですが、ある程度のリスクを越えたところが、案外に自然免疫力の強化につながるのでしょう。
（参考：モイセズ・ベラスケス＝マノフ著、赤根洋子訳、福岡伸一解説「寄生虫なき病」文藝春秋　2014年）

4. 体内でおこる不都合な免疫反応

病原体に対抗するはたらきとしての免疫応答は有益な反応ですが、逆に病的な反応となってホストに障がいを与えることがあります（図Ⅴ-11）。体内でホストに不都合な免疫反応は次のような病態です。

（1）過敏症（アレルギー）

Ⅰ型からⅣ型があり、それぞれ抗原抗体反応の仕組みが異なっています。

Ⅰ型は、即時型アレルギーといわれ、急速に（数分から数時間）症状が発現します。免疫グロブリンのIgEが関与し、肥満細胞からヒスタミンなどの炎症性物質が一時に大量に放出され、急速に末梢血管が拡張し、血圧が低下し、循環性のショック症状をおこします。蕁麻疹や薬剤皮疹などの皮膚症状や薬剤アレルギー、食物アレルギー、花粉症、全身性アナフィラキシー、気管支喘息などをおこします。抗原に接すると数分から数時間ののちに発症するので、即時型過敏症といわれます。ショックは早急に対応しなければ、遅れると死に至ることがあります。特に小児の食物アレルギー、薬物アレルギーは要注意です。

Ⅱ型は、抗体が赤血球や組織の細胞と反応する結果、補体を活性化して細胞膜を破壊します。血液型が不適合で輸血されておこる血清病が典型的な例です。自己免疫性溶血性貧血、血小板減少症などをおこします。

Ⅲ型は、抗原と抗体が血中で結合して免疫複合体をつくり、それが血管壁などに沈着し、その場で補体を活性化して沈着部位の血管や組織を障がいします。全身性エリテマトーデス[注9]、急性糸球体腎炎、リ

注9 全身性エリテマトーデス
自己の体細胞核に対する抗体が、全身の組織細胞と反応し、炎症をおこす。特に腎臓、神経組織を障がいする難病。若い女性に好発する（女性9対男性1）。

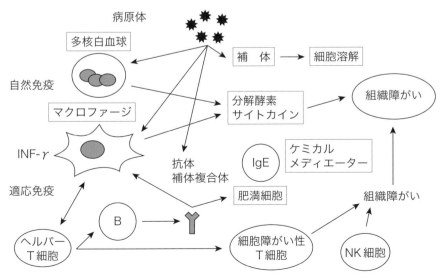

図Ⅴ-11 免疫反応が自己の組織を障がいする

ウマチ熱などをおこします。

Ⅳ型は、Ⅰ～Ⅲ型とは異なり細胞性抗体が関与し、T細胞が各種のサイトカインを放出する結果、多様な症状をおこします。ツベルクリン反応[注10]や、漆によるかぶれ、臓器移植の拒絶反応などに関与します。

Ⅴ型は、Ⅱ型と同じ仕組みで発症しますが、その組織や器官の活動を刺激して活性を高める結果、病的になる場合です。バセドウ病、重症筋無力症などをおこす反応です（第Ⅳ章病原体の病原因子の項参照）。

注10　ツベルクリン反応
p69の注参照。

(2) 自己免疫疾患

病原体に対する抗体（自己抗体）が自分の組織細胞へ反応して炎症をおこして障がいを与える場合です。過敏症と同じ仕組みで発症します。膠原病は自己抗体が皮膚、筋肉、骨、神経組織などに沈着して、それぞれの組織の構造や機能を障がいします。バセドウ病、全身性エリテマトーデス、関節リュウマチ、強皮症など難病に指定されている多くの疾患があります。

5. 免疫能の調節

免疫力の強弱には、遺伝的因子や環境条件が影響を及ぼします。

(1) 免疫遺伝子……主要組織適合性抗原複合体（MHC）、
###　　　　　　　　ヒト組織適合性白血球抗原（HLA）

主要組織適合性抗原の遺伝子群は、前述したように（p233）、染色体上では大きな群（クラスター）として複合体遺伝子領域を形成しており、その遺伝子から転写されるたんぱく質分子が糖たんぱく質の構造を決め、それが抗原認識や免疫応答の細胞間情報ネットワークの多様性と特異性にかかわっています。

免疫の応答力は遺伝的に親から子へ受け継がれますが、自然免疫や獲得免疫は個人差が大きく、感染にかかりやすさや抵抗力も遺伝的な影響を受けています。疾患のかかりやすさについては、免疫遺伝子の解析が進み、難病とされている強直性脊椎炎の92％はHLA-B27型、肺結核はHLA-DR3型の人に好発するという報告もあります。その他、Ⅰ型糖尿病や難病として指定されている多発性硬化症、尋常性天疱瘡なども特定のHLAの型と関係がありそうです。

ワクチンで陽転しない、副反応が強いなど、免疫誘導に個人差があ

るのは、免疫遺伝子が個人によって異なっているためです。HLAの型が特定の免疫力に関係していることは確かなようです。将来的に、個人の免疫応答遺伝子の特徴が明らかになると、疾患の予防・治療法に大きな進展が期待されます。個人の全遺伝子構造が解明されると、免疫の発現機構がわかり、感染症の予防などに有効な手段が工夫される可能性があります。

(2) 環境因子

　個人の年齢、性別、栄養状態などや生活環境が当然ながら免疫力に影響を与えます。新生児は生後3か月ころまでは胎盤を通して母体からグロブリン抗体（IgG）を受け継いで感染から守られていますが、それ以後は、自己の免疫機能が順次発達・成熟し始め、免疫力がついてきます。そのため、ワクチンの多くは、この時期から接種を始めます。

　高齢者は個人差が大きいのですが、造血機能の低下とともに新しい防御抗体を産生することが難しくなります。それゆえ、新型インフルエンザや日和見感染などにも感染しやすくなりますし、既往の感染症の再発、特に結核や帯状疱疹などをおこしやすくなります。

　性別は大きな影響はないといわれていますが、自己免疫疾患は女性が多くかかることから、妊娠やホルモンバランスが影響していることが考えられています。

　また、栄養素としてビタミン類（ビタミンA、B群、Cなど）が欠乏すると粘膜の防御機能が低下するといわれ、鉄の欠乏ではマクロファージのミエロパルオキシダーゼの減少で活性酸素による殺菌力が低下します。亜鉛の欠乏では慢性下痢症がおこりやすくなります。発展途上国で小児に感染症が多発する原因のひとつは、栄養不良・栄養障がいです。貧血や骨髄機能を障がいする薬物や放射線、ステロイドなどは免疫力を低下させます。

　環境汚染物質である空中微粒子、シリコン、石炭塵、亜硫酸ガスや酸化窒素、一酸化炭素、オゾン、ベンゼンなどの有機溶剤、酸性エアロゾル、放射線汚染物などは免疫力を抑制します。喫煙者は、統計的には易感染性であるとはいえないようですが、インフルエンザにかかりやすく、かかれば重症になりやすいことは事実です。

(3) 正常細菌叢

　正常な表皮細菌叢（p176図Ⅳ-12）や腸内細菌叢（p176図Ⅳ-13）は、免疫力を増強しています。腸管内には100種類以上、100兆コ以上の細菌が、その密度のバランスを維持しながら、腸管粘膜へ適度な刺激を与え、粘膜に存在するリンパ球を刺激し、腸管免疫を良好な状態を保つようにはたらいています。また、表皮の細菌叢も、皮下の

リンパ球を刺激してサイトカインの産生を促しています。プロバイオチックス（生きた腸内細菌そのもの）やプレバイオチックス（フルクトオリゴ糖など腸内細菌の増殖因子）は、腸管免疫に適度な刺激を与えて防御能を増強しています。腸管内が無菌の状態になることは、けっして健康な状態ではありません。

（4）ホルモンとストレス

物理的な外的ストレス、たとえば高温に曝されたりすると、細胞はストレス応答たんぱく質を産生します。これには、細胞内の代謝の異常や変性したたんぱく質を修正するはたらきがあります。適度なストレスは、免疫機能を刺激し機能を促進します。つまり、身体的および精神的なストレスは、免疫力を促進したり抑制したりします。笑いが癌細胞の生育を抑制したり、免疫力を亢進するという臨床的な報告があります。

また、ヒトには生物時計が備わっており、日周期（24時間）、月周期（およそ30日）、年・季節周期を感じてそれ相当に反応しています。その仕組みは複雑ですが、脳・神経・免疫系はサイトカインやホルモンなどの液性成分を介してネットワークを形成し（図V-12）、相互にその機能を調節し、全体のホメオスターシスを維持しています。副腎皮質ホルモンは感染、外傷、飢餓などのストレスに応答するホルモンであり、なかでも糖質コルチコイド[注11]は炎症と免疫機能を抑制することから炎症の治療に用いられます。

「病は気から」とは昔から言い伝えられ、くよくよ悩んだり、うつ状態で気分が落ち込むなど、気持ちのもち方や気分で次第に病気になるといわれています。実際的な人体実験で、抑うつ気分の集団と明るい気分の集団へ風邪ウイルスを投与すると、うつ気分の集団のほうが感染率が高かったという報告があります。これに対して、笑いや楽天的気分は、病気の予防や回復を促進することも示されています。それらは人体生理学、機能的に正しく、脳の前頭葉、視床下部の感情中枢が

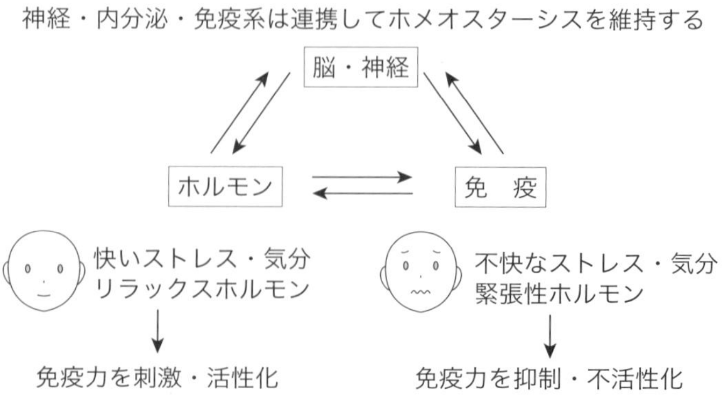

注11 糖質コルチコイド
副腎皮質ホルモンには糖やたんぱく質の代謝を調整する糖質コルチコイドとナトリウムの濃度を調節する鉱質コルチコイドがある。

図V-12　免疫・神経・ホルモンの相互調節作用
免疫活動は脳・神経やホルモン分泌活性と相関して、健全なホメオスターシスを維持している。明るく、前向きな精神活動は免疫力を活性化し、抑うつ気分やストレスは免疫活性を抑圧する。

神経・内分泌・免疫系は連携してホメオスターシスを維持する

脳・神経 ⇔ ホルモン ⇔ 免疫

快いストレス・気分
リラックスホルモン
→ 免疫力を刺激・活性化

不快なストレス・気分
緊張性ホルモン
→ 免疫力を抑制・不活性化

刺激されると、交感神経・副交感神経の適度な刺激とホルモンの分泌も促進され、図V-12に示すネットワークがよい方向＝健常に調節されるのでしょう。神経・免疫・内分泌は人の内部環境の恒常性の維持に協調してはたらいています。

6. 免疫の調節機能の障がいでおこる疾患

　免疫の機能は、免疫担当細胞の巧妙なネットワークで調節されていることはこれまでに述べたとおりですが、仕組みが巧妙なだけに壊れやすく、狂いやすい点があります。免疫異常をおこすと、多くの場合、感染しやすくなります。免疫機能が障がいされる状態や疾患を簡単に整理しておきます。

(1) 先天性免疫不全症
　先天的に免疫担当細胞が欠損している、担当細胞が分化過程で異常をおこしている、抗体産生細胞や貪食細胞が機能不全に陥っている場合などです。これにより、伴性劣勢重症複合免疫不全症、ブルトン型チロシンキナーゼ異常、チェデイアック・東症候群、ウィスコット・アルドリッチ症候群などの難病が発症します。

(2) 後天性免疫不全症
　HIV感染症で免疫担当細胞（CD4）が標的となって担当細胞が障がいされ、細胞数が消滅して機能しなくなった疾患です（p100）。

(3) 免疫担当組織、器官の障がい
　骨髄・血液疾患、貧血、白血病、骨髄腫、その他の癌、慢性疾患など、原発的あるいは2次的に担当細胞を障がいするものです。

(4) 人為的・医原的な免疫力の低下
　放射線照射、放射能汚染に曝露したり、抗癌剤治療や移植などの拒否反応を抑える薬剤治療などにより、骨髄の造血能やリンパ球の機能が障がいされ担当細胞が機能低下・欠損する疾患です。

(5) 免疫応答の異常反応
　過敏症（アレルギー、アナフィラキシー）や自己免疫疾患など、抗体が過剰に産生されたり、抗体が自己の細胞・組織へ反応して障がい

に及ぶものがあります。自己抗体はなんらかの感染が引き金となっている場合が少なくありません。

7. まとめ

　感染に対して生体は3段階の備えで防衛します。第1段階は表皮や粘膜と常在細菌叢が病原体(異物)の侵入を防ぎ、第2段階は自然免疫で主として多核白血球が異物を貪食して除去し増殖を阻止します。第3段階は適応免疫(獲得免疫)で病原体に対して特異的にはたらく抗体を産生して病原体や病原因子を不活性化し排除します。この免疫機能は骨髄・血液細胞、胸腺、肝・脾臓・リンパ節が統括的にはたらき、自己・非自己の認識から始まり、複数の免疫担当細胞の連携で、最終的に病原体に対する特異抗体を産生します。免疫担当細胞の連携、すなわち情報交換は特異的なリンホカイン・インターロイキンの産生と受容により巧妙な情報発信・受容のネットワークで行われます。免疫応答の仕組みを分子レベルで「物質の相互反応」として捉えることで、免疫の仕組みが明らかになりつつあります。不可解な免疫現象(自己免疫、アレルギー、臓器移植の拒否反応など)も謎解きが進み、人体の代謝や精神・神経活動にもこれらの分子が関係することも明らかになりつつあります。

　免疫応答は異物を認知し、それを記憶し、特異反応分子(抗体)を産生する一連の反応です。この能力は遺伝的に支配されており、ワクチンはこの能力を強化して感染を防ぐことができます。その反面、病的な応答は自己免疫病やアレルギーとなります。免疫に関する用語はかなり難解ですが言葉の定義を確実に捉え、免疫応答のネットワークを理解すれば、とても興味深い分野です。実証的科学と形而上的な生命哲学のはざまで生物の「生命現象」を知的に楽しむことができます。

第Ⅵ章

予防と治療

　感染症の治療、処置、対策について概要を知り、予防・対策のための国際監視機構、国内の施策などを概観します。感染症の治療には薬剤療法が主となります。抗菌薬の効き方の特徴と耐性のでき方、耐性出現の予防法についても概観します。
　また、感染症はワクチンで予防できます。ワクチンで予防できる疾患を正しく認識し、安全・安心して利用するためにもワクチンを正しく利用することを心掛けましょう。

感染症の予防と治療の基本的な考え方を図Ⅵ-1にまとめてみました。病原体と感染源（感染者）の安全管理は社会防衛として法的な処置を、伝播経路の遮断としては滅菌・消毒の徹底を、感染した病原体に対しては抗菌薬およびワクチンを、発症した場合には抗菌薬および治癒の促進、ホストの自然免疫力の強化などが要因となります。これらの方策を総合的にバランスよく実施することが感染症の予防と治療の基本です。

1. 法律で規制されている感染症

　感染症は、個人一人ひとりが衛生管理を徹底することが基本ですが、それだけでは予防や適切な対策を講じることはできません。家族から近隣地域、広域地域、さらに国家、国際間の統一的な感染症管理が必須です。「地球規模で考え、地域で実践する（Think globally, Act locally）」という基本的理念が実行されるような仕組みをつくることが不可欠です。地方自治体と国が責任をもって感染を制御・管理し、世界保健機関（WHO）などが国際的な監視・管理のために必要な法律を整備し、より大きな感染症征圧の仕組みを創出しています。

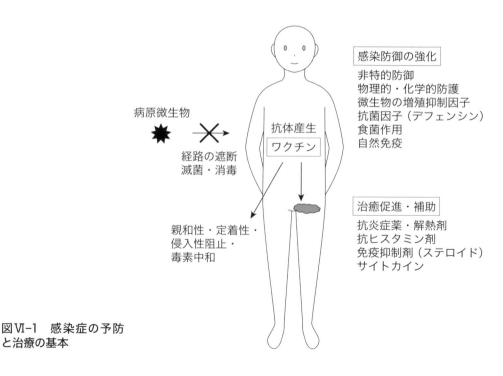

図Ⅵ-1　感染症の予防と治療の基本

わが国では、1897年に『伝染病予防法』が制定され、コレラ、赤痢（疫痢を含む）、腸チフス、パラチフス、痘そう、発疹チフス、猩紅熱、ジフテリア、流行性脳脊髄膜炎、ペストの10種の急性伝染病を対象に、その予防と治療法が規定され、感染者はときには人権を無視したような隔離などの処置を受けました。1948年に『性病予防法』、1951年に『結核予防法』、1953年に『らい予防法』（コラム27）など疾

表Ⅵ-1　新感染症法による感染症の分類

全数把握対象	疾病名
第1類（7疾病）	エボラ出血熱、クリミア・コンゴ出血熱、痘そう、南米出血熱、ペスト、マールブルグ病、ラッサ熱
第2類（5疾病）	急性灰白髄炎、結核、ジフテリア症、重症急性呼吸器症候群（病原体がコロナウイルス属SARSコロナウイルスであるものにかぎる）、トリインフルエンザ（H5N1）
第3類（5疾病）	コレラ、細菌性赤痢、腸管出血性大腸菌感染症、腸チフス、パラチフス
第4類（43疾病）	E型肝炎、ウエストナイル熱、A型肝炎、エキノコックス症、黄熱、オウム病、オムスク出血熱、回帰熱、キャサヌル森林病、Q熱、狂犬病、コクシジオイデス症、サル痘、重症熱性血小板減少症候群（病原体がフレボウイルス属SFTSウイルスであるものにかぎる）、腎症候性出血熱、西部ウマ脳炎、ダニ媒介脳炎、炭疽、チクングニア熱、ツツガムシ病、デング熱、東部ウマ脳炎、トリ型インフルエンザ（トリ型インフルエンザ（H5N1）を除く）、ニパウイルス感染症、日本紅斑熱、日本脳炎、ハンタウイルス肺症候群、Bウイルス病、鼻疽、ブルセラ症、ベネズエラウマ脳炎、ヘンドラウイルス感染症、発疹チフス、ボツリヌス症、マラリア、野兎病、ライム病、リッサウイルス感染症、リフトバレー熱、類鼻疽、レジオネラ症、レプトスピラ症、ロッキー山紅斑熱、
第5類（22疾病）	アメーバ赤痢、ウイルス性肝炎（E型肝炎およびA型肝炎を除く）、カルバペネム耐性腸内細菌科感染症、急性脳炎（ウエストナイル脳炎、西部ウマ脳炎、ダニ媒介脳炎、東部ウマ脳炎、日本脳炎、ベネズエラウマ脳炎およびリフトバレー熱を除く）、クリプトスポリジウム症、クロイツフェルト・ヤコブ病、劇症型溶血性連鎖球菌感染症、後天性免疫不全症候群、ジアルジア症、侵襲性インフルエンザ菌感染症、侵襲性髄膜炎菌感染症、侵襲性肺炎球菌感染症、水痘（入院例にかぎる）、先天性風疹症候群、梅毒、破傷風、播種性クリプトコッカス症、バンコマイシン耐性黄色ブドウ球菌感染症、バンコマイシン耐性腸球菌感染症、風疹、ハシカ、薬剤耐性アシネトバクター感染症
新型インフルエンザ等　感染症	新型インフルエンザ、再興型インフルエンザ
指定感染症	中東呼吸器症候群（病原体がベータコロナウイルス属 MERS コロナウイルスであるものにかぎる）、トリインフルエンザA　H7N9
定点把握対象	疾病名
小児科定点	ライノウイルス感染症、咽頭結膜熱、A群溶血性連鎖球菌咽頭炎、感染性胃腸炎、水痘、手足口病、伝染性紅斑、突発性発疹、百日咳、ヘルパンギーナ、流行性耳下腺炎
インフルエンザ定点および基幹定点	インフルエンザ（トリインフルエンザおよび新型インフルエンザ等感染症を除く）
眼科定点	急性出血性結膜炎、流行性角結膜炎
性感染症定点	性器クラミジア感染症、性器ヘルペスウイルス感染症、5 尖圭コンジローマ、淋菌感染症
基幹定点	感染性胃腸炎（病原体がリタウイルスであるものにかぎる）、クラミジア肺炎（オウム病を除く）、細菌性髄膜炎（髄膜炎菌、肺炎球菌、インフルエンザ菌を原因と同定された場合を除く）、マイコプラズマ肺炎、無菌性髄膜炎、ペニシリン耐性肺炎球菌感染症、メチシリン耐性黄色ブドウ球菌感染症、薬剤耐性アシネトバクター感染症、薬剤耐性緑膿菌感染症

患別に予防と処置法が定められました。これらは、集団防衛・社会防衛という視点から、感染者の人権を束縛していました。感染者個人の人権を尊重する立場から、1998年に『感染症の予防および感染症患

column 27

ハンセン病の社会史に学ぶべきこと

感染症についての無知と偏見が社会のルール（法律）を誤らせ、多くの人たちを犠牲にした例があります。法律が犯した過ち（？）の例としてハンセン病をみなおしてみます。

ハンセン病が「伝染病」であることは、わが国でも奈良時代ころから知られていましたが、病原体が細菌であると認められたのは1875年です。ただし、細菌の分離・培養ができなかったために、その病態・病理が詳しく研究できませんでした。しかし、その予防には伝播経路の遮断と、感染源を隔離することがもっとも効果的と考えられ、世界的にハンセン病患者を一般市民から隔離する政策がとられてきました。わが国でも次のような法律で患者の人権を無視して、特に子どもを親から離して、一定の療養所へ隔離収容しました。

1907年　「癩予防に関する件」：癩を特別な疾患として予防法を策定
1931年　『癩予防法』：患者を一般隔離する法律
1952年　癩、らい病をハンセン病へ改称。このころすでにハンセン病菌は抵抗性や伝染力の弱い病原体で、治療法（特効薬）も確立されつつありました。
1953年　『らい予防法』：患者を強制隔離する法律。この法律では患者を家族からも地域からも排除するように強制的に「療養所」へ隔離し、感染者の独立閉鎖系の社会をつくらせました。ハンセン病は治癒できること、伝染力はきわめて弱いということを認めて、各方面から予防法の廃止を求める運動がおこりました。
1966年　『らい予防法』の廃止：法律は廃止されましたが、完治した患者たちの社会的復帰の受け皿がなく、患者団体が主体となって国を相手に訴訟をおこしました。35年後に、ようやく隔離政策は解かれました。しかし、一度社会に根付いた「恐怖感を伴う偏見」は容易に解消しません。
2001年　「ハンセン病問題に関する決議」が国会で決議され、国が患者へ公式に謝罪をしました。
2002年　「国立ハンセン病療養所等退所者給与金事業」により保障が始められました。
2005年　新規発症者3名　世界では推定25万人の感染者がいます。
2013年　14か所の療養所で1,986人が生活していますが、多くの人たちは幼小児のころに収容され、長い隔離生活で身よりはなく、地域社会へ溶け込めず、平均年齢80歳以上の人たちが孤独な生活を余儀なくされています。

この人権を無視した社会防衛の100年の歴史を重く受け止め、人類全体が「感染症の社会的な問題点」を再認識しなければなりません。そのためには、人類共通の医療倫理を確立し、厳正に実施するべきです。

少し話が大きくなりますが、先端医療技術、臓器移植、再生医療、遺伝子治療なども、利点あるいは優れた点のみが強調され、その反面は無視されがちです。人間社会は「生命倫理」が根幹になければ成り立ちません。倫理を越えた技術発展には節度ある制限をすべきでしょう。科学技術を人間の倫理で制御しなければ、ふたたび同じ過ちを犯すことになります。

者に対する医療に関する法律』が制定され、その改正案が2007年2月に施行され、既存の感染症に関する法律はすべてこの法律に一本化されました。この法律に則り、病原体の調査・研究のために『感染症法に基づく特定病原体等の管理規制について』という、特に危険とみなされる病原体の取扱管理について、罰則が伴う指針が制定されました（『病原体等安全取り扱い管理の指針』）。それまでは誰でも自由に病原体を取扱っていたものが、バイオテロ防止、市民生活の安全・安心のために国際的に強い規制が定められたのです。

(1) 感染症の予防および感染症患者に対する医療に関する法律

『新感染症法』と略称される法律では、感染症を感染力・危険度に基づいて、第1類から第5類まで類別化し、その取扱方法を規定しています。また、新しく出現した感染症を「指定感染症」として分類し、各類で基本的な対処法を定めています。それらを**表Ⅵ-1**にまとめました。分類の基準は、病原体の危険度、伝染力、疾患の重症度、治療法の有無、ワクチンの有無などです。感染の疑いがある場合を含めて、最寄りの保健所へ届け出て、行政的に定められた対処方を実施しなければなりません。

1）第1類感染症

感染力が強く、感染すると重篤な経過をとる危険性がきわめて高い疾患です。原則として専門施設へ入院します。ペスト以外はウイルス感染症で、ほとんどは熱帯地域を起源としており、感染経路もいまだに明確ではありません。ペスト以外、治療法もワクチンも確立していません。

痘そうは1980年にWHOの国際協力で撲滅されましたが、サル痘がヒトへ変異する可能性があるともいわれています。国内で第1類感染症に初感染する機会はありませんが、流行国を短期訪問して感染し、潜伏期に帰国後、国内で発症する可能性は否定できません。第1類感染症の疾患流行国は、海外感染症情報で確認することができます。2014年現在西アフリカにおいてエボラ出血熱が流行しています。

2）第2類感染症

感染すると、発症する危険性が高く重篤な経過をたどります。状況に応じて特殊専門病院への入院が必要です。ポリオ、ジフテリアに対してはワクチンがあります。また、結核に対してはBCGワクチンがありますが、高齢者・免疫不全患者に発症・再発があるため、常時監視する必要があります。わが国では毎年3〜4万人が感染しており、文化国家としてもっと徹底的な予防・対策が望まれます。

トリインフルエンザ、SARS[注1]は飛沫感染、空気感染で伝播しますが、わが国ではまだ感染発症例はありません。

注1 SARS p154参照。

3）第3類感染症

感染しても危険性は高くありませんが、保菌者が特定の職業につくと集団発生をおこしうる疾患です。コレラ、赤痢、チフスなどは糞口感染で、食べ物・飲料水の汚染により伝播します。ただし、国内に感染源はほとんどありません。輸入食品や海外で感染して帰国後、発症する場合がほとんどです。

腸管出血性大腸菌感染症はウシが感染源とされ、牛肉・内臓、特に肝臓（レバー）の生食で感染することからレバーの生食は法律で禁止されました。

4）第4類感染症

国が発生状況を収集・分析して発生動向を把握し、結果を公開・提供し、発生・拡大を防止する疾患群です。治療法はある程度確立され、ワクチンも供給可能なものがあります。医師が発生を確認したら、ただちに保健所へ届け出、国は全数を把握する全数報告対象疾患です。

5）第5類感染症

第4類感染症に類似していますが、発症が確認されてただちに報告するものと、7日あるいは週末までに報告するものとがあります。また、全数を報告し把握するものと、あらかじめ指定した医療機関（定点）で発症を診断して例を報告するもので、全体の流行状況を推定・把握するものです。

6）指定感染症

第1、2、3類感染症に分類されませんが、発症の動向などから第1〜3類感染症に準じた対策が必要と認められた感染症を1年間に限定して指定します。2013年4月にインフルエンザH7N9が指定されました。

表Ⅵ-2 感染症法に基づく特定病原体等の適正管理規制

所持等の禁止 第1種病原体	エボラウイルス、クリミア・コンゴ出血熱ウイルス、痘そうウイルス、南米出血熱ウイルス、マールブルグ熱ウイルス、ラッサウイルス（以上6）	厚生労働大臣が指定した者・施設のみ取扱いが可能、運搬の届け出（公安委）
所持等の許可 第2種病原体等	SARSコロナウイルス、炭疽菌、野兎病菌、ペスト菌、ボツリヌス菌、ボツリヌス毒素（以上6）	研究などの目的で申請した場合、厚生労働大臣の認可が必要、運搬の届け出（公安委）
所持等の届出 第3種病原体等	Q熱コクシエラ、狂犬病ウイルス、多剤耐性結核菌、その他政令で定めるもの（計23）	厚生労働大臣へ届け出、運搬の届け出（公安委）
基準の遵守 第4種病原体等	インフルエンザウイルス、黄熱ウイルス、クエイプトスポリジュウム、結核菌、コレラ菌、志賀毒素赤痢菌、チフス菌、腸管出血性大腸菌、パラチフスA菌、ポリオウイルス、その他（計17）	厚生労働省令を遵守、厚生労働大臣の監督下で取扱い可

（2）病原体等安全取扱い管理の指針

これらの疾患の原因となる病原体の取扱いは、疾患類別とは異なり、第1種病原体から第4種病原体として分類されます。バイオテロ（生物兵器）に利用される危険性があり、取扱法は国際基準（カタヘルナ条約、バイオテロ防止法）に基づくものです。また、診断や調査・研究に際しても取扱基準（取扱安全施設、取扱法、菌株の分譲、輸送、遺伝子組み換えなど）が厳格な法律として定められています。感染症法による感染症と分類基準が異なるため、参考までに概略を表Ⅵ-2に示します。注意すべき点は、規約に違反した場合には罰則があること、病原体のみならず「毒素」の扱いにも規制があること、運搬には公安委員会に届けが必要であることなどです。

（3）学校保健法

免疫力が不完全で未成熟な子どもが集団生活するなかで感染症が流行すると、園・学校のみならず広く地域の社会活動にも影響が及ぶ可能性があります。そこで、特に汎流行をおこしやすい感染症について、「学校において予防すべき感染症の種類」（学校感染症法第18条）を定め、また「出席停止」とすべき疾患を表Ⅵ-3のように定めています。予防接種法とともに遵守しなければなりません。

（4）予防接種法

「伝染のおそれがある疾病の発生およびまん延を予防するために、予防接種を行い、公衆衛生の向上および増進に寄与するとともに、予

表Ⅵ-3　学校感染症法により出席停止処置をする感染症

第1種	感染症法の第1類感染症、第2類感染症の疾患（結核を除く）	
第2種	飛沫感染で流行する恐れのある疾患。疾患が治癒することと同義ではない	
	インフルエンザ	発症した後5日を経過し、かつ、解熱後2日（幼児は3日後）を経過するまで
	百日咳	特有な咳が消失するまで、または5日間の抗菌薬治療の終了するまで
	ハシカ	解熱後3日間を経過するまで
	流行性耳下腺炎	腺の腫脹が発現して5日後、かつ全身状態が良好になるまで
	風疹	発疹の消失まで
	水痘	すべての発疹が痂皮化するまで
	咽頭結膜炎	主要症状消退後、2日経過するまで
	結核	学校医その他の医師が感染の恐れがないと認めるまで
	髄膜炎菌性髄膜炎	学校医その他の医師が感染の恐れがないと認めるまで
第3種	飛沫感染はしないが、集団生活で流行を広げる可能性が高い疾患	
	腸管出血性大腸菌感染症、流行性角結膜炎、急性出血性結膜炎など	医師が感染の恐れがないと認めるまでの期間

防接種による健康被害の迅速な救済を図ること」を目的として定められた法律です。対象となる疾患を**表Ⅵ-3**に示します。

　ジフテリア、百日咳、急性灰白髄炎、ハシカ、風疹、日本脳炎、破傷風、結核は、接種法や接種年齢が定められた、「発生およびまん延を予防するため特に予防接種を行う必要があると認められる疾病として政令で定める疾病」です。接種についての規則・奨励は社会状況により変更されることがあるため、具体的な接種については医療機関・保健所などで確認する必要があります。その他のワクチンは個人の希望に応じて接種されるものがありますが、流行地などへ出向くときには接種しておいたほうが安心なものがあり、保健所など公的医療機関に照会して接種するのが賢明です。

2. 滅菌・消毒（伝播経路の遮断）

　感染症の予防は、感染源の撲滅と感染経路の完全遮断です。感染源の撲滅処理は滅菌法が主となり、感染経路の遮断は主として消毒法によります。

　滅菌とはすべての微生物を死滅させることです。滅菌法は滅菌をする対象物（器具など）の種類により、加熱、ガス、照射、濾過などの方法があります（**表Ⅵ-4**）。また、滅菌する対象の病原体により適切な方法を選びます。一般の病原菌は、熱湯（100℃）、3分間処理でほとんど死滅します。しかし、芽胞（破傷風菌やボツリヌス菌など）は

表Ⅵ-4　滅菌法

	方　法	器　具	対象物	備　考
加　熱	乾熱（180℃、30分）	オーブン	金属、ガラス、不燃物	火傷に注意
	火　炎	ガス・電気	焼却物、金属表面	火災に注意
	高圧滅菌（121℃、15分）	オートクレーブ	金属、ガラス、液体	最強の滅菌法
ガ　ス	ホルマリンガス	室温、盆状容器で蒸散	密閉室内、ベッドなど	脱気が必要
	酸化エチレンガス（10〜20％）	専用器具で発生・処理	手術器具、プラスチック用品、シーツなど	ビニール袋を透過、換気が必要
	オゾンガス	専用器具	水、室内	脱気が必要
照　射	紫外線	殺菌灯など	空気、手術室など	照射表面のみ有効
	放射線（γ線、x線）	専用設備（コバルト）	プラスチック用品など	器具を傷めない、効果強力
ろ　過	ミリポア・フィルター	濾過機とフィルター	空気、水、ミルクなど液体	ウイルス、プリオンは無効

オートクレーブ[注2]でなければ死滅しません。プリオンはオートクレーブで30分間以上処理しないと不活化しません。身近で簡単な滅菌法は、熱湯、火炎処理（炎であぶる）ですが、火災・火傷に注意が必要です。照射法に紫外線、電磁波、放射線のガンマー線などがあります。ガンマー線照射は、器具など対象物の内部まで浸透性があり完全に滅菌しますが、特別な施設と技術が必要です。

ろ過滅菌は、フィルター（直径0.4〜02μmの孔をもつ）を通過させる滅菌法ですが、ウイルスは除けません。生のたんぱく質を含む血清などの除菌に利用します。消毒は、病原体の感染力を消失・失火させることで、滅菌より温和な処理法です。主として消毒剤を利用します。消毒剤の種類とその効果を**表VI-5**に示します。消毒剤を使用するときには、

① 薬剤の濃度（説明書に指示されている）
② 温度（30〜50℃）
③ 汚物の種類と量
④ 対象とする病原体
⑤ 消毒するもの（器具、皮膚・粘膜など）

注2 オートクレーブ
高圧滅菌器で2気圧121℃に加熱・加圧する。

表VI-5 消毒法

薬品名	使用濃度と用途・対象物	一般細菌	結核菌	芽胞	真菌	ウイルスエンベロープ有	ウイルスエンベロープ無	HBV	HIV	使用上の注意
アルコール（エタノール）	エタノール80%　皮膚・手指、簡単な医療機器	3+	+	−	+	+	−	−	2+	気発性、可燃性、粘膜刺激、皮膚乾燥
次亜塩素酸ナトリウム（ミルトン、テキサン、ピュラックス）	0.002〜0.5%　非金属性器具、環境、汚物一次処理、飲料水、プール水など	3+	+	+	3+	2+	+	+	2+	中性から酸性で利用、漂白作用、金属腐食作用
ポピドンヨード（イソジン）	1%　皮膚、手指、粘膜など生体、金属には使用不可	3+	3+	+	2+	2+	2+	−	2+	着色あり、ヨウ素過敏症に注意
クロルヘキシジン（ヒビテン、マスキン）	0.1〜0.5%　皮膚、手指、粘膜など生体	2+	−	−	+	+	−	−	−	低毒性、粘膜使用不可、石けんとの併用不可
逆性石けん（オスバン）	0.05〜0.5%　皮膚、手指、粘膜など生体、医療器具、環境	3+	−	−	+	+	−	−	−	石けん、ヨード剤と併用不可、無色・無臭
両性界面活性剤（テゴ51）	0.05〜0.2%　医療器具、環境	3+	2+	−	+	+	−	−	−	洗浄効果大、無色・無臭
グルタルアルデヒド（ステリハイド、サイデックスプラス）	2%　医療機械・器具、環境など	3+	3+	3+	3+	3+	3+	3+	3+	アルカリ側で効力大、人体へは使用不可

（+有効、−無効）

などを留意して選択します。

　一般的な細菌・ウイルスの消毒には80℃、10分間の熱水処理が簡単で安全です。消毒剤では、ウイルスに対しては500〜5,000 ppmの次亜塩素酸ナトリウム、消毒用アルコール、細菌には逆性石けんや界面活性剤、消毒用アルコール（70％エタノール液）などが使いやすく簡便です。身近な消毒剤として、ポビドンヨード（粘膜にも適用可能）や次亜塩素酸ナトリウム（人体に直接塗布したり散布できません）を常備しておけば安心です。感染経路の遮断法でもっとも有効で簡単な方法は「洗浄」です。わが国の水道水はほとんど「無菌水」ですので、石けんなど界面活性剤とともに「洗い流す」ことで感染経路が遮断できます。「手洗い」は感染予防の基本です。

3. 化学療法

　病原体の増殖やその病原因子の産生を抑える薬剤を抗菌薬（広義）と総称し、それを用いた治療法が化学療法です。広い意味での抗菌薬には、抗原虫薬、抗真菌薬、抗菌薬（狭義の抗菌薬、抗菌剤と表記することもある）、抗ウイルス薬を含みます。それぞれの抗菌薬は標的とする病原体を厳密に特定して使用しないと、起因病原体へ効果を発揮せず、ホストに副作用のみを強くおこす危険性があります。

　抗菌薬は抗生物質ともいわれ、真菌（カビ）や細菌が産生する細菌の増殖を阻止する物質の総称です。近年では人工的に化学合成した抗生物質が多く、また病原体のゲノムの特徴に基づいて特定の病原体の増殖のみを抑制するような薬剤の開発（ゲノム創薬）が進み、新しい化学合成抗生物質が増えています。

　抗菌薬について基本的な事柄・用語として、選択毒性、抗菌スペクトラム、殺菌作用と静菌作用などを解説し、具体的な抗菌薬について整理します。

（1）選択毒性

　抗菌薬は、病原体の生育を阻止しますが、同時に、ホストにもなんらかの影響を与えます。選択毒性とは、薬剤が病原体に特異的に作用し、ホストへは影響を与えないこと（副作用の少ないこと）を示す指標です。抗菌薬のうち、細菌の独特の構造物（細胞壁やリボソーム）や、代謝経路・合成経路を標的とした薬剤は、選択毒性に優れたものとなります。ペニシリンは細菌細胞壁を標的とするので、ヒトの細胞には

影響を与えないため、選択毒性が優れています。クロラムフェニコールなどのたんぱく質合成阻害剤は、ヒトのたんぱく質合成も阻害する可能性があるので、選択毒性はペニシリンより劣ります。

抗ウイルス薬は、ウイルスがヒトの細胞の増殖機構を利用して増殖するので、増殖の過程を標的としても、ヒト細胞へも障がいを与えることになるので、選択毒性が劣ります。また、抗真菌薬、抗原虫薬は、ヒト細胞と同じ真核細胞の増殖を阻止することを標的としているため、ヒトへも影響を与えます。したがって、選択毒性は低く、副作用が問題となります。

(2) 薬剤感受性・耐性

抗菌薬が病原体に有効に作用（殺菌したり増殖を阻止する）する場合、その病原体を薬剤感受性があるといい、作用が無効な場合、非感受性あるいは薬剤耐性であるといいます。

抗菌スペクトラムとは、抗菌薬が有効に作用する細菌の種類の範囲を表します。ある薬剤が多種類の病原体に対して感受性であれば、その薬剤は広域抗菌スペクトラムをもつといい、一定のかぎられた種類の病原体にのみ有効であれば、狭域抗菌スペクトラムといいます。

抗菌薬治療には、起因菌の同定と薬剤感受性試験が不可欠です。原因の菌種を同定し、その薬剤感受性試験の結果に基づき、できるだけ狭域抗菌スペクトラムの抗菌剤で治療することが治療の基本です。しかし、実際には医師も患者も早期に治療効果を期待するので、起因菌が不明のまま（多くの場合推察に基づいて）、広域抗菌スペクトラム薬剤で治療します。その場合、ヒトに有益な正常細菌叢も殺菌する可能性が高く、また薬剤耐性を誘導しやすいので、抗菌薬の選択には経験に基づく慎重な判断が必要です。

抗ウイルス薬は、ウイルスの種類により標的細胞や増殖・代謝経路が異なるので、多くのウイルスに対して同時に有効な広域スペクトラムの薬剤は期待できません。インフルエンザウイルスはエンベロープをもつウイルスで、ウイルスが細胞外へ放出されるときに独特の酵素（ノイラミニダーゼ）を必要とするので、その酵素を標的とする薬剤は、インフルエンザウイルスの増殖を特異的に阻害します。オセルタミビリンリン酸塩（タミフル）などはこの類の抗インフルエンザウイルス薬ですが、通常の風邪ウイルス（ライノウイルス）などには効果がありません。ヘルペスウイルスやエイズウイルスには特異的な効果がある抗ウイルス剤があります。

抗真菌薬は、主として細胞壁・細胞膜を標的としていますが、真菌（カビ）に特異的に作用するものは多くありません。ミズムシ（白癬症）は皮膚表層の感染で、外部から直接塗布（外用薬）できるのでホストに副作用が少なくてすみます。しかし、カンジダ症やアスペルギルス

症などのように深在性真菌症の治療には、薬剤が全身へ作用して副作用をおこすので、薬剤は慎重に選択しなければなりません。

(3) 抗菌力　殺菌作用と静菌作用

病原体の増殖、特に細菌の増殖を抑える薬剤のうち菌を殺す作用を殺菌作用、増殖を抑える作用を静菌作用といいます。抗菌作用の効力の判定には、試験管内で判定するもの（$in\ vitro$試験）、実験動物で判定するもの（$in\ vivo$試験）、およびヒトにおける効果を判定するもの（臨床実験）があります。$In\ vitro$試験は、人工培地で分離・培養した細菌について、薬剤の最小発育阻止濃度（MIC）と、最小致死濃度（MBC）を測定します。一方、$in\ vivo$試験では、薬剤の体内での分布動態（薬剤の臓器分布、代謝・排泄機構、体内で存続時間など）の影響を調べるために、感染動物で実験を行います。抗菌薬の効果は、薬剤の血中および組織での濃度が重要な条件です。したがって、血液中の最小発育阻止濃度の持続時間、薬剤の体内での薬剤濃度が半分になる半減期がホスト内での抗菌作用効果の指標となります。この判定法は薬剤の開発段階で実施され、日常臨床の場で行われる判定方法ではありません。

新しく開発・製品化される抗菌薬は、法律で定められた各種の試験・検定を経て臨床試験を行い、国の認可を受けなければなりません。臨床的に抗菌治療をする場合には、前述したように、原因病原体を同定し、試験管内感受性試験で感受性を確認した後に、抗菌薬を処方することが原則です。しかし、この一連の検査で結果がえられるまでには、少なくとも2日間を要します[注3]。検査手技が自動化され生化学検査などでは、数時間内に結果をえることができるようになっていますが、市中医院・病院では病原体の特定と抗菌薬の選択・決定には時間がかかります。医師にとっても患者にとっても、検査結果を2日間も待つことはできません。そのため、ある程度は経験に基づいて起因菌を推定し、迅速に治療を始めます。これをエンピリカル投薬[注4]といい、広域スペクトラムの抗菌薬が処方されることが多くなっています。しかし、原則は、起因菌とその感受性を決定して狭域抗菌薬治療を利用すべきです。

(4) 薬剤の相互作用・副作用

抗菌薬の作用点（標的分子）が異なる薬剤を併用した場合、抗菌効果がより強くなる場合（相加作用、相乗作用）と、効果が弱くなる場合（拮抗作用）があります。また、抗菌薬以外の薬剤が抗菌効果に影響を及ぼすこともあります。当然ながら、抗菌薬は専門家により慎重に選択されなければなりません。それゆえ、抗菌薬は一般の薬局などでは市販されていません。

注3
最近では病原体の同定と薬剤耐性遺伝子の検出をPCR法で行うので、24時間以内に判定できる。

注4　エンピリカル投薬
経験的治療。原因病原体が同定される前に経験に基づいて薬剤を選択して治療する。

抗菌薬には抗菌作用以外に、ホストに副作用を与えることがしばしばあります。ペニシリン・βラクタム剤のように薬剤がアレルゲンとなりアナフィラキシー反応をおこすもの、クロラムフェニコールのようなたんぱく質合成阻害剤では幼小児の骨髄の造血機能を抑え、貧血をおこすものもあります。ストレプトマイシンはたんぱく質合成阻害剤ですが、聴覚神経細胞に作用して難聴をおこすことがあります。これらの副作用は、抗菌薬を接種・服用したすべての人におこるわけではありません。「ごく稀に」とか「体質によって」という表現で説明されていますが、副作用のおこる頻度や体質の特徴は科学的に根拠が明らかではありません。

表Ⅵ-6 主な抗生物質の作用点と耐性の機構

作用点	総称	代表的な薬剤名	特徴・副作用	耐性機構
細胞壁合成	β-ラクタム：ペニシリン	ペニシリンG アンピシリン	古典的薬剤、ペニシリンショック	ペニシリナーゼ（分解酵素）
	β-ラクタム：セフェム	セフェム（第Ⅰ〜Ⅳ世代）：セファリシチン セフォタキシムなど	もっとも開発が進み汎用されている	セファロスポリナーゼ（分解酵素）
	グリコペプチド	バンコマイシン テイコプラニン	メチシリン耐性黄色ブドウ球菌に有効、腎毒性、血栓性静脈炎、難聴	ほとんどの抗菌薬に耐性 van遺伝子
	ホスホマイシン	ホスホマイシン	菌体内での細胞壁素材の合成阻害	薬剤の細胞膜透過性
たんぱく質合成	アミノグリコシド	ストレプトマイシン カナマイシン ゲンタマイシン	30Sリボソームに結合、広域スペクトラム、殺菌作用、難聴、平衡感覚の障がい、腎毒性	アミノグリコシドをアデニル化、アセチル化、リン酸化などで修飾し不活化、30Sリボソームの変異、細胞膜透過性の変異
	テトラサイクリン	テトラサイクリン ドキシサイクリン ミノサイクリン	30Sリボソームに結合、広域スペクトラム、殺菌作用、軽微な胃腸障がい、肝障がい	薬剤排出機構の亢進
	クロラムフェニコール	クロラムフェニコール	50Sリボソームに結合、再生不良性貧血、顆粒球減少症、血小板減少など	アセチル化で不活性化
	マクロライド	エリスロマイシン クラリスロマイシン アジスロマイシン	50Sリボソームに結合、低毒性で小児に汎用、軽微な胃腸障がい、肝障がい	アセチル化などで不活性化、細胞膜透過性を促進、リボソームの変異
核酸合成	リファンピシン	リファンピシン	特に結核菌、らい菌に有効	RNAポリメラーゼの変異
	キノロン	ナリジクス酸、ニューキノロン（ノルフロキサンなど）	DNAジャイレース阻害、近年もっとも開発が進んでいる	DNAジャイレースの構造変異、排出機能の亢進
細胞膜機能	ポリペプチド	ポリミキシンB、コリスチン、バシトラシン	グラム陰性菌に有効、腎毒性	
代謝経路に拮抗	スルフォンアミド、ジアミピリミジン	ST合剤、抗マラリア剤（ファンシダール）	安価で比較的に副作用が少ない	代謝の副経路ができる

注5 皮内テスト
薬物などを皮内に注射し、1～2時間以内に赤くはれたり水疱が生じないかなどでアレルギーの有無を調べる。

アレルゲンになるような薬剤は、皮内テスト[注5]であらかじめ検査します。他の薬剤は、個人の病歴や体質を医師が診断して選択されます。服薬を始めて、なにか体調に不調な点が生じれば、ただちに医師に報告・相談することが副作用を防ぐ基本です。妊婦は特に注意が必要です。胎盤を通過して胎児へ影響を与える薬剤もあるので服薬には十分な配慮を払う必要があります。胎児に影響を与えない抗菌薬もあります。専門家の指示に従い、極度に恐れる必要はありません。感染症を治療しないほうが胎児に危険を及ぼします。

(5) 抗菌薬の種類と作用点

抗生物質とは、本来は細菌や真菌（カビ）が他の細菌の生育を阻害するために産生する物質です。歴史的に最初に発見された抗生物質は、アオカビから抽出したペニシリンです。それ以前には化学物質、たとえばサルバル酸や各種の色素などが試用されましたが、副作用が強く、人体に応用されたものはわずかしかありませんでした。現在の代表的な抗生物質（抗菌薬）、抗ウイルス薬、抗真菌薬を、標的作用点別に表Ⅵ-6、7、8にまとめました（図Ⅵ-2）。

1) 抗生物質・抗細菌薬

抗細菌薬は、薬剤が作用する標的物により大きく次の5種類に分けられます。

表Ⅵ-7 主な抗ウイルス薬の作用点と標的ウイルス

阻害作用点	代表的な薬剤	標的ウイルス
細胞膜への吸着	デキストラン硫酸、アマンタジン	HIV-1、インフルエンザ
DNA合成（逆転写酵素）	ジトプジン、ザルシタビン、ネビラピンなど	HIV-1
DNA合成（ポロメラーゼ）	ビタラジン、アシクロビル、ガンシクロビル	ヘルペス、サイトメガロ
RNA合成（転写）	リバビリン	ラッサ、ハンタ、C型肝炎
翻訳段階	インターフェロン	B型肝炎、C型肝炎
成熟・放出	アマンタジン、ザナビル、オセルタミビル	インフルエンザ

表Ⅵ-8 主な抗真菌薬の作用点と適用

阻害作用点	総称	代表的な薬剤名	適用疾患名
細胞膜機能	ポリエン	アンホテリシンB	深在性真菌症
		ナイスタチン、ビマリシン	表在性真菌症に外用
エルゴステロール合成	アゾール	コロトリマゾール、エコナゾール	皮膚真菌症に外用
		ミコナゾール、ケトコナゾール	深在性真菌症
RNA合成	5-フルオロシトシン	5-フルオロシトシン	すべての真菌症
微小管		グリセロフルビン	皮膚真菌症

① 細菌の細胞壁の合成を阻害しその構造を破壊するもの。ペニシリン、セフェムカルバベネムなどβラクタム剤、グルコペプチドのバンコマイシン、ホスミシン
② 細菌のたんぱく質合成を阻害するもの。クロラムフェニコール、アミノグリコシド、マクロライド、テトラサイクリン
③ 細菌の核酸合成を阻害するもの。リファンピシン、キノロン
④ 細菌の代謝を阻害するもの。スルフォンアミド、ジアミノピリミジン
⑤ 細菌細胞膜を障がいするもの。ポリペプチド

このように抗菌薬の作用点はそれぞれに異なるので、起因病原体の感受性を調べ、最適な薬剤で治療するには専門的な知識に基づいた判断が必要です。抗菌薬は、殺菌・静菌効果を指標に1940年から1980年ころまで激しい開発競争が繰り広げられてきました。いまも新しい薬剤の開発は進んでいますが、薬剤の開発には10年以上の年月と、これまでは何千億円以上の莫大な費用がかかっていました。また、新しく開発された薬剤にも数年以内に必ず耐性菌が出現し、細菌と抗菌薬がイタチごっことなります。開発費用と耐性菌の素早い出現のために、現在、新薬の開発は世界的に停滞しています。

その一方で、病原体のゲノム解析が進み、ゲノム上から標的を定め、阻害物質を人工的に合成するゲノム創薬が一般化してきました。副作用が少なく、選択毒性に優れた抗菌薬の出現が期待されます。しかし、開発費用対効果で問題があり、今なお伝統的な方法で、土壌細

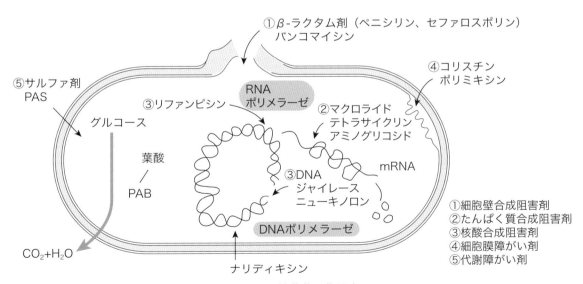

図Ⅵ-2　抗菌薬の作用点
抗菌薬は細菌の特定の構造物を標的として作用する。細菌種により構造が異なると抗菌効果は異なる。グラム陽性菌は細胞壁が堅牢であるが、ペニシリンやβラクタム剤がたやすく破壊する。それに対して、グラム陰性菌は外膜と内膜の二重の膜をもち、細胞壁は弱いので、βラクタム剤の効果が弱い。

菌や古細菌を収集し、それらが産生する抗菌薬を探索方法も実施されています（コラム28）。

2）抗ウイルス薬（表Ⅵ-7）

ウイルスは感染細胞内で増殖するので、抗ウイルス薬はまず細胞へ接着・侵入の阻害を標的とします。ついで、細胞内での増殖過程、すなわち脱殻・核酸合成・たんぱく質合成・自己会合・放出の各段階を標的として薬剤の探索と創薬を目指します。しかし、ウイルスはホスト細胞の機能を横取りして増殖するので、抗ウイルス薬はホストの細胞機能をも障がいする点が問題です。

① ウイルスの核酸合成を阻害する
② ウイルスたんぱく質の合成を阻害する
③ ウイルスがホスト細胞へ接着・侵入することを阻害する
④ ウイルスがホスト細胞内で成熟し排出することを阻害する

ウイルスの増殖機構（p191図Ⅳ-18）はウイルスの種類により異な

---

column 28

「土」は抗菌薬の宝庫

土は地球上の物質循環のなかで、主として物質分解を担うものといわれます。土は生物の残渣・遺体を分解し、その分解物を生産者である動植物へ供給する自然界における物質循環の主要な役割をはたしています。その分解を担当するのは土壌微生物です。土壌微生物には、細菌、放線菌、糸状菌、藻類、原生動物、線虫など多種多様な生物が混在しています。土の重さの半分以上を微生物が占めて、その分布種類が各地の土壌の特徴をつくりだしています。森林、沼地、砂漠、農地、牧場などの土壌の特徴は、棲息する微生物の種類がつくりだしています。

土壌に抗菌作用があることは野生動物も知っているようで、ジャングルや山野で野生動物は怪我をすると傷口へ泥を塗って治癒を促す習性があります。泥には化膿菌も多く棲息しています。土壌には、これらの微生物類が2万種類以上の代謝産物を産生しているといわれ、その代謝産物が他の生物へなんらかの生理的な活性を与えています。

放線菌はそのなかでも代表的な微生物のひとつで、1gの土壌に10^6以上棲息しています。放線菌には2,000種類以上があり、それらが産生する代謝産物は1万種類以上あるといわれます。そのなかのストレプトミセス属から、ストレプトマイシン、エリスロマイシン、バンコマイシン、イベルメクチンなど多数の抗生物質・生理活性物質がとりだされました（p17表Ⅰ-3参照）。ある1株の放線菌は、20〜40種類の抗菌作用のある代謝産物を産生する遺伝子を保有していることが明らかになっています。

これらの代謝産物・抗菌物質は、土中では多種多様な微生物の密度の生態調節（増殖の共生・拮抗などの調節）の情報伝達分子としてはたらいているようです。その分子が動物、ヒトの感染症を制御できるので、土は「生態系」の調節に大きな役割をはたしています。

これまで、さらに現在でも、土壌微生物・細菌から生理活性物質（抗癌剤、抗免疫剤、抗菌薬など）の探索が続いており、自然界の代謝産物をより賢明に、有効に利用する試みが行われており、まさに「土壌」は生理活性物質の宝庫です。

るので、広域スペクトラムな抗ウイルス薬、多くのウイルスの増殖を抑制する薬剤は考えにくいかもしれません。ヘルペス、インフルエンザウイルス、HIV、B型肝炎ウイルスなど特定のウイルス科に対して効果のある抗ウイルス剤が利用されています（**表VI-7**）。抗ウイルス薬に関しては、ワクチンより効果的で選択毒性の高い薬剤はありません。薬剤の探索よりワクチンの創出がより効果的かもしれません。

3）抗真菌薬（表VI-8）

真菌（カビ）は独自で生育・増殖する真核細胞生物ですので、抗菌薬のような高い選択毒性を示すものはなく、また、増殖速度が細菌に比して遅いので薬剤による阻害効果を受けにくいようです。比較的増殖が早い表在性真菌に対しては、薬剤を皮膚へ直接塗布するため、薬剤濃度が高くても支障は生じないので効果的です。深在性真菌症の原因真菌は、増殖速度が遅く、薬剤の影響を受けにくいうえに、体内での抗菌効果濃度を維持しにくく、ホストに対する副作用が強くなります。細胞壁や細胞膜の脂質を破壊するものや、たんぱく質合成などを標的とする薬剤を、**表VI-8**にまとめます。真菌感染症はコンプロマイズド・ホストに発生しやすく、ホストの抗菌力が低下しているので、薬剤療法が第一選択ですが、薬剤の選定には専門家の判断が絶対に必要です。

4）抗原虫薬

原虫類は真核細胞であり、選択毒性の優れた抗原虫薬は少ないのが現状です。原虫の種類により殺虫機構が異なるため、広域スペクトラムの薬剤はあまり望めません。しかし、抗マラリア剤のクロロキンはマラリア原虫のヘモグロビン代謝を阻止するといわれ、選択毒性には優れており、赤痢アメーバにはメトロニダゾールなどが選択毒性が高いといわれています。イベルメクチン[注6]は糸状虫に特効を示し、熱帯地域の寄生虫感染（オンコセリカ症、リンパ系フィラリア症、疥癬症など）の征圧・克服に多大な貢献をしています。

抗原虫薬は一般の薬局や医療機関では手にはいらず、熱帯病専門の医療機関が薬剤を管理しています。国立感染症研究所などのWebサイトで情報を得ることができます。熱帯地域では寄生虫・原虫感染症が多いので、流行地へ長期滞在したり、短期滞在旅行でもある程度の準備が必要で、現地疾患情報などを参考に専門家の助言を受けておくことがたいせつです（p199 **表IV-13**参照）。

注6 イベルメクチン
発見者は大村智。土壌中のカビが産生した有機化合物で、後に人工合成。

(6) 薬剤耐性

感染の起因菌を特定して感受性のある抗菌薬を長期間使用していると、抗菌効果が減弱したり無効になり、同じ感染症が悪化したり再燃することがあります。当初は薬剤感受性であった起因病が薬剤耐性を獲得することがあります。また、感受性菌は消滅したものの、本来薬

注7 菌交代現象
主たる起因菌種が疾患の経過中に他の菌種と入れ替わること。

剤耐性をもっている細菌がとってかわって感染巣をおこすことがあります。これを菌交代現象[注7]といいます。

病原体は環境適応能力が高く、薬剤などの抗菌作用に抵抗して生存し続けます。新しい抗菌剤の開発と薬剤耐性はイタチごっこですが、その本態は病原体の遺伝子に変異が生じて耐性遺伝子を獲得することです。感染症を撲滅できない大きな理由のひとつです。

1）細菌の薬剤耐性

抗菌薬の作用に対して、次のような仕組みで耐性の機能を発揮します。

① 薬剤を分解する酵素を産生する。例：黄色ブドウ球菌のペニシリナーゼやセフォリスポリナーゼ、緑膿菌のカルバペネナーゼなど

② 薬剤を修飾して不活化する酵素を産生する。例：赤痢菌のストレプトマイシン・アデニル化酵素、腸内細菌のクロラムフェニコール、アシル化酵素、リン酸化酵素など

③ 薬剤標的部位、作用点の構造を変異する。例：結核菌のリファンピシンの作用点であるリボソームに構造変異をおこしファンピシンが結合できなくなる

④ 薬剤を菌体外へ排出する仕組を獲得する、あるいは強化する。

メチシリン耐性黄色ブドウ球菌 MRSAはどうして出現したか？

黄色ブドウ球菌（SA）による感染症は1940年以前にはもっとも恐れられていた化膿性疾患でした。1940年、ペニシリンが登場してこの感染症は劇的に完治するようになり、征圧されたかにみえました。しかし、1942年にはペニシリンが効かない症例が出現し始め、1940年代半ばには、ペニシリンを分解する酵素（ペニシリナーゼ）を産生する菌株が発見されました。感染者をペニシリンで治療を続けるあいだに、化膿巣から分離される黄色ブドウ球菌のほとんどがペニシリンの効かないペニシリン耐性菌となり、健康人、特に医療従事者・病院関係者の常在細菌叢の黄色ブドウ球菌もペニシリン耐性黄色ブドウ球菌に置き換えられてきました。

1950年代にはペニシリン耐性黄色ブドウ球菌に対して、クロラムフェニコール、テトラサイクリン、エリスロマイシンなどの新しく創出された抗菌薬が奏効し、化膿性疾患はふたたび征圧されたかに見受けられました。ところが1950年後半には、ペニシリン耐性菌に対して、これらの新しい抗菌剤も効かなくなり、新たな耐性を獲得している菌株が分離され始めました。耐性菌はこれらの新しい薬剤に対してそれぞれに耐性を獲得しているのみならず、ペニシリンとクロラムフェニコールで治療している病巣から分離された菌が、まったく使用していないテトラサイクリンやエリスロマイシンにも耐性を示す「多剤耐性菌」となっていました。この多剤耐性菌が、入院患者や医療従事者・病院関係者に伝播され、病巣から分離される黄色ブドウ球菌のなかに増加してきました。

1960年には菌が産生するペニシリナーゼに対抗するメチシリンが実用化され、また、セファロスポリンなどの新しい抗菌薬が発明さ

例：大腸菌や緑膿菌の多剤排出ポンプ注8

⑤ その他、代謝経路の代替え、代謝経路の形成（大腸菌で葉酸合成経路が変化して、サルファ剤が不効になる）や耐性物質（脂質の皮膜や莢膜）の産生など

注8 多剤排出ポンプ
取り込んだ薬物などを菌体外へ排出する膜輸送機構。

①、②の場合は、薬剤感受性菌が備えていない性質なので必要な遺伝子を取り込まなければなりません。薬剤耐性遺伝子をもつプラスミドやトランスポゾンを取り込み、耐性因子を発現します。一方、③の場合は、自己の遺伝子に変異がおこり、薬剤が標的部位に結合できなくなります。④は、他の細菌から薬剤排出遺伝子を取り込むか、既存の遺伝子の発現を促進することにより菌体内へ取り込んだ薬剤を外へ排出します。いずれの場合も、耐性遺伝子を取り込むか、変異を誘発する必要があります。⑤の場合は、代謝や合成が複数の経路で行われていると、一方が標的となっても他方の経路で代謝が強化され、その経路で複数分の機能をはたすことができます。このような外来遺伝子を取り込む仕組みについては、第V章微生物の遺伝の項で簡単に前述しましたが、さらに複雑・巧妙な仕組みがあります（**コラム29**）。

2）ウイルスの薬剤耐性

ウイルスが薬剤に耐性となる場合は、薬剤の標的部位が遺伝子変異をおこしていることがほとんどです。薬剤に曝露されている宿主細胞

---

column 29

れ、ふたたび黄色ブドウ球菌感染症は治療可能な状態となりました。しかし、1961年にはすでにメチシリン耐性黄色ブドウ球菌（MRSA）が出現していました。当初は、MRSAによる感染症は他の抗菌薬が奏効していましたが、1970年後半には、世界各地でMRSA感染症、特に院内感染の原因菌として流行し始めました。医療技術の発展により、体外医療機器を装着した患者や抗癌剤や免疫抑制剤を使用したコンプロマイズド・ホストが増えるとともに、抗菌薬を多種類・多量に投与せざるをえない感染者が増え院内感染が増えてきました。特に、1980年代にはMRSAが院内感染の主要な原因菌となりました。この耐性菌には、一部のアミノグリコシドとバンコマイシンしか効果がありません。これを頻繁に利用するとバンコマイシン耐性黄色ブドウ球菌（VRSA）が出現する可能性があります。実際にはバンコマイシン耐性腸球菌（VRE）が存在していますので、そこから耐性因子が伝達されるおそれは十分あります。

黄色ブドウ球菌感染症の歴史を振り返れば、抗菌薬と耐性菌の戦いは、まさしくイタチごっこです。薬剤でブドウ球菌を撲滅あるいは完全征圧はできません。薬剤感受性菌は抗菌薬に曝されると、耐性因子を外部から移入し、耐性菌株となって選択されて増殖します。ペニシリナーゼ遺伝子はプラスミドで伝達され、メチシリン耐性は、他の抗菌剤とともにファージやトランスポゾンで伝達されます。しかし、耐性菌を薬剤のない環境で培養すると、耐性菌が薬剤感受性菌株に戻ることがあります。

抗菌剤は厳格に選択し、適正に利用して、薬剤耐性の発生を防がなくてはなりません。抗菌剤は人間のつくりだす文明のひとつであるので、たいせつに利用し効果を温存し、その恩恵を受け継がなければなりません。

のなかで、ウイルスは複製・増殖するときに突然変異をおこし、生き残ったウイルスが耐性ウイルスとして増殖します。HIV感染には、ウイルスの生育過程を標的にして5種類の薬剤が開発され、疾患の進行は抑制されていますが、ホスト内で薬剤標的点が変異を繰り返し、耐性ウイルスが産生され続けています。また、インフルエンザウイルスにも薬剤耐性株が出現し始めています。

3）真菌（カビ）、原虫

同じような仕組みで、薬剤に耐性となるように進化します。マラリアやデング熱を予防するために、媒介蚊を撲滅しようと殺虫剤を散布したところ、殺虫剤耐性の蚊が発生しました。感染を媒介する昆虫などの撲滅はもっと複雑ですが、より大きな視点から感染症を生態現象として考える必要があるのでしょう。

（7）薬剤耐性の予防

薬剤耐性は、1940年にペニシリンを発明・実用化して以来の課題で、以後発明されたあらゆる抗菌薬に対して病原体は耐性となり、その種を維持してきています。残念ながら抗菌薬で病原体を撲滅できた例はありません。新しい薬剤開発と耐性菌は、終わりなき戦いを続けています。しかし、薬剤の使用方法の工夫で、耐性菌の出現を抑えた

---

column 30

植物の抗菌作用と漢方薬

植物の葉も幹は生きているあいだにはカビは生えず腐ることもありません。笹や木の葉で包んだ笹団子や柏餅は比較的長く保存することができます。茶や柿の葉にも防腐作用があります。木の葉や草に抗菌作用があることはよく知られたことです。

植物で抗菌作用を発揮する物質として、茶葉ではカテキンやポリフェノール、アブラナ科のカラシ、ワサビ、ネギ、大根などのアリルイソチオシアネート、唐辛子のアルカロイドであるカプサイシン、生姜のジンゲロール、ショウガオールなどがあります。しかしこれらは刺激性は強いものの、抗菌作用は弱く、抗菌薬としては実用化できません。

漢方薬は植物の葉や根の混合物、あるいはその抽出物の混合物です。風邪や気管支炎、肺炎、下痢などに効果的な処方が確立して市販されています。「風邪に葛根湯」は人気のある例です。しかし、葛根湯に抗菌作用や抗ウイルス作用があるのではなく、むしろホストの炎症反応や免疫反応を調節するはたらきがあります。したがって、感染症の併用治療としては効果的です。しかし、注意すべきことは、漢方薬のなかには、抗菌薬、抗ウイルス薬の作用を妨害したり、打ち消したり、あるいは副作用をおこすものがあります。漢方薬の多くは純粋化合物ではなく混合物なので、その作用は限定的ではありません。多くの漢方薬の含有成分は胃腸で消化液や腸内細菌により分解された後に、吸収され効果を発揮するので、その作用効果の見極めがたいせつです。漢方薬の効果は経験的に評価されており、市販され手軽に入手できますが、生半可な知識による判断で服用するのは危険です。安全のために、医師、薬剤師のコンサルテーションが必要です。

り、遅らせたり、予防することができます。

　薬剤耐性は、試験管内で、低濃度の抗菌薬に馴化させながら長期間培養して、順次、濃度を上昇させると出現します。臨床的には、1種類の抗菌薬を長期間、服用（あるいは注射）していると、耐性菌が生じます。感染者の感染巣では多種類の菌種が混在しているため、起因菌以外の常在細菌などはもともと薬剤耐性能をもっており、それらの菌種から病原菌に耐性遺伝子が移入され、耐性菌が生じると考えられます。

　また、家畜の飼育や魚類の栽培で、発育の促進と感染の予防のために飼料に抗菌薬を混合して与えることがあります。このとき、家畜・魚類に常在・既存している細菌は薬剤耐性を獲得しやすい状態となり、感染源となってヒトへ耐性菌を伝播する可能性があります。

　抗菌薬は、現在200種類以上が利用可能です。感染症の適切な治療には、当然、専門医師が薬剤を選択しますが、患者も医療従事者も次の点を理解し確実に実行することが耐性菌の発生を抑えるために重要です。

① エビデンスに基づいた処方
　感染症にかかった場合には、起因菌の感受性を調べ、感受性のある抗菌薬のみを選択して利用する。エンピリカル治療では、3日以内に抗菌薬の効果がはっきりしない場合、起因菌の薬剤感受性試験結果に基づいて狭域の感受性抗菌薬へ変更
② 同じ抗菌薬は原則として7日以上は継続服薬しない。ただし、結核などは例外
③ 薬剤耐性の獲得・移入など、ゲノムの水平伝播を抑制する薬剤を併用する。効果が弱い場合には作用機序が異なる薬剤を併用する
④ 症状が完治する（病原体を完全に排除する）まで抗菌薬治療を中断せずに続ける。飲み残した薬剤を保存したり、別の機会に服用したり、他人へ分譲したりしない
⑤ 予防投与や環境浄化などの目的で、抗菌薬を使用しない

　抗菌薬の使用には医師・患者のみならず、広く一般の人々の理解と協力が必要です。無駄な乱用を避け、最小必要量を最小必要期間のみ使用することで、細菌の耐性を防ぐことができます。

(8) これからの抗菌薬

　新しい抗菌剤の開発にはさまざまな課題や問題があります。ゲノムに基づく創薬が主流となっていますが、まだまだ自然界から抗菌薬が探索されています。薬剤開発の問題点は、安全な臨床応用までには開発に長い年月がかかることと、効果判定のための疫学調査に莫大な人材と経費がかかることです。理想的な抗菌薬の条件は、以下のような

機能を備える化合物です。
① 病原体に対する選択毒性が特異的である
② 病原体の病原因子を不活性化する
③ ホストの体内分布・代謝に特性をもつ、薬剤デリバリー因子をもつ
④ ホストの代謝で影響を受けず一定時間後に排出される
⑤ 安定で保存および運搬に利便性がある

　自然界の微生物生態をさらに詳しく解析すれば、たとえば、細菌のクオラム・センシング・システム、バクテリオシン、バクテリオファージなどのような特定の菌種を過剰に増殖させない仕組み、あるいは適当量に抑制・自制するシステムがあります。このような天然物質がまだまだ見つかるかもしれません（**コラム30**）。

4. ワクチン

　ワクチンは病原微生物に対する適応免疫能を人工的に付与・増強するものです。感染症の治療・予防のために、ワクチンは抗菌薬の発明よりずっと古くから利用されてきました。ジェンナーがワクチンを試行したのは1796年です。ジェンナーはウシ天然痘（ワクシニア）に感染した乳搾女の皮膚の膿を、健康な子どもに接種したところ、天然痘の流行時にもその子どもは発症しなかったことから、ウシ天然痘（ワクチン）がヒト天然痘の予防に有効であると報告しました。その実用化には随分と長い時間がかかりましたが、わが国では1858年から、「痘苗」が行政指導で全国に普及するようになりました。ジェンナーの試行以後は、さまざまな病原体が発見・同定されると、その菌体や毒素を弱毒化したり殺菌してワクチンとして試用されてきました。人間には感染症に対しては自然治癒力があることを察知し、信じて、実行した優れた人智です（p17 **表I-3**）。

　天然痘ワクチンの接種は、世界保険機構（WHO）が天然痘の撲滅を目指して、1965年から全世界で実施され、1977年にソマリアで最後の患者を確認し、1980年には「天然痘根絶宣言」を発表しました。人類が病原体を克服し、撲滅した最初の疾患です。現在では、ポリオとハシカ、いずれもヒトのみに感染する病原体を根絶すべくWHOを中心に世界的な規模でワクチンの接種に取り組んでいます。

　病原体の発見とともにワクチン開発が行われていますが、すべての病原体に対して、有効な感染防御抗体ができるわけではありません。

(1) ワクチンの種類

ワクチンには病原体を「生きた」まま接種するものと不活性化して接種するものがあります（表Ⅵ-9）。

1) 生ワクチン

病原性を人工的に弱め（弱毒化）、生きた病原体を接種します。ホストの体内で病原体を増殖させて一時的に感染症を成立させ、感染防御抗体を誘導する方法です。弱毒化には、

① 長期にわたり培養を繰り返したもの（結核菌のBCG、ポリオ、天然痘、ハシカなど）
② 遺伝子操作により病原遺伝子を変異させたもの（コレラ菌、チフス菌など）

などがあります。生ワクチンでは少量の病原体がホスト内で一時増殖するので、自然感染の経路で免疫担当細胞を刺激して長期にわたる免疫力を誘導します。しかし、疾患を発症する危険性や、病原性をもつ

表Ⅵ-9　日本で接種可能なワクチン（平成25年4月1日以降、ただし、接種時期・回数などは随時変更されるので注意）

		疾病・病原体	種　類	接種時期・回数
予防接種法	定期Ⅰ類疾病予防接種	ジフテリア（D） 百日咳（P） 破傷風（T） ポリオ	不活化	生後3か月から12か月までに3～8週間隔で3回、その後、12～18か月後に1回、計4回
		BCG	生ワクチン	生後1歳までに1回
		ハシカ風疹混合（MR）	生ワクチン	生後1歳～7歳までに2回
		日本脳炎	不活化	生後6か月から7歳までに3回、9～13歳に1回
		インフルエンザ菌（Hib）	不活化	生後2か月から5歳までに4回
		肺炎球菌（7、13、23価）	不活化	生後2か月から5歳までに4回
		ヒトパピローマウイルス（2価、4価）	不活化	11歳から17歳のあいだに3回
任意接種		インフルエンザ	不活化	13歳まで毎年2回、14歳以降、毎年1～2回
		水　痘	生ワクチン	1歳から2歳のあいだに2回
		ムンプス	生ワクチン	1歳から6歳のあいだに1～2回
		B型肝炎	不活化	4週間隔で2回、20～24週後に1回、計3回*
		A型肝炎	不活化	4週間隔で2回、20～24週後に1回、計3回
		ロタウイルス（1価、5価）	生ワクチン	生後6～24週、（5価は32週）に2回
要時任意		黄　熱	生ワクチン	
		ワイル病秋やみ	不活化	
		狂犬病	不活化	
		コレラ	不活化	
		ボツリヌス	不活化	
		腸チフス	不活化	

＊母親がB型ウイルス陽性の場合、生後2、3、5か月まで3回
感染症研究所・日本ワクチン産業協会ホームページ

ものに変異して疾患をおこす可能性があります。

2) 死菌（不活化）ワクチン

病原微生物の免疫原性（抗原性）は保存しながら、薬物や放射線などで殺菌して接種する方法です。病原体は増殖しないので、貪食細胞が十分に反応できる量を接種して、接種部位に一定時間は存続させ、貪食細胞に効率のよい貪食を促進させる必要があります。そのために、免疫助剤[注9]を混合して接種します。コレラ死菌ワクチン、A型肝炎、狂犬病、日本脳炎、インフルエンザなどの抗ウイルスワクチンがあります。

注9　免疫助剤
アジュバント＝鋼油、アルミゲルなど。

3) 抗毒素ワクチン　トキソイド

病原因子である毒素の免疫原性を保ったまま、薬物・熱処理などで毒素活性を不活化したものをトキソイドといいます。これを接種すると毒素を中和する抗体が産生されます。破傷風トキソイド、ジフテリアトキソイド、ボツリヌストキソイド、百日咳トキソイドなどがあります。

4) コンポーネントワクチン　成分ワクチン

病原体の感染防御抗原のみを人工的に精製したり、人工的に合成したものです。不純物が少なく、副反応も少なく、免疫助剤を併用します。B型肝炎ウイルス、肺炎球菌ワクチンなどがあります。

5) DNAワクチン

病原体の病原遺伝子をとりだし、それをプラスミドに組み込み、ホストの細胞で発現させて感染防御抗体を産生させる方法です。理論的には可能ですが、実用化までにはまだまだ改良が必要です。

(2) 接種可能なワクチン　定期接種と任意接種

ワクチンは感染予防に利用されますが、感染予防は個人だけではなく集団的・社会的に感染防御をしなければなりません。集団が共通の抗体を保持していれば、仮に一人が感染症を発症しても広く流行することを防ぐことができます。ワクチンは集団で接種しないと、流行の防衛になりません。そこで、ワクチンは安全性に責任をもって、国の管理下で製造を管理し、接種します。わが国で実施可能なワクチンを**表Ⅵ-9**に示しました。

ワクチンには予防接種法で決められたものと、任意に接種できるものがあります。また、ワクチンの接種時期は安全性を考慮して年齢的に決められています。したがって、素人判断で接種するのではなく、家庭医やかかりつけ医とよく相談して、子どもの体質の特性を理解したうえで接種する必要があります。そうすれば、特異体質による事故を未然に防止することができます。

1) 近年認可された接種可能になったワクチン

a. 定期接種のポリオワクチン

予防接種法では経口生ワクチンが利用されていましたが、ワクチン

による感染者が発生したため2012年から不活化ワクチンに変更されています。

ポリオウイルスの抗原型には3つの型があり、ワクチンには3つの型を混合した生ワクチン（OPV：セービン）と不活化ワクチン（IPV：ソーク）があります。生ワクチンはウイルスが腸管で増殖し、そのあいだに強毒型に変異する可能性（100万分の1）が危惧され、2012年から不活化ワクチンに変更されました。接種はDPT3種混合ワクチン[注10]と、4種混合ワクチンとなりました。このワクチンを4回接種することで、終生免疫が獲得できます。

b. 任意接種のヘモフィルスインフルエンザ（Hib）ワクチン

ヘモフィルスインフルエンザ菌は莢膜多糖体の有無により、有莢膜株と無莢膜株に分けられます。有莢膜株は、さらにa～f型の6血清型に分類されます。一般に、有莢膜株のほうが無莢膜株に比べて病原性が強く、そのなかでも特にb型株がもっとも病原性が高いとされています。多くは5歳以下の乳児や小児に、敗血症、髄膜炎、急性喉頭蓋炎などの侵襲性感染症（健常者では無菌的な部位に感染する）をおこします。小児の髄膜炎の原因菌としてもっとも多く分離され、敗血症例から分離される株は95%以上がb型株です。乳幼児の鼻咽頭での保菌率は2～3%と報告され、Hib髄膜炎の発症がみられた保育集団での保菌率は36.3～37.5%と高率です。この菌はヒトのみが自然宿主で、環境や動物などには棲息していません。伝播経路は飛沫あるいは接触感染です。健常者の鼻孔などに常在し、健康保菌者がいるので、予防は個人の防御免疫能力に頼らなければなりません。

ワクチンは、乾燥ヘモフィルスb型菌体に、破傷風トキソイドを結合させたものです。ヘモフィルス菌のみでは免疫原性が弱いため、破傷風トキソイドを結合し免疫原性を強化しています。アメリカなどではすでに普及して感染防御効果が確認され、わが国でも2008年から接種が実施されています。本菌はヒトのみが自然宿主ですので、人類すべてが感染防御抗体をもてば、この菌は撲滅できるはずですが、実際的ではないようです。

c. 肺炎球菌ワクチン

肺炎球菌は、乳幼児では大肺葉性肺炎、敗血症、髄膜炎などを、65歳以上の高齢者では重症肺炎をおこします。菌体表面は多糖体の莢膜でおおわれており、その抗原性により90種類以上に分類されています。従来はペニシリンが効力を発揮していましたが、多剤耐性菌が出現し、治療困難な肺炎が増えてきたため、ワクチン接種による感染予防が奨励されています。ワクチンには病原性の強い莢膜抗原を利用して、成人用には23価不活化ワクチン（23種の莢膜抗原多糖体）が、小児用には沈降7価肺炎球菌結合型ワクチン（無毒性変異ジフテリア毒素結合体）があります[注11]。成人用は1回接種で5年間有効とさ

注10　DPT3種混合ワクチン
表Ⅵ-9参照。

注11　病原体の感染価　ワクチンの力価
病原体の感染力の強さの指標として「力価」で表現されます。ウイルスや細菌の「感染価」とは細胞や動物個体群の半数に感染させるのに必要な病原体の量をID50、ED50として表します。数字が大きいほうが危険性は少ないことを示します。ワクチンの場合、2価肺炎球菌ワクチンといえば、2種類の莢膜抗原に対するワクチンで、ポリオの3価ワクチンとかパピローマ2価ワクチンとか4価ワクチンは、それぞれ3つのウイルス型、2つのウイルス型、4つのウイルス型に対するワクチンのことです。

れ、小児用は生後2〜10歳未満に4回接種することになっています。

d. ヒト・パピローマウイルス（HPV）ワクチン

このウイルスは古くから乳頭腫ウイルスとして発癌性があると認められ、ヒトでは尖圭コンジローマなどの性感染症の原因とされてきました。ウイルスは全世界に広く分布し棲息しています。遺伝子は2本鎖DNAで、DNAウイルスのなかでもっとも小さいウイルスで、8個の遺伝子しか保有していません。しかし、ウイルスの抗原性、すなわちカプシドたんぱく質の構造的な相違が多く、それによるウイルスの型は100種類以上あります。

1983年にワウゼンが子宮頸癌とウイルスの関連を解明し、ワクチンを可能にしました。その功績により、2008年にノーベル賞を受賞しています。

このウイルスは、培養細胞などで人工培養できないため、ワクチンにはウイルスのカプセルたんぱく質のみを遺伝子操作で作製しています。これをオーストリアでは2007年から若年女性を対象に接種したところ、尖圭コンジローマの発症数が激減しました。ワクチンには、2価（HPV16/18、サーバックス）と4価（HPV16/18/11/6、ガーダジル）の2種類があります。それぞれ2009年からわが国でも使用可能になっています。

2011年以降はわが国では公費助成の対象となって接種を推奨しています。癌がワクチンで予防できる最初の例となるため、ますます普及することが期待されますが、一部でワクチンの副作用・後遺症をめぐって議論がおこっています。

e. 狂犬病ワクチン

狂犬病ウイルスに感染しているイヌやコウモリなどの動物に咬まれたあとでも、狂犬病ワクチンで発症を予防できます。ウイルスは鶏卵で培養し不活性化したもので、不活化ワクチンです。あらかじめ予防的に接種する場合と、受傷後に接種する場合とでは、接種法（回数）が異なるので、専門部局（感染研）へ照会することがたいせつです。発展途上地域や野生動物・洞窟の探検など狂犬病ウイルスがまん延している地域へでかける場合には、当地の感染症情報をしっかり把握して、必要に応じてワクチンを準備しておくことが賢明な対策です。ただし、このワクチンは鶏卵で培養して作製しているので、卵アレルギーをもつ人は要注意です。

（3）受け身免疫

受け身免疫としてのワクチンがあります。すでに免疫力を獲得している人、あるいは免疫した動物の免疫グロブリンを感染者へ移入して免疫力を付与する方法です。重症のハシカに感染している小児へ母親のグロブリンを注射したり、免疫不全状態や免疫機能が低下している

感染者へ免疫グロブリンを移入することがあります。破傷風、重症ジフテリア、ボツリヌスなど強力な毒素が病原因子である細菌感染の場合には、感染後にトキソイドを接種して発病を抑制します。また獲得免疫を維持しているヒトの血清やウマに免疫したウマ免疫血清を利用することもあります。この場合、他人のグロブリンや動物のグロブリンを注入するので、それに対する抗体ができます。そのため、2回目以降の使用時にはアナフィラキシー反応注12に注意しなければなりません。

注12 アナフィラキシー反応
p226参照。

蛇毒などの猛毒に対しても、感作したウマのグロブリンなどが利用されます。

（4）抗体医薬品

抗体を動物や培養細胞に人工的につくらせて、癌や自己免疫疾患の治療に応用することが試みられて、効果を発揮しています。動物でつくらせた抗体は、それがヒトには異物たんぱく質なので、それに対して抗体が産生されます。これを避けるためには人工抗体を「ヒト化」する必要があります。近年その方法が開発され、次のような抗体－生物製剤－が疾患の治療に実用化され、さらに開発が進んでいます。

1）抗癌治療法　癌細胞に特異的な細胞表面の抗原を標的とする
- 白血病細胞のCD20という受容体を標的とした抗体：リソキシマブなど
- 乳癌細胞のHER2という細胞抗原を標的にした：トラシズマブなど
- 大腸癌細胞のVEGFを標的とした：ペパシズマブなど
- その他

2）自己免疫疾患
- 関節リュウマチ　抗炎症性サイトカインIFN α抗体を標的とする：インフルシキマブ、アダリムマブなど
- 抗炎症性サイトカイン受容体IL-6抗体を標的とする：トシリズマブ（この受容体に対する抗体は世界に先駆けて日本で開発（（岸本忠三・大阪大学）され実用化が試行されています）

このほかに多発性硬化症、全身性エリテマトーデスなどを対象にした抗体医薬品が開発中です。

その他多種類の抗体医薬品が開発され、免疫異常症、免疫過敏症、抗炎症性物質などの疾患に福音をもたらすことが期待されています。

ただし、抗体医薬品にはワクチンと同じように留意すべき点があります。
① 生物製剤なので抗原性があり、異常反応がおこる可能性がある
② たんぱく質分子なので経口摂取できない（消化液で分解される）
③ サイトカインやその受容体は、多種の生体ホメオスターシスの維持にはたらいているので、たとえば感染防御や神経・内分泌系への副作用が生じる可能性がある

④ 生産、保存、輸送に高額な経費がかかる

(5) ワクチンの副反応

　ワクチンには副反応をおこすものがあり、問題視されています。かつて、予防接種を法律で義務化していた時代がありましたが、接種を強要したため、副作用による後遺症などを理由に国を相手に訴訟問題がおこりました。その経験から、国は個人の責任で接種を選択できる任意接種に転換した歴史があります。接種の義務化を中止したため、近年、大人のハシカが再流行し、国際的に日本は「ハシカ汚染国」といわれ問題となりました。最近では接種を「強く推奨」していますが、最終的な判断責任は個人に任されています。

　ワクチンの副反応は、通常は発熱、注射局部の紅斑・腫脹など軽微で、症状は数日以内に解消します。しかし、個人の体質、健康状態によっては大きな障がいを与える可能性があります。100％安全なワクチンはありません。

　日本脳炎のワクチン接種の例をあげてみます。

　2011年に日本脳炎ワクチンを接種後に2名の患児が亡くなりました。国の委員会は、ワクチン接種との因果関係を厳密に調査しましたが、因果関係は明らかではありませんでした。現在では乾燥細胞培養日本脳炎ワクチンを利用していますが、その副反応は148件におこりました。39℃以上の発熱70件、けいれん12件などです。そのうち重大な副反応として、脳炎・脳症が3件報告されています。ただし、この報告には、ワクチンとの因果関係ははっきりせず、予防接種後になんらかの別の要因で健康に変化をきたした場合が含まれています。予防接種によってひきおこされた反応だけでなく、予防接種との関連性が考えられない偶発事象なども含まれているようです。

　ワクチンの副反応で重篤な疾患は、急性散在性脳脊髄炎です。ワクチン接種後、稀に発生することがある脳神経系の病気ですが、ハシカウイルス、水痘、おたふく風邪（ムンプス）ウイルス、インフルエンザウイルスや、マイコプラズマなどの病原体に感染した後におこることもあります。

　急性散在性脳脊髄炎はワクチン接種後、通常は数日から2週間程度で発熱、頭痛、けいれん、運動障がいなどの症状が現れます。ステロイド剤などの治療により多くの患者は後遺症を残すことなく回復します。しかし、運動障がいや脳波異常などの神経系の後遺症が残る場合があるといわれています。国内では、小児人口10万人あたり、年間0.30～0.64人程度の発症頻度（年間60～120人程度）と考えられています。しかし、その引き金となった感染症やワクチンとは関係なく発症した急性散在性脳脊髄炎も報告されているので、ワクチン接種の因果関係の証明はなかなか困難です。

日本脳炎ウイルスに感染して日本脳炎を発症する確率は100〜1,000人に1人です。1992年以降の発病者は年間10名以下です。ワクチンはこれまでに1,145万回接種され、接種後に原因不明の死亡者は2名と報告されています。

　これらの現状をどう受け止め、ワクチン接種を選ぶかどうかは、個人の判断に委ねられています。ワクチンの接種により副反応もおこりうることを認識し、接種を受けるとき、健常であることを確認し、接種後は十分注意深く観察し、もし異常な症状があれば早期に手当をすることが肝要です。

(6) これからのワクチン

　すべての感染症の原因病原体に対してワクチンを作製することは、おそらく不可能です。しかし、病原性・感染力の強い病原体に対しては予防ワクチンを創出したいものです。当面、世界的に予防がもっとも望まれている疾患は、エイズ・結核・マラリアです。少なくとも感染するホストがヒトにかぎられる病原体に対しては、ワクチンの創出が可能なはずです。

　ワクチンの作成が困難な理由には、次のような点があげられます。
① 感染防御抗原の分子構造や特徴が明らかでない
② 病原体の感染防御抗原が変異する
③ 誘導する抗体の種類が適正に選択できない。グロブリン抗体Igか、細胞性抗体T細胞か、分泌性抗体IgAか血清抗体IgM/Gかなど、感染防御にはたらく抗体の種類を適切に選択できない
④ 予防効果の判定と安全性について疫学調査による検定が必要で、母集団として人種・年齢・性別など多様な条件・因子が関与する
⑤ 開発に莫大な時間と数千億円以上の費用がかかる。わが国では国家戦略として、国際的な連携のもとで国立感染症研究所、東京大学国際粘膜ワクチン研究センター、医薬基盤研究所などが連携して開発研究にあたっている
⑤ 地域集団を対象に同時に接種をする必要があるため、質が均一で大量を必要とする。接種法が簡単、室温保存が可能、運搬の利便性があることが望まれ、粘膜へ噴霧、皮膚へ貼る、飲む、食べるなど、ヒトに負担が少ない接種法の創出

　このような問題点を克服して、より安全で安価、効果が安定し、接種法が簡便なワクチンが望まれます。死亡率の高い第1類病原体に対するワクチンの開発はもっとも望まれますが、少なくとも、ヒトにのみ感染する病原体(マラリア原虫、コレラ菌、赤痢菌、梅毒トレポネーマ、C型肝炎ウイルス、HIVなど)に対しては、早急にワクチンの開発が強く望まれます。

5. 対症療法　補助治療、防御能の強化・治癒の促進

注13　QOL
quality of life「実生活の質」。

感染症にかかると日常生活のQOL[注13]が低下し、苦痛を伴います。苦痛となる発熱・疼痛・炎症を軽減する、解熱・鎮痛・消炎が対症療法です。冷やすとか温めるとかの物理的な処置、マッサージなどの筋・神経・血管系の刺激などの伝統的な民間療法もあります。薬剤もそれぞれに対応するものが多種多様に市販されています。その使用法は、急性期、慢性期、回復期などにより異なり、場合によっては症状を悪化させることもあります。そのため、専門家の指示に従い、慎重でなければなりません。安易な宣伝やネット販売を信じて自己流に治療すると、取り返しのつかない事態を招きかねません。

物理的な療法は、急性期では体温を冷やし、慢性期では温めることが基本です。たとえば、火傷や打ち身を受けたときは、ただちに局所を冷却（冷湿布）します。打撲後2～3日からは創傷部に温湿布をするのが一般的です。39℃以上の高熱では、頭部や頸部を氷水などで冷却し、血管が上皮に近い場所、脇の下、股関節前面などを冷却すれば効果があります。指圧・マッサージは急性期には好まれませんが、慢性期には局所・患部の血流を促し良好な効果を発揮することがあります。

化学的療法すなわち薬物療法としては、次のようなものがあります。

1）消炎酵素類

たんぱく質分解酵素や多糖体分解酵素類で、炎症巣あるいはその周辺に蓄積した壊死組織、変性たんぱく質、ポリペプチド、ムコイドなどを分解し、炎症部分の血液循環を促し病巣の修復を促す作用があるとされています。

2）解熱・鎮痛薬、非ステロイド抗炎症薬

痛みの本体はプロスタグランディンやヒスタミンなどの化学物質（メディエーター）ですから、それを産生する細胞内や細胞膜に存在する酵素類の活性を抑えて、同時に受容体をブロックして鎮痛効果を発揮します。昔はアスピリンがもっとも一般的でしたが、現在では多種多様な非ステロイド性抗炎症薬があります。多種類の市販品がありますが、必ず薬剤師、医師などに相談して服用する習慣にしましょう。薬剤の副作用だけでなく、薬剤が症状を修飾・変化させて誤診を招く原因となります。

3）抗ヒスタミン剤など

炎症部位に集まった白血球が産生する化学物質（ヒスタミンやセロトニンなど）の作用を抑えるはたらきがある薬剤です。この薬剤は、ホストの細胞がもつH1とH2という受容体にはたらき、サイトカインやヒスタミンなどの分泌を抑制します。しかし、この受容体は神経細

胞にもあるため、この薬剤を服用すると眠気、倦怠感などをおこすことがあります。最近では、催眠作用の少ない抗ヒスタミン剤も創薬されています。アレルギー症状（搔痒、分泌物過多、発赤、皮疹など）を伴う場合などでは利用します。

4）免疫応答の促進あるいは抑制

免疫反応を刺激促進したり、逆に抑制する薬剤、物質があります。その作用の機序・効果は多様です。ステロイド（副腎皮質ホルモン）、サイトカイン、インターフェロン、生物製剤（単クローン抗体）などはホストの免疫応答反応を抑制あるいは促進・調節する薬物です。この類の薬剤は両刃の刃で、利用の仕方で毒薬ともなり良薬ともなります。急性期、慢性期、再発、遷延状態など病期と病状を正しくみきわめて、専門的な見地から加療するものです。中途半端な知識に基づいた自己判断で利用することは慎むべきです。広告やインターネットで売買される可能性がありますが、薬物によっては、麻薬と同じく不法に取扱えば刑罰を科せられます。感染症の苦痛は、薬剤などでただちに解消するものではないことを認識して、安静第一、ゆっくり我慢を重ねて加療することが肝要です。

5）栄養の管理と改善

感染症は低栄養状態、特に低たんぱく質血症や鉄欠乏性貧血症の人ではかかりやすく治り難いものです。また、糖尿病、高血圧症、肝臓障がい、腎障がいなどの基礎疾患をもつ人では、厳重な食事療法が行われている場合でも、栄養のバランスが崩れやすく、感染しやすく

---

column 31

食品の表示

健康食品、健康増進食品とか、保健食品とか健康志向を刺激する食品の用語が流布されています。しかし、食品は一般食品と保健機能食品の2つに分けて行政指導されています。一般食品にはいわゆる健康食品を含み食品衛生法により管理指導されます。

- 健康食品：広く、健康の保持増進に資する食品として販売・利用されるもの全般。一般の食品で必ずしも学術的に認識されているものではありません。サプリメントはビタミンなどの栄養素や動植物の抽出物を補給するもので、健康効果がなく、十分な栄養をとっている人にはむしろ害になる可能性があるものもあり注意を要します。

- 保健機能食品には次のような2種類があります。
  ① 特定保健用食品（トクホ）：消費者庁が所管し、健康増進法と食品衛生法に基づき、科学的根拠を提出し個別に表示する食品
  ② 栄養機能食品：消費者庁が所管し、健康増進法と食品衛生法に基づき、特定の栄養素を含み基準を満たしていれば表示が可能な食品

- 業界団体である日本健康食品協会（日本健康食品・栄養食品協会）は規格基準を設定し、「健康補助食品」を承認し、「いわゆる健康食品」や「健康志向食品」などの用語も使用しています。

なり罹患すると難治性感染症になりやすくなります。コンプロマイズド・ホストは食欲が減退し低栄養状態になりやすく、また全身の血液循環が悪く、それが原因でじょく創や日和見感染にかかりやすくなります。

　感染症に罹患した人では食欲は低下する傾向がありますが、エネルギー消耗は大きいので、高カロリー、高たんぱく質食が食事の基本となります。障がいのある臓器の機能状態を考慮して、バランスのよい栄養補給がたいせつです。急性感染症では発熱、頭痛、食欲減退、腹痛や下痢などが主症状となり、嗅覚や味覚も障がいされることが多く、食欲は減退します。小児・高齢者では発熱すると汗の蒸散、いわゆる不感蒸泄が増加して脱水をおこしやすい状態となります。水分の補給には、真水や茶だけでは血液のイオンバランスを崩すことがありますので、市販のスポーツ飲料水のような適当な濃度の塩分と糖分を含むものが適しています。食事は食べやすく、飲み込みやすいよう、流動性食事（糖、ビタミン、ミネラルを含む）が適しており、日本人には少し酸味（クエン酸）を加味したものが食欲を刺激します（**コラム31**）。

　慢性期、特に消耗性感染を伴う場合には、エネルギーと必須栄養素の管理が重要です。これが予後に大きな影響を与えます。感染症は病期と病状の変化が早いので、臨機応変に個人の症状に即応した栄養管理が必要です。

6. 感染予防の基本

　病原体はヒトと環境のなかを循環しているので、感染経路を遮断することが、感染予防の鉄則です。そのために、社会防衛として、
　① 感染源の適正かつ安全な管理
　② 感染経路の遮断
　③ 発病の阻止
　④ 感染防御可能なワクチンの接種
が基本です。前述したように、感染症対策と防止のためには、国際的、国家的な法的規制があり、WHOなどによる国際的な指針と行動があり、厚生労働省や国立感染症研究所などの国家的指針、衛生研究所・保健所などの地方行政的な指針など公衆衛生を重んじた規制に則り、家族・学校・会社などの小集団で共通認識をもった管理が重要

です。そのために、会社、学校などの小集団での生活の場で、常時衛生安全監視システムのマニュアルを常備することが賢明な対策です。感染症の防止は、地球規模で考え、現場で実際行動をすることが基本です。

1) 感染源の安全取扱い・管理の徹底

法律で規定した感染症の予防・対策については前述しましたが、他に次のような取扱い基準があります。

- 院内感染マニュアル（各病院で個別に制定）の整備と実施：病院内で感染者が発生した場合には、感染者を個室管理し、ガウンテクニックなどより院内感染患者の取扱法を遵守した管理をする
- 感染性汚物取扱法：感染防御のために使用した手袋やマスク、検査材料や処置後の器具・注射針などの感染性汚物は個別に消毒剤で一次処理して焼却・廃棄する

2) 感染経路の遮断　経路の滅菌と消毒

- 生活環境（住居・作業場・オフィスなど）の整備、整頓、清掃・消毒・除菌
- 上下水道の整備、家庭の環境の清潔管理。特にトイレとキッチン
- 昆虫類（蚊、ノミ、ダニ、ゴキブリなど）、ネズミ、アライグマなどの駆除、ペットの管理
- 個人の衛生管理　手洗い、マスク着用
- 病院内では各所に消毒剤の配置を常備

3) 発病の阻止・抑制

健康維持・管理
ワクチンの接種
早期発見・早期治療

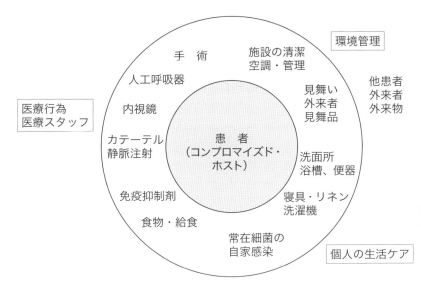

図Ⅵ-3　院内感染がおこる因子・条件と管理責任の分担
医療行為・従事者、環境感染、および個人生活ケアによる自家感染の防止

食品取扱者や医療従事者は病原体の定期検査

不顕性感染を受けたり、健康保菌者となっていることがあり、その予防のためには定期的な検査、検診を受けなければなりません。

4）院内感染の防止

病院や医療機関内で入院後48時間以降に発病した場合、入院中および退院後48時間以内に発症した感染症を市中感染と区別して院内感染といいます。図Ⅵ-3に示したように、あらゆる機会・物が感染源あるいは感染媒介・担体となりえます。病院内や病室を無菌室にすることはできません。可能なかぎり感染経路を遮断する方策を実施することが、院内感染発症の予防策です。

病院は特殊な環境にあります。

① 疾病を患っている人（易感染者）の集団
② 閉鎖空間のなかに人口密度が高く雑居（個室であっても）している
③ 入院者には感染者はもちろん、免疫抑制治療（免疫系疾患、癌患者、臓器移植者など）を受けている人が密集している
④ 日常の生活習慣が異なる人々が見舞客として出入りし、外部から病原体をもちこむ機会がある
⑤ 起因病原体は日和見感染病原体が多く、抗菌薬耐性菌が多い
⑥ 感染者同士の接触、医療従事者が媒介する機会が多い

この環境のなかで、感染症が発生すれば、素早く流行することは容易に予想されます。病院や施設は業種の異なった職業人が共同作業をします。異なった業種の人たちは、それぞれの専門家の立場で感染症を理解しています。「環境感染」という概念を共通に理解し、対処する必要があります。そのためには、感染症と環境感染を一元的に統括・管理する組織が必要です。

① 施設の感染予防対策を一体化する
② 感染症対策の共通マニュアルを作成し常備する
③ 感染制御チームの組織化と専門委員会などの設置
④ 常時監視システムによるチェックとアウトブレイクの早期発見
⑤ 職業別感染防止指針（針刺し事故、自傷など）
⑥ 環境整備と医療スタッフの定期的な微生物検査

が重要です。

7. 国際的な感染症管理システムの重要性

　最近発生したSARS、SFTS、MERS、新型インフルエンザはあらかじめその発生が予測できたでしょうか。

　おそらく、新しい感染症の発生は天災と同じく、それを予測することはできないでしょう。しかし、その流行は人災であり、拡大を未然に防ぐこと、被害を最小限に止めることは人智で可能です。

　感染症の流行を最小限に抑えるためには、疾患の早期発見・早期治療が原則です。今日のようにグローバリゼーションが進む時代には、感染症も国際化して素早く地球を駆け巡ります。癌や血管疾患など他の疾患と異なり、感染症は病原体による疾患であり、その病原体は感染者が人間社会へ伝播します。したがって、感染者とその病原体のコントロール（監視と征圧）を国際的な規模で行わなければなりません。

　開発途上国のなかには感染症の発生を国の機密事項として公表しない国もあります。SARSの場合は情報公開が遅れて流行が拡大し、インフルエンザもその傾向がありました（**p24コラム4**）。しかし、多くの国では感染症の危機管理は各国で感染症サーベイランス事業として展開しています。国際協定のもとでWHOを中心とした有機的な感染症管理システムを構築しています。天然痘の征圧、ポリオの撲滅、さらにはハシカの征圧などとともに、感染症流行の予防には素早い情報の発信・交換が基本となります。

　すなわち、国際感染症管理システムは
① 情報をリアルタイムで把握し、正しい実情を国際社会全体へ発信する
② 国の機関はその情報を十分に吟味し、不確かな情報でいたずらに社会の危機意識をあおらない
③ エビデンスに基づいて、世界いっせいに統一的な対策を講じる
④ 国際的に強制力のある管理体制とする

でなければなりません。

　わが国では、国立感染症研究所がその任にあり、国立国際医療センター、国際感染症センターは医療を提供する場としての任をはたしています。感染症は人類の歴史とともにあり、感染症を撲滅することは不可能です。感染症といかにうまくつきあうか、もう少し人智の欲しいところです。

8. 予防と治療のまとめ

　感染症は予防ができる病気です。個人としては、「かからない、うつさない」ことが第一です。万一感染したり発症した場合には、抗菌薬やワクチンの効用を正しく理解し、適切に治療を受けて、完全に治癒し、病原体を周辺へ散布しないことです。そのためには消毒・滅菌の基礎知識を理解し、適切に実行しましょう。さらに日常の衛生管理を確実に実施し、自然免疫力を強化し、可能なかぎりワクチンを接種することです。また、個人として感染症に関する法律を理解し定められている事項を遵守することがたいせつです。地域や国の集団レベルでは早期に発見し早期に対処するシステム＝感染症サーベイランス機構＝を充実すること、感染症の予防・管理教育を徹底することでしょう。そのための法律が整備されているので、国・国際レベルではグローバルなサーベイランス機構を充実し、正確なエビデンスの情報交換をリアルタイムでできるシステムを充実し、それを処理できる人材の育成が喫緊の課題です。

第VII章

変化する感染症とのかかわり方

　感染症は人類の歴史とともに存続・変遷してきた疾患です。変遷をもたらす要因は、人類の文明の進展による地球環境の変化、そのなかで育まれる病原体とホストの変化、およびホスト対病原体の関係の変化などでしょう。どんな要因が病原体を存続・変化・新生させているか、どんな要因がヒトの感染防御機能を変遷させているか、それらの要因を具体的にかつ各個的に分析してみます。それにより「感染症や病原体の撲滅」という人類の独りよがり、あるいは高圧的で一方的な視点ではなく、地球環境のなかで「病原体とホストが安全に共生してゆく」ことを基調にして、これからの感染症対策を考える糧とします。

感染症は時代とともに、医学の進歩とともに変遷してきましたが、なにが感染症とその原因病原体を変化させるのでしょうか。その要因を見直し、新たな感染症の発生を予防するにはどうしたらよいのでしょうか。

疾病の変化に及ぼす要因は、
① 病原体の変化（変異と分布）
② 人の環境・生活習慣および感受性の変化
③ 医療技術・治療薬の変化

でしょう。表Ⅶ-1にはこれらの変化がどのような影響を及ぼしている

表Ⅶ-1　感染症の変遷をもたらす条件・因子

変化をおよぼす要因	病原微生物に与える変化	ホストが受ける変化	疾患、病的変化の例
気候温暖化、砂漠化、地下水の減少・汚染	分布域の異動・変化、土壌微生物の飛散、変異、媒介動物・植物の分布変化	山林・農地・生活環境の変化、渇水、空調の多様化、熱射病など	熱帯地域感染症の輸入、昆虫媒介疾患の再興（マラリア、デング熱、日本脳炎、リケッチア感染症、ウエストナイル熱など）
環境水・飲料水	温暖化、給水ろ過装置の老朽化、循環水の直接利用、野外活動で飲水など	自然水を嗜好、恒温空調での生活に馴化	クリプトスポリジウム、ジアルジア、レプトスピラ症など環境常在菌による疾患
食物・食生活	食材の産地が多様化、長期保存、加工ファーストフードの普及、グルメ・珍味嗜好、家畜・魚類の栽培などへ成長促進抗菌薬の添加、大量生産	グルメ嗜好、ダイエット志向、偏食、生活習慣病、自然食嗜好、健康食品	栄養アンバランスによる易感染者の増加、微生物汚染物による食中毒など、飼育・栽培に薬剤を添加し薬剤耐性菌の増加、野生動物の食肉による感染（サルモネラ、E型肝炎など）
住居の場所・構造	建材、空調、造成土地・土壌	シックハウス、空調完備の建物、恒温恒湿に維持、埋め立て地や森林伐採地に住居を建築	アレルギー、揮発物の吸入による呼吸器障がい、空調機からのレジオネラ感染、ダニ、ノミの発生
ペットの多様化・野外活動の増加	人獣に共通寄生微生物の増加、異種動物の同居・接触	閉鎖空間でホストとの共生・野外活動の増加、野生動物のペット化	ペットからの感染、トキソプラズマ症、イヌ回虫、オウム病、ノミ・ダニなど昆虫媒介疾患
医療技術の進歩	医療器具、人工臓器、臓器移植などによる常在微生物、病原体の人工的挿入・移動	免疫力の低下、自然治癒力の低下	医原感染症、日和見感染症、院内感染症
医薬品の普及	病原体の混入した輸血、血液製剤の使用、各種薬剤耐性の獲得、微生物の変異を誘導する可能性	健康薬品へ依存・依存症、自主判断による長期の誤用、薬剤の副作用による免疫力の低下	薬剤耐性菌感染症、医原感染症、日和見感染症、院内感染症
広範囲・迅速な交通手段、人の交流・グローバル化	流行地から外部へ迅速な拡散、未開発地から開発国への拡散	地域住民との免疫力の相違、旅行者保菌者、潜伏感染	海外からの輸入感染症（マラリア、出血性ウイルス感染症など）、赤痢、コレラ、チフスなど
性行動の乱れ	不顕性感染者、潜伏期感染者	不特定多数との性交渉、静脈薬剤常用者	性感染症の増加
社会の年齢構成・高齢化	常在菌の調和の乱れ、異常増殖	食生活、常在菌の変化、免疫力の低下	終末感染、異所感染、結核など潜在感染の再燃

かを一覧しました。以下にそれぞれの変化が、なぜ、感染症の発症にかかわるか実例を見直しながら感染症とのつきあい方を考えます。

1. 病原体の適応変化：遺伝的変異

　生物は環境変化に適応して進化し続け、病原体も変異し進化してきました。細菌は2分裂法により増殖し継代されてきました。継代されるあいだに突然変異がおこり、変異株は適者生存の選択を受け、環境に適応すれば生き残ることになります。

　この突然変異を促進する要因はいくつかあります。それらの要因を制御すれば、変異を制御したり遅らせたりすることが可能となります。変異を促進する因子・条件には、次のようなものがあります。
① 物理的な要因……紫外線、放射線（X線、電子線、陽子線など）、温度、湿度、pHなど
② 化学的な要因……環境汚染物質（エチレンオキシドやオゾンなどのガス、変異原性溶剤など）、消毒剤、抗菌薬
③ 生物的な要因……生態系の変化（生物間の相互作用、ホストの移行など）、ホストの抗体や感染防御因子

　変異することは基本的な生命力であり、地球上の生物進化の歴史そのものです。したがって、病原体の進化・変異を阻止することは、人智では不可能であるかもしれません。しかし、変異を制御したり遅らせたりすることは可能です。病原性の変異を早期に察知し、新しい病原体が出現した場合、それを素早く同定し、それと賢くつきあい、上手に棲み分けることは可能です。病原体を撲滅はできなくとも、既存・新種を問わず、その生態を監視下に治めて安全に共生することは可能です。

2. 病原体の分布の変化

（1）地球の温暖化・気候変動

　二酸化炭素の過剰排泄による温暖化はもとより、エルニーニョ現象やラニーニャ現象による地球規模の気候変動が原因で、未曾有の洪水

や干ばつがおこり、生態系に大きな変化をもたらしています。地球の温暖化がもたらす世界的な変化・影響の例を**表Ⅶ-2**にあげます。これらの変化は、病原体の地理的な分布に影響を及ぼし、これまではみられなかった地域で新しい疾病が発生したり、地域的な流行であったものが広範囲な地域へ汎流行する可能性があります。マラリアやデング熱は熱帯地域で蚊が媒介しますが、近年では亜熱帯地域から温帯地域でもこれらの疾患が発症している例があります。温帯地方の年間平均気温が上昇し、マラリアを媒介する蚊の分布が変化してきたからです。マラリアを媒介するハマダラカ、黄熱やデング熱を媒介するネッタイシマカ、ヒトスジシマカは年間平均気温が15.5℃以上でないと棲息できず、気温が10℃以下ではウイルスを媒介することができないはずですが、最近では温帯地域でもこれらの蚊が補虫されたという報告があります。これらの蚊は熱帯地域から、おそらくは航空機や船舶などで人為的に運ばれてきたようです。

1999年、アメリカ・ニューヨーク州でウエストナイル熱ウイルス脳炎が発生し、7人が死亡しました。このウイルスは鳥類で増殖し、蚊が媒介してヒトへ感染します。ヒトからヒトへの感染はないといわれ、ニューヨークでの発生には、トリから吸血した蚊がヒトへ媒介伝播したようです。このウイルスは1937年にウガンダで分離されています

表Ⅶ-2 地球温暖化が感染症に及ぼす影響
出典 環境省「地球温暖化と感染症 今、何がかわっているか」より

アフリカ	・気温が上昇すると、感染症の媒介動物の棲息域が拡大する ・衛生・公衆衛生のインフラ構築が不十分な場所では、干ばつ・洪水により水媒介性感染症の頻度が増加する ・降雨量が増加するとリフトバレー熱がより頻繁に発生する ・都市の不衛生、沿岸域の水温上昇はコレラの流行を促進する
アジア	・気温と降水量の変化は動物媒介性感染症を温帯アジア、乾燥アジアに広める ・コレラ、ジアルジア、サルモネラなどの下痢を伴う水媒介性感染症は南アジアの国々でより一般的になる
オーストラリア・ニュージーランド	・一部の感染症媒介動物の棲息域の拡大。現在の動物に対する安全対策や健康サービスにもかかわらず、蚊媒介性のリフトバレー熱やマレーバレー脳炎のような感染症が発生する可能性が増加する
ヨーロッパ	・熱への曝露の増加、一部の動物媒介性感染症の拡大、沿岸・河岸の洪水が増加することにより、健康リスクが高まる
中 米	・動物媒介性感染症の地理的分布は極方向、高地に拡大し、マラリア、デング熱、コレラのような感染症のリスクが増大する ・エルニーニョはブラジル、ペルーなどで感染症媒介動物数や水媒介性感染症の発生に影響を及ぼす
北 米	・マラリア、デング熱などの動物媒介性感染症は、アメリカ国内では発生地域が拡大し、カナダに広がる可能性がある ・ダニが媒介するライム病もカナダに広がる可能性がある
小島嶼国	・多くの熱帯の島々ではエルニーニョ、干ばつ、洪水に関連する気温や降水量変化に起因する動物および水媒介性感染症の頻繁な発生を経験している

が、2003年にはアメリカで9,862人が発症しており、2012年には流行がカリフォルニアにも拡大しました。おそらく、冬季の気候が温暖化し、感染媒介蚊が越冬し、野鳥が水場に集まる春季から夏季にトリを吸血してヒトへ伝播したのでしょう。ウガンダからアメリカへの伝播経路の詳細は不明ですが、地球温暖化がもたらした流行であることは確かです。

わが国でも、渡り鳥や航空機・船舶により熱帯に常在する病原体が伝播される可能性は高く、また寒冷地からは実際にトリインフルエンザウイルスやウシ口蹄疫ウイルスなどが伝播されています。気候変動によりこれらの病原体と媒介昆虫が地球上での分布地域を拡張しているようです。

地球の二酸化炭素は、資源の燃焼による人工産物ですので、国際規約を制定し遵守すればある程度抑制し温暖化を抑えることができるかもしれません。しかし、地球の地殻変動や天災による気候変動には対処できません。昆虫や鳥類の棲息場所を地球規模で制御できるか否か、大きな課題です。

(2) 未開地域の病原体を外来者が文明圏へもちだす

エイズ、ラッサ熱、マールブルグ出血熱、エボラ出血熱などの第1類感染症は、主として熱帯未開地（ジャングル）の動物が感染しています。そこに定住する原住民のあいだでは、風土病（p22 **コラム3**参照）のように地域に限定して流行していました。交通・輸送機関の発達で、先進諸国の人たちが容易に未開地・発展途上地を訪れるようになり、それまでに未経験な疾患に感染して母国へもち帰り、発症した例が多くあります。1970年代以後、未開拓地域から文明社会へもちだされて伝播・発症したウイルス性出血熱・脳炎の例を、**表Ⅶ-3**にあげています。未開発地域を開発することにより、そこに棲息している鳥獣類、げっ歯類などが、他の動物や家畜に接触したり、寄生昆虫などが媒介して、病原体を伝播する例もあります。本来は地域の動物へ限局的に感染していたものが、他の動物や媒介昆虫のなかで順次変異して、さらに人へと伝播した可能性があります。ひとたび人へ感染すれば、人体内で馴化し、接触感染、空気感染、担体感染など多様な経路で人のあいだに伝染します。逆に、文明国の人が未開な生態系へ病原体をもちこむこともあり、それが原因で特定の生物種が絶滅する可能性もあります。また、未開地への観光で、野生動物へまき餌などをして、現地動物の習性に影響を及ぼす場合もあります。文化や人類の交流で病原体は拡散してゆきます。

未開発地域からの病原体の拡散は人が感染し、人が域外へ伝播しています。旅行者や研究者はその危険性を自覚し、強い医学倫理観をもって行動しなければなりません。病原体の国際的な監視体制の確

立、各国の検疫システム整備、確実な病原体情報伝達ネットワークの確立が強く望まれます。

(3) 野生保菌動物、媒介動物・昆虫との接触

重症急性呼吸器症候群（SARS）ウイルス、トリインフルエンザウイルスなど従来はヒトに感染しても無害あるいは弱毒性のウイルスでした。しかし、動物に感染して動物体内で変異し、毒性を強めてヒトに再感染した可能性があります。これらの病原体には空気感染するものもあり、地球規模で汎流行をおこす可能性があります。

動物ペットを室内で飼育し、親密に接触すると、動物には無害な病原体がヒトには病気をおこすことがあります。人獣共通感染症（動物由来感染症）であるオウム病、ヒストプラズマ症などがこの例です（p153表Ⅲ-11参照）。また、ヒトが野外活動、たとえば、山野・林

表Ⅶ-3　過去40年間に新たに発生したウイルス性出血熱・脳炎

発症年次	場所・国	病原体	事　項
2011	中　国	SFTSウイルス（ブニヤウイルス科）	241人感染の疑い、171人からウイルス同定、21人死亡
2008	ウガンダ	エボラウイルス	感染者116人、死亡39人
2008	ザンビア、南アフリカ	ルジョウイルス	5人発症4人死亡
2004	ボリビア	チャパレウイルス	2001年、第1種病原体として登録
1999	マレーシア	ニパウイルス	感染者105人、うち55人死亡（日本脳炎と類似症状）
2005	アメリカ	ウエストナイル熱ウイルス	感染者3,000人、死者119人、感染率20％（脳炎発症率0.75）
1993	ニューメキシコ・コロラド、ネバダ州	ハンタウイルス	感染者114人、死者58人
1989	ベネズエラ	グアナトリウイルス	森林伐採地区　感染者100人以上
1950	ボリビア	マチュポウイルス	死者12人以上
1940	アルゼンチン	フンニウイルス	農業従事者死亡者多数
1990	ブラジル	アレナウイルス	農業技術者の死亡
1977〜78	エジプトで大流行	リフトバレー熱	感染者18,000人、死亡598人
1989	バージニア州	エボラ様フィロウイルス	
1994	ニューヨーク州エール大学	ザビアウイルス	実験室感染
1967	ドイツ	マールブルグ熱ウイルス	死者7人実験者
1951〜53	韓　国	ハンタウイルス	国連軍兵士感染者2,000人以上
1970	エジプト	リフトバレー熱ウイルス	感染者20万人、死者600人
1976、79	スーダン	エボラウイルス	
1976	ザイール	エボラウイルス	死者300人
1975	ザイール	エボラウイルス	死者190人
1970	ナイジェリア	ラッサウイルス	感染者25人

間のハイキング、キャンプ生活などでは、野生動物と接触する機会が増えます。野生動物にはダニやノミなどの節足動物が寄生していることが多く、これらの昆虫類がヒトに付着して吸血します（p120 **コラム13**）。

ライム病は野生鹿に寄生するマダニがヒトを吸血して病原体を移入します。この疾患は1977年、アメリカ・コネチカット州で紅斑を伴う関節炎として流行し、1982年になって原因病原体が発見されました。近年、わが国でも発症例があります。

2012年、わが国で発生が確認された重症熱性血小板減少症候群（SFTS）は、マダニが保有しているブニヤウイルスが原因でした。2009年までに中国では11例が報告され、アメリカでも発症があるようです。わが国で検証されたウイルスと中国のそれとは遺伝子構造が異なっており、わが国のSFTSウイルスはわが国独自のものです。媒介マダニも以前から野生動物、特にシカなどに棲息していたようで、病原体は新しく発生したものではありませんでした。

これらの疾患はヒトが原野や未開発地へ不用意・無防備に侵入し、本来棲息している野生のノミ、ダニ、昆虫類に接触したことが原因です。現代人は野生の生態に鈍感に対応していることが多く、このような疾患の発生は、野生生態へもっと慎重な対応をすべきであるという自然からの警告でもあります。

（4）食肉獣鳥などの大量飼育

トリインフルエンザウイルス（H5N1）、ウシ口蹄疫（リンダペスト）ウイルス、狂牛病ウイルスなどに食肉用に大量飼育している家畜が感染すると、短時日のうちに病原体は地域から全国、世界へ拡散・伝播します。これらの病原体はヒトと動物のあいだを循環しながら変異し、病原性を強めたり薬剤耐性を獲得しています。家畜を安全に大量に飼育し、かつ成長を促進するために、抗菌薬を飼料に混合して与えることがあります。これにより薬剤耐性のサルモネラやカンピロバクターが発生し、食肉処理場で交差感染し、菌を付着した食肉が市場へでまわり、ヒトへ感染の機会を増やしている例もあります。

1998年、マレーシアのイボーで原因不明の高熱性疾患が発症し、26人が死亡しました。日本脳炎に似た症状で、当初は蚊の媒介による日本脳炎であろうと予測され、日本脳炎ワクチンが接種されました。ところが、ワクチンは無効で、この疾患は他の村にも飛び火し、多数の患者が発生しました。このため、国をあげて病原体の特定・探索が行われました。一方、この疾患の発症者は、ブタに接触する養豚業者がほとんどであることから、ブタが中間媒介者と疑われました。その結果、新しい病原因子としてニパウイルスが発見されました。これに類似したヘンドラウイルスによる熱性脳炎は、1994年オーストラリ

アで発見され、クイーンズランドでウマ4頭と調教師が死亡した記録があるそうです。このニパウイルスの起源と伝播経路はなお不明ですが、媒介蚊は特定できず、ブタの排出物（呼吸器、腸管などからの）に接してヒトは感染したようです。ブタが媒介することを重視して、マレーシア政府は3週間で90万匹のブタをと殺した結果、流行は一応は終焉しました。この流行が拡大した理由として、病原体が不明であったこと、地方で発生したために流行の実態把握が遅れたこと、養豚業者の一部が政府のブタ移動禁止令を潜り抜けて移動させたことがあげられます。

　日本脳炎は日本脳炎ウイルスにより、わが国では年間に10名以下の人が感染・発症しています。原因ウイルスはデング熱ウイルスと同じフラビウイルスで、熱帯地方に多く、節足動物、特にアカイエカが媒介します。日本脳炎ウイルスは、わが国ではブタの体内で越冬しているようで、夏季にコガタアカイエカがブタから吸血し、ヒトを吸血するときに媒介感染します。現在はブタの抗体保有状況をモニタリングしてヒトへのワクチン接種を奨励していますが、大量のブタを飼育する養豚場の周辺ではやはり注意が必要です。

　経済効果を優先して、家畜・鳥類を大量に飼育し企業化が進んでいます。しかし、動物は病原体の「培養基」であることを忘れないで、安全衛生管理を徹底しなければなりません。

3. ホストの感受性の変化：
　　生活環境、文化、習慣などの変化

（1）食生活・食習慣の変化

　食中毒は食材に付着した細菌やウイルスが原因となります（p83 表Ⅲ-3）。したがって、食生活や食文化の変化は食中毒の原因病原体にも変化を及ぼします。わが国の細菌性食中毒の原因菌は、腸炎ビブリオ菌が主要なものでしたが、生魚介類の調理法などの厳しい規制と指導を行った結果、1993年には一時減少傾向となりました。ところが、2000年にはふたたび第1位の原因菌となりました。そのころから、海外でも魚介類を生食する刺し身や寿司が普及し、わが国への生鮮魚介類の輸入が増えました。その結果、それまでにあまりみられなかった型の腸炎ビブリオ菌（K3：O6）が原因となった食中毒が増えてきました。この菌株は、それまではタイやベトナムでは食中毒の原因としては認められていなかった菌株ですが、魚介類の生食・寿司の普

及とともに頻繁に分離されるようになったのです。その後、2004年には、ふたたび発生頻度が減少し、2011年には食中毒起因菌の第7位となり、落ち着いています。食中毒発生に食材の産地が影響した例です。

2007年以降は、卵や肉類が原因食となるサルモネラ中毒や、鶏肉が原因となるカンピロバクター中毒が増加しています。また、日本人は従来、あまり食べなかった生肉・生レバーが原因の腸管出血性大腸菌感染症が頻発しています（p79 コラム10）。食中毒の発生にはグルメ嗜好や珍味嗜好の風潮が大きな影響を与えています。

ウイルス性の食中毒では、2002年ころからはノロウイルスが主要な原因となっています。このウイルスは二枚貝に寄生しており、生食することで感染しますが、感染した人から健常人へ飛沫感染、接触感染をすることがあります。特に、不顕性感染や潜伏感染している調理・配膳・介護担当者から健常者へ感染することがあります。乳幼児・高齢者の集団発生例が多く、免疫的な弱者を収容している施設などでの発症が多くあります。高齢化社会となり、高齢者を集団で収容する施設が増える一面において、このような集団発生がおこりやすい環境になっていることに配慮し注意する必要があります。

食品の大量生産・広域配送が可能になり、1か所で病原体が混入した場合でも、ただちに全国的な規模に拡大します。1996年の大阪堺市の給食を原因とした腸管出血性大腸菌O157による食中毒、1999年の青森県の業者が製造した菓子（バリバリイカ）が原因となり、全国的に子どもを中心に広がったサルモネラ・オラニエンブルグとサルモネラ・チェスターによる食中毒、2002年の雪印乳業の黄色ブドウ球菌毒素事件など、患者数が大規模にかつ発症地域が広域化しています。

食品の安全・安心に関しては、行政的にHACCP（危害分析重要管理点方式）を導入して厳しい規制を課していますが、うっかりミスや故意に規則を無視した業者による食中毒に対して、消費者の厳しい監視が必要です。

（2）環境の整備、公衆衛生・環境衛生の改善

文明の発展とともに環境が清潔になり、快適な生活のために恒温・恒湿などの人工環境をつくり、環境水も恒温化してきました。この清潔・快適環境にも危険が潜んでいます。

レジオネラ感染症（在郷軍人病）は、1976年、アメリカで集団発生した原因不明の呼吸器感染症から病原体が発見されました。起因病原体は、ホテル屋上にある冷却塔の水中に棲息していましたが、後に恒温水に棲息するアメーバに寄生する細菌であることが判明しました。その発見の後、わが国でも循環温泉水のジャグジーなどの飛散水滴から感染し、高熱を伴う肺炎の原因として分離されるようになりました。

快適な環境から感染する一例です。

　環境が浄化されるとともに、それまではホスト内で共生していた、いわゆる雑菌類が排除され、自然に獲得していた免疫力（自然免疫）が減弱していることも事実です。アレルギー性喘息や食物アレルギー、花粉症などは文明病といわれ、先進諸国に多い疾患です。環境が清浄化されると、人の自然免疫力が低下している可能性は否定できません。また、環境が清潔になればこれに慣れて、個人で守るべき衛生習慣、たとえば、日常的な手洗い、うがいなどの感染防御の基本的習慣がないがしろにされやすいことも問題です。

(3) 人口構成の変化

　社会人口の高齢化で、易感染性の健常者が増えています。また、乳幼児や高齢者を収容して集団管理をする保育園・幼稚園・乳児院、高齢者施設、障がい者施設などが増え、これらの易感染性の健常者を病院と同じように収容していることにも問題があります。閉鎖した空間に人口密度が高くなっているので、1人の感染者が発生すると、たちまちに病原体が拡散し、感染を拡大する可能性が強く、普通は単発的に発生する市中感染が院内感染となる機会が多くなっています。

(4) 風俗・生活習慣の変化

　わが国では、性産業（性を売り物にする商売、廓、赤線地帯などと呼ばれた）は1968年までは公的に認められた場所で管理されていました。性を商売として提供する女性は定期的に検診を受け、梅毒や淋病など性病のまん延を防いでいました。しかし、「売春禁止法」の実施により性産業は公的には禁止され、不特定多数を相手とする地下組織により売春が提供されるようになりました。その結果、性病は不特定多数の集団へ拡大し、特に性活動の活発な若い青壮年層に流行し、現在はさらに若年化する傾向にあります（p96 表Ⅲ-6、p98 表Ⅲ-7）。

　エイズはアメリカ・カリフォルニアで1981年、同性愛男性・麻薬常用者（注射器に使い回し）で発見され、さらにニューヨークや他州でカポジ肉腫やカリニ肺炎をおこしている免疫低下・不全者が広く発見され、血友病患者にも同様な症状をおこす疾患が同定されました。その病原体は、1983年にHIV-1として発見されました。わが国では血友病患者が被害をこうむりましたが、これはHIV-1の混入した血液製剤（血液凝固因子）をアメリカから輸入して治療していたことが原因でした。当初、わが国では同性愛男性・麻薬常用者などには認められていませんでしたが、エイズ侵淫地の東南アジアやアメリカで売春行為により感染した人が日本へもち帰り、国内に広めたようです。

　性感染症の実態はつかみにくいのですが、20歳代の男性では淋病が、同年代の女性ではクラミジア感染が多く、対策が憂慮されていま

す。また、性器ヘルペス感染症は、本来はヘルペスウイルスⅡ型が主因であったものが、口唇ヘルペス（ヘルペスウイルスⅠ型）感染が増加しています。フリーセックスの横行、性モラルの失墜がもたらした結果です。

4. 抗菌薬や医療技術の進歩の影響

　感染症と診断されれば、起因病原体の種類と疾患の程度により、医師が適切な抗菌薬を選定し、服薬期間を限定して処方します。感染者が指示に適切に対応すれば、急性感染症は1週間程度で完治します。しかし、選択した抗菌薬の感受性が弱く、それを長期に処方すると、起因病原体はその抗菌薬に対して薬剤耐性を獲得します。これが他の人へ伝播され、同じように感受性の低い抗菌薬で治療を続ければ、耐性菌株が広まり、さらに他へ伝播してまん延します。感染症の初期段階に感受性抗菌薬を適切に選択し、起因菌を完全に征圧することが、耐性菌発生・伝播を阻止する手段の基本です。一般的に細菌は新しい抗菌薬に対して、統計的には数か月以内に耐性を獲得するようです。たとえば、メチシリンは1961年にイギリスで使用され始めましたが、翌年にはメチシリン耐性菌が出現し、院内感染をおこしています。その原因菌株は耐性因子の構造を少しずつかえながら、現在もメチシリン耐性黄色ブドウ球菌（MRSA）として世界中に分散・分布しています（p262コラム29参照）。ひとたびある薬剤に対する耐性菌株が出現すれば、その薬剤を利用しているかぎり、その耐性菌株がまん延し生存し続けます。

　新薬が発明されても、必ず耐性菌株が出現し、その耐性因子は病原菌間に伝達されます。薬剤耐性の仕組は別記しましたが、多剤耐性結核菌、多剤耐性サルモネラ菌による感染症、メチシリン耐性黄色ブドウ球菌（MRSA）、バンコマイシン耐性腸球菌（VRSA）、多剤耐性緑膿菌（MRPA）、カルバペネム耐性腸内細菌などによる院内感染症は深刻な問題です。

　ウイルスでも同様な現象がおこっています。エイズウイルスは治療薬の標的構造を変異して早期に耐性を獲得します。インフルエンザウイルスにもタミフル耐性ウイルス粒子が出現しています。

　耐性菌の出現の抑制は、医師と感染者が納得して、原因病原体に適切な抗菌薬を選択し、一定期間に完治することが基本です。適剤適時の処方・服薬が耐性菌の出現を抑制します。

5. 新しい感染症の予防・対策

　現存するすべての病原体を撲滅することはできません。また、生物は生きているかぎり進化（変化）し続け、人と微生物の関係も常に変化し続けます。したがって、人と微生物の共生関係である感染症も変化し続けます。変化する原因はこれまでにみてきたように、微生物、人、生態環境が複合的に作用しあっています。感染症の対策は、治療ではなく、予防することがすべてです。したがって、結論はきわめて平凡ながら、個人および社会が、変化する速度を加速しない、変化を早期に発見する、ことです。

　まったく平凡な結論ですが、流行する感染症、新しい感染症については常に情報を公開し、毎日の個人の健康保持・管理、環境の清潔管理、感染経路の遮断・管理、そして発症者の早期発見・早期対処が鉄則です。

6. ワクチンの普及

　ワクチンは感染症の予防にはきわめて有効な方策です。すべての病原体に対して、有効な感染防御抗体ができるわけではありませんが、地球規模で流行するヒト特異的な感染症を「ワクチンで予防できる疾患（Vaccine Preventable Diseases；VPD）」としています。地球規模ですべての人にあらかじめワクチンを接種（集団接種）することが理想的です。ここではワクチン接種の制度（接種を普遍化するための法制度）の必要性を考えておきます。

　感染症の予防には、感受性集団が全員免疫能を獲得しておくことが必要です。そのためにはなんらかの強制力のある「法律」を制定しなければ「一人残らず」接種することはできません。わが国では1897年、伝染病予防法（対象疾患8種）が制定され、1948年には12疾患を対象とした予防接種法が制定されました。それ以後、1970年ころまでは法律に基づき全国民への接種が続けられ、疾患発症数は減少していました。1992年にDPTワクチン接種後に2名の死亡者が発生し、それを機に1993年からワクチン接種の「義務規定」を「勧奨（努力）義務規定」とし、「集団接種」から「個人接種」へと切り替えました。その結果、1995年には年間1万3,000人のハシカ感染者が発生し、20人以上の死者が報告されました。わが国でハシカが流行し、「ハシカ汚染国」という汚名を受け、貿易やわが国への旅行者数にも打撃があり

ました。

　わが国のワクチン行政は国際基準から「遅れている」と指摘されていますが、安全性を国が責任をもって保障し、万一副作用などが発生した場合には、確実に症例をフォローアップし、支援することができる国家の体制をつくることが必要です。「ワクチン義務規定」を整備して、国民が納得して全員がワクチンを接種する仕組みをつくりあげ実施することがたいせつです。一方では、国民一人ひとりがワクチンで予防できる疾患の実際を正しい知識で理解し、接種を推進することが肝要です。

7. まとめ

　感染症は時代とともに変遷しています。人の営みが自然環境をかえ、病原体は変化した環境に適応するように進化してゆきます。どのような人の営みが、どんな自然の生態環境に影響を与え、それは病原体と人との共生関係にどんな変化をもたらしたか、謙虚に反省しなければなりません。病原体の適応変化、分布の変化、ホストの感受性の変化、その要因と感染症の変化の関係を、それぞれの実例を見直し

---

column 32

生命倫理の厳守

　人間は遺伝子工学技術を駆使して、生命を操り、生命現象を支配できるようになりつつあります。すでに原始的な細菌で生命体が人工合成されました。いずれ高等な生命体の創造も可能となるでしょう。そうなれば人の寿命は無限に延びるのでしょうか。

　それはありえないし、あってはならないことです。「あってはならない」という生命倫理を確立すべきであり、生命を操作するための「生命倫理」はそこに立脚しなければならないと思われます。科学技術の進展を制御できるのは「人類の倫理」のみであるからです。

　文明は「火」を利用することから始まったといえます。火を制御できるのは「水」です。人間は火と水を使って文明を進化させてきました。石炭を燃やし、石油を燃やして産業革命をおこし、地下資源を掘り出し続けて、地球規模の文明進化を推進してきました。しかし、それでも天然物の「水」が「火を消し」、そのエネルギーを制御してきました。さて、原子力は？

　原子力・放射線力を消す・制御するものはなにか？

　地球上にそのような物質はあるのでしょうか？

　これを制御するには人の「倫理」しかありません。人と人の約束でしか制御できないでしょう。原子力も生命操作も生命倫理でしか制御できないのではないでしょうか。生命倫理を確立し、人類は守るべき原則を確立することが絶対的に必要です。

て、より賢いつきあい方を模索しました。病原体を撲滅したり完全に消滅させることはできません。いかにして上手く「棲み分けて、共生する」か、個人、家族、地域、国内、国際レベルで一貫した方策を考え人間のモラルに基づいて実行しなければなりません。

付　記

参考図書等

参考書

『新世紀の感染症学－ゲノム・グラーバル時代の感染症アップデート－（上・下）』　日本臨床　増刊号　日本臨床社　2003

『感染症をめぐる54の話——あなたの隣に潜む病原体と院内感染』　東京警察病院感染制御対策室　丸善株式会社　2008

平山謙二　編　『感染症辞典』　感染症辞典編集委員会　編　オーム社　2012　オーム社

鈴木和男　監修　『生体防御医学辞典』　朝倉書店　2007

米国小児科学会編、岡部信彦監訳　『最新感染症ガイド』　日本小児医事出版社　2013

阿部章夫　『もっとよくわかる！　感染症・病原因子と発症ノメカニズム』　羊土社　2014

竹田美文　『竹田美文が語る'感染症半世紀'』　アイカム　2008年

竹田・五十嵐・小島　編　『エマージングディシーズ』　近代出版　1999

竹田美文　『よみがえる感染症』　岩波書店　2004

黒川清・福井次矢監修　ハリソン内科学　1　第Ⅳ版　メディカル・サイエンス・インターナショナル　2013

J. G. Black著　神谷・高橋・林・俣野　監訳　『ブラック微生物学』　第3版　丸善出版株式会社　2014

T. Doan 他著　矢田・高橋　監訳『イラストレイテッド免疫学』　2013　丸善出版株式会社　2014

斎藤厚・江崎孝行　標準感染症学　医学書院　2004

『感染症の診断・治療ガイドライン2004』　日本医師会雑誌　臨時増刊　Vol.132 No.12

竹田美文・渡辺武編　『感染と生体防御』　岩波講座　現代医学の基礎　11、岩波書店　2000

木村哲、喜田宏　編　『人獣共通感染症』　医薬ジャーナル社　2011

多田功編　『現代寄生虫病事情』　別冊・医学のあゆみ　医歯薬出版　2006

『微生物はなぜ病気を起こすか　ゲノムの特徴』・『細菌はなぜ病気を起こすか　ゲノムの特徴』第18回・19回「大学と科学」公開シンポジュウム講演収録集　クバプロ　2004・2005

マーク・ジェンティニ著　清水利恭・高橋央・若杉なおみ（訳）『熱帯医学』　中山書店　1997

P. クラウト著　秋元寿恵夫訳　『微生物の狩人』　岩波文庫　1980

G. ウイルアムズ　永田育也、蜂須賀養悦　訳　『ウイルスの狩人』　岩波書店　1964

『感染症の予防及び感染症の患者に対する治療に関する法律』　感染症法研究会編　中央法規　2008

『平成25年度版　感染症法令通知書』中央法規　2013

吉田真一、柳雄介、吉岡泰信編　『戸田新細菌学』　34版、南山堂　2013

DVD　日本細菌学会編　『細菌教育用映像素材集』　2003（表紙写真はこの教材集から著者の許可をえて掲載）

コラム1　ペスト
　村上陽一郎　ペスト大流行—ヨーロッパ中世の崩壊　岩波新書　1983

コラム2　天然痘
　藤野恒三郎　藤野日本細菌学史　近代出版　1984年

コラム4　インフルエンザ

新型インフルエンザ（A／H1N1）- 2009年パンデミックから何を学ぶか　日本医師会雑誌　139・7・
　　2010　日本医師会
コラム5　病原体媒介「カ」蚊の生態
　　池庄司敏明　蚊　東京大学出版会　1993
コラム7　かぜの治療と予防
　　ポール・マーチン 著　吉永陽子、高橋和江　訳　病をおこす心病を癒す心　2000年　創芸出版
コラム21　薬剤耐性
　　橋本 一　『薬はなぜ効かなくなるのか―病原菌は進化する―』　中公新書　　2000
　　吉川昌之介　『ヒトは細菌に勝てるか』　丸善ライブラリー　　2001
コラム25　免疫寛容
　　多田富雄　免疫の意味論　青土社　1993年
　　多田富雄　免疫・「自己」と「非自己」の科学　NHKブックス　2001年
コラム26　自然免疫の強化
　　アレン・クライン　片山陽子訳、『笑いの治癒力』創元社　1997年、『笑いの治癒力』創元社　2001年
　　モイセズ・ベラスケス＝マノフ　赤根洋子（訳）／福岡伸一（解説）　寄生虫なき病　文芸春秋　2014年

感染症情報に関するURL
厚生労働省　www.mhlw.go.jp
国立感染症研究所　http://www.nih.go.jp/niid/ja/
国立感染症研究所感染症情報センター　http://idsc.nih.go.jp
検疫所海外感染症情報　http://www.forth.go.jp
日本感染症学会　http://www.kansensho.or.jp/
日本細菌学会　www.nacos.com/jsbac
日本ウイルス学会　http://jsv.umin.jp/
日本免疫学会　http://www.jsi-men-eki.org/
各県地方衛生研究所　http://www.chieiken.gr.jp/
栄研化学株式会社　月刊誌「モダンメディア」　www.eiken.co.jp/modern_media/

索 引

イタリックの頁数は表
太字の頁数は脚注

アルファベット

A
AIDS…20, 100, 175
A型肝炎…32, 90, 267
A型肝炎ウイルス…83, 90
A型肝炎ワクチン…267

B
Bウイルス病…**247**
B型肝炎…37, 90
B型肝炎ウイルス…17, 35, 194
B型肝炎ワクチン…267
BCG…**70**
BSE…**20**

C
C型肝炎…21, 90
C型肝炎ウイルス（HVC）…90, 194, 258
CRP…**42**, 49, 67

D
DIC…**52**, 142
DNAワクチン…268
D型肝炎…90
DPT…292
D5型ハシカウイルス…**113**

E
ES細胞…**47**
E型肝炎…20, 90
E型肝炎ウイルス…20, 83, 90
EIA…49

G
Gたんぱく質…**232**

H
HATL（成人T細胞白血病）…45
HeLa…**193**
Hib…269
Hib髄膜炎…269
HIV-1（ヒト免疫不全ウイルス）…21, 258, 290
HIV治療ガイドライン…**103**
HPV…175, 194
HPVワクチン…270
HTLV-1…45, 175, 194

I
iPS細胞…**47**, 183

L
LPS…**186**

M
MERS…**157**
MHC（主要組織適合性抗原）…231
MOFS（多臓器機能不全症候群）…**52**
MRSA（メチシリン耐性黄色ブドウ球菌）…**23**

P
PCR法…**70**
PFU…**162**

Q
Q熱…13, **32**, 153, 247, 250
Q熱コクシエラ…250

R
RIA…49

S
SARS…21, 154
SFTS…21, 156
SFTSウイルス…**286**
SIRS（全身性炎症反応症候群）…**52**, 142, 144
SSPE（亜急性硬化性全脳炎）…**45**, 52, 113, 175, 194
s領域…**237**

T
TLR →Toll様受容体…226

V
VNC…**76**

仮 名

あ
アイソトープ抗体法…**49**
アオカビ…18, 197
アカイエカ…288
亜急性感染…43
亜急性硬化性全脳炎（SSPE）…44, **45**, 52, 113
アクチノマイセス…132, 176
アクネ菌（プロピオニバクテリウム・アクネス）…109
握雪感…118

アーケア（古細菌）…163
アジア風邪…195
アシネトバクター…23, 144
アスペルギルス（症）…*127*, 164, *197*
アタマジラミ…121
アディポカイン…233
アデノウイルス…84, *172*, *174*
アテローム性動脈硬化…25
アデノウイルス腸炎…84
アトピー性疾患…236
アトピー性喘息…238
アナフィラキシー…226
アナフィラキシー・ショック…239
アニサキス…*199*
アニサキス症…**74**, *153*
アフリカ・トリパノソーマ…*199*
アポクリン腺…105
アポトーシス…**47**
アポロ病…126
アメーバ赤痢…87, 152
アライグマ…140, 141
アリューシャンミンク病…*153*
アルゼンチン出血熱…32
アルファウイルス…*175*
アレクサンダー・フレミング…19
アレナウイルス…*174*
アレルギー…239
アレルギー性喘息…290
アンテロープ…157

い
イエカ…122
イエダニ…120
イェルシン…16
胃炎…74
イカ…82
胃潰瘍…74
医原性感染…32, 36, 282
萎縮性胃炎…74
イソスポラ症…*199*
イタイイタイ病…22
痛みの表現…**41**
1本鎖RNA…211
イヌ…140, 270
イヌ回虫…282
イヌの咬傷…119
異物処理（スカベンジャー）…**227**
イベルメクチン…261
いぼ（疣贅）…115
イレウス →腸重積
陰股部白癬…**117**
インキンタムシ…117

インターフェロン… *225*, 232
インターロイキン… 229, 231, 232
咽頭炎… 61, *168*
イントロン… 208
咽頭結膜熱… 247
院内感染… 32, 277
院内感染症… 159
陰部ヘルペス… 134, 175
インフルエンザ… 24, 62, *175*, 251
インフルエンザウイルス… 62, 195
インフルエンザウイルス肺炎… 68, 194
インフルエンザ菌… 61, 63, 176
インフルエンザ菌髄膜炎… 137
インフルエンザ菌ワクチン… 269
インフルエンザワクチン… 267

う
ウイスコット・アルドリッチ症候群 … 243
ウイルス感染症… 104, 111
ウイルス血症… 191
ウイルス性肝炎… 89, *90*
ウイルス性眼疾患… 125
ウイルス性出血熱… *286*
ウイルス性髄膜炎… 137
ウイルス性腸炎… 82
ウイルス性脳炎… 139
ウイルス性肺炎… 67
ウイルスの種類… 172, 174
ウエストナイル熱ウイルス… *21*, 141, *286*
ウエストナイル熱… *21*, *122*, 141, *153*, *247*, 282
ウエルシュ菌… *83*, 117, 169
ウォーターハウス・フリードリクセン症候群… **137**
ウシ… 83, *189*, *199*, 202
ウシ型結核菌… **69**, 71
ウシ口蹄疫ウイルス… 192, 287
ウシ天然痘… 16, 266
ウレアプラズマ… 91, 167

え
エイズ… 38, 98, 100, *175*, 290
エイズウイルス（HIV-1）… 97, 255
エーリキア症… 147
エキノコックス… 152, 198
エキノコックス症… 153, *199*
エクスフォリアチン… 108
エクリン腺… 105
エコーウイルス… 61, *175*
エコノミー症候群… 94
エシェリキア… 177
壊死性皮膚感染症… 153
エドワード・ジェンナー… 16, 18
エドワルドシエラ… 177
エプスタイン・バーウイルイ… 148

エボラウイルス… 20, 286
エボラ出血熱… 148, 157, *247*, 285
エボラ様フィロウイルス… 286
エルシニア… 77, *81*, 177
エルシニア症… 153
エロモナス… 168
エロモナス・ハイドロフィラ… 168
嚥下… 65, 131
炎症因子… 60
炎症起因性物質… **39**
炎症性大腸炎… 87
炎症の5徴候… 39
炎症の4徴候… 39
エンテロウイルス… 59, **116**, 126, *175*
エンテロトキシン… 107, 185, *189*
エンドトキシン… 142, 144
エンドトキシン・ショック… 142
エンテロバクター… 144, 177
エンテロバクテリア（腸内細菌科）… 176
エンベロープ… 170, *172*, 174, 195
エンピリカル投薬… **256**

お
横痃… 145
黄疸… **88**, 90, 106
黄色ブドウ球菌… 107
黄疸出血熱性レプトスピラ症… 146, 168
黄色ブドウ球菌感染症… 23, 263
黄色ブドウ球菌毒素事件… 289
黄熱… 34, 148, *247*
黄熱ウイルス… 35, 148
オウム病… 67, 152, 168
オウム病クラミドフィラ… 168
オオコウモリ… 157
大村　智… 261
緒方洪庵… **18**
緒方春朔… 18
おたふく風邪… *133*, *175*, 267
おたふく風邪（ムンプス）ウイルス… 89, *175*
オプソニン効果… 226, 228
オペレーター… **209**
オムスク出血熱… 247
オリエンチア… 146, *168*
オルソミクソウイルス… 174
オロヤ熱… 147, *168*
オンコセリカ… 126, 261
オンコセルカ症… 126, 127
温熱性発汗… 106

か
蚊… 35, 121, 141, 147, 149
角結膜炎… 175
外耳炎… 128
回虫… 84, 198

疥癬… 121
回虫症… 74, 153
回復期免疫… 43, 109
海綿状脳症… 202
潰瘍性大腸炎… 87, 181
ガウンテクニック… **155**
下気道系… 56, 57
下気道感染症… 63
回帰熱… 145, *153*, 168, *247*
顎口虫… 198
角化細胞… 105
角化層… 105, 117, 221
獲得免疫… 48, 220, 228
角膜炎… 124
鵞口瘡… 131, 134
ガス壊疽… 106, 117, *169*
仮性結核… 153
風邪ウイルス… 59
風邪症候群… 58, 62, 63
片山貝… 151
カタル性炎症… 39
カタル性腸炎… 199
学校保健法… 251
葛根湯… 264
化膿菌… 131, 136
化膿性炎症… 39, 85, 117
過敏症（アレルギー・アナフィラキシー）… 226, 239, 244
芽胞形成菌… 81
過敏症性肺炎… 196
花粉症… 239, 290
芽胞… 252
芽胞形成嫌気性菌感染症… 117
カポジ肉腫… 104
カラ・アザール… 150, 199
カラス… 141
カリエス… 132
カリシウイルス… 174
カリニ肺炎… 100, 197
顆粒球… 224
顆粒球減少症… 257
カルバペネム耐性腸内細菌科感染症 … *247*
カルバペネム耐性腸内細菌… 291
川崎病… 25
肝炎… 89
肝炎ウイルス… 91
肝吸虫… 153, 199
肝吸虫症… 152, 199
環境感染… 277
環境汚染物質… 241
肝ジストマ… 199
環境常在菌… 159
間欠熱… 40
感作… **74**, 230
幹細胞… 46, 183
肝ジストマ… 199
カンジダ… *163*, *164*, *197*, *198*

カンジダ症…68, 134, *153*
肝実質細胞…89
感受性細胞…192
間接接触感染…34
関節リュウマチ…240, 271
汗腺…105, 221
感染経路…31
感染症サーベイランス機構…280
感染性胃腸炎…14, 247
感染性食中毒…77, 81
感染症のフェーズ…25
感染症法…71
感染防御機能…12
感染防御抗体…59
感染防御反応…40
感染率…184
肝蛭…198
肝蛭症…153
カンピロバクター…169, 187, 287
カンピロバクター症…*153*
カンピロバクター中毒…79, 289
漢方薬…264
感冒様症候群…58
感冒様症状…59, 64, 116
ガンマグロブリン…234
乾酪化…**70**, 187
乾酪巣…237

き

記憶リンパ球…230
気管支炎…59, 64
気管支喘息…239
気管支肺炎…65
キクガシラコウモリ…**156**
岸本忠三…271
寄生虫…84
寄生虫感染…84
寄生虫症…84, 152, 198
寄生虫性眼疾患…126
北里柴三郎…**16**
キッシング病…148
キツネ…140, 153
基本小体…**169**, *170*
偽膜…**62**
偽膜性大腸炎…87
急性灰白髄炎（ポリオ）…141
急性炎症…38
急性感染…43, 142, 194
急性感染症…276
急性喉頭蓋炎…269
急性呼吸器促迫症候群…156
急性糸球体腎炎…240
急性散在性脳脊髄炎…272
急性出血性結膜炎…126, *247*
吸虫類…*198*
急性虫垂炎…85
急性脳炎…13, 247
急性病原体消滅型感染…43

急性腹症…73, 89
狭域抗菌スペクトラム…255
狂牛病…20, 171
狂犬病…140, *247*, 268
狂犬病ウイルス…139, *250*, 270
共利共生…164, 180
局所感染症…106
キラー細胞…224
ギランバレー症候群…81, **84**, 187
菌血症…45, 142, 225
菌交代現象…**262**
菌の血清型…**189**
蟯虫…84, 199

く

グアナトリウイルス…286
クール病…202
クイーンズランドチフス…147
空気感染…31
クオラム因子…179
クオラム・センシング…179
クッパー細胞…**72**
クラミジア…93, 123, *163*, *168*, 170
クラミジア感染症…98
クラミジア肺炎…67
クラミジア・トラコマチス…168
クラミドフィラ…168
グラム陰性菌…**165**, 172, 259
グラム染色法…**165**
グラム陽性菌…**31**, 165, 172, 259
クリプトコッカス…68, 197
クリプトコッカス症…*153*, 247
クリプトスポリジウム…198
クリプトスポリジウム症…104, *199*, 247
クリミア・コンゴ出血熱…19, 158, 250
クレブシエラ…66, 94, *177*, 188
クロイツフェルト・ヤコブ病…171, 202, *247*
クロストリジウム…118
黒血便…76
クローン病…87, 181
黒カビ…196
グロブリン抗体…48, 186, 230, 234

け

経授乳感染…36
稽留熱…40, 76, 147
外科的ドレナージ…**138**
劇症型溶血性連鎖球菌感染症…13, 109, 247
ケジラミ…121
結核…69, 237, 241, *247*
結核菌…69, *250*
偽結核菌…177
結核予防法…71
血管内皮細胞…40

血清抗体検査…50
血清たんぱく質…**89**, 186, 226
結石…**88**, 94
結節…**40**, 106, 138
血小板減少症…240
結膜炎…124
血友病…**100**, 101
ゲノム交雑…195
ゲノム診断…50, 82
ゲノム創薬…254, 259
下痢の目安…**76**
嫌気性菌…117, 165, 168
健康食品…275
健康保菌者…43, 77
健康薬品…282
ゲルストマン・ストロイス…202
原始生物…162, 181
原虫…84, 149, *163*, *198*, 201, 210, 261
原虫症…84, *104*
原発性脳リンパ腫…104

こ

好アルカリ菌…165
広域抗菌スペクトラム…255
抗ウイルス薬…17, 91, 255, *258*, 260
高温菌…165
虹彩炎…115
鉤虫…84, 198, *199*
抗炎症性サイトカイン…271
交感性眼炎…125
好気性菌…118, 165
抗菌スペクトラム…254
抗菌薬…254, 258
口腔カンジタ…197
口腔カンジダ症…134
口腔・歯肉の構造…130
口腔内白板症…148
口唇ヘルペス…134, *175*
抗原虫薬…51, 261
膠原病…240
好酸性菌…165
コウジカビ…164
口臭…130
咬傷…117, *153*
抗真菌薬…51, *258*, 261
広節裂頭条虫…199
抗生物質…19, 254, *258*, 260
酵素抗体法…**49**
抗体…234
抗体価…**77**, *93*, 98
抗体産生細胞…222, 229
好中球…42, *220*, 223
強直性脊椎炎…241
後天性免疫不全症…21, 98, 100, *247*
後天性免疫不全症候群…*13*, 15, *247*
喉頭炎…61
抗毒素ワクチン…62, 139, 268

紅斑性皮膚湿疹…**99**
紅斑熱…168
強皮症…240
高病原性トリインフルエンザ…196
コウモリ…**140**, 270
誤嚥性肺炎…65
コガタアカイエカ…35, 122, 140, 288
コガタハマダラカ…*122*
コクサッキーウイルス…*61*, *116*, *123*, *126*, *175*
コクシエラ症 →Q熱
コクシジオイデス…197
コクシジオイデス症…*13*, *104*, *247*
コクシジウム…*199*
黒死病…15
黒色面皰（くろにきび）…109
黒水病…150
古細菌…162, **163**, 260
枯草菌…180
帯下（こしけ）…**100**
骨髄幹細胞…222, 223
骨盤内感染症…**100**
コッホの4原則…182
コナダニ…119
小林六造…**23**
小人症…127
コプリック斑…**112**
コリネバクテリウム…*172*, *176*, *178*
コレラ…*13*, *21*, 75, 76, *247*
コレラ菌…37, 75, 76, 83, *168*, 183, 185, *267*
コレラ死菌ワクチン…268
コレラ菌繊毛…185
コレラ毒素…185
コロナウイルス…25, 58, *174*
コロニゼーション…185
コロモジラミ…121, 146
混濁尿…**42**, 93
根足虫類…198
コンジローマ…32
コンポーネントワクチン…268

さ

細菌感染症…104
細菌凝集反応…**77**
細菌性ウイルス…170
細菌性眼疾患…124
細菌性結膜炎…125
細菌性髄膜炎…*13*, *14*, *52*, *136*, *247*
細菌性赤痢…*13*, 86, *153*, *247*
細菌性肺炎…66
細菌性皮膚感染症…106
細菌のゲノム…181, *206*, *207*
細菌の神経毒素…**139**
細菌叢のゲノム…181
再興感染症…**23**
在郷軍人病…289

最小感染量…184
最小致死濃度…256
最小致死量…184
最小発育阻止濃度…256
サイトカイン…39, 107, 229, 231, 232, 239, 246, 275
サイトカインカスケード…232
サイトカインストーム…68, 156, 194
サイトメガロウイルス…90, *139*
サイトロバクター…177, 188
サイトロバクター・フロインディ…177
細胞核…42, 162
細胞性抗体…220
細胞障がい性T細胞…234
細胞内寄生菌…145, 186
細胞内寄生虫…150
細胞変性効果…193
刺咬傷…121
殺菌機能…186
殺菌作用…186, 224, 256
サッポロウイルス…175
サナダムシ…198
サプレッサーT細胞…224
サル…34, 149, 152, 157
サルコイドーシス…**25**
サル腎臓細胞…193
サル痘…247, 249
サル乳頭腫…194
サルバル酸…*17*, 18
サルモネラ…*163*, *176*, *177*, *282*
サルモネラ・オラニエンブルグ…289
サレモネラ・チェスター…289
サルモネラ症…33, 152, *153*
サルモネラ中毒…289
塹壕熱…**147**
産道感染（伝播）…36
ザビアウイルス…*286*

し

ジアルジア…*84*, *163*, *164*, *282*
ジアルジア症…*13*, *199*, *247*
シカ…*83*, 146, *153*, *199*
志賀潔…16, 18
志賀赤痢菌…86, 189
志賀毒素…86, 185, 189
子宮頸癌…*21*, 98, *175*, 194, 270
死菌ワクチン…68
糸球体腎炎…187
歯垢…130, 132
自己寛容…224
自己抗原…224
自己免疫疾患…25, 52, 240, 271
自己免疫性溶血性貧血…240
歯周病…130, 33
糸状菌…260
糸状虫…261

糸状虫症…200
歯石…130, 132
自然免疫…220, 224, 238
自然流産…150
歯槽膿漏…133
持続感染…43, *190*
持続遅発性感染…43
市中感染…158, 290
弛張熱…40
糸球体腎炎…52
指定感染症…249
耳道腺…128
歯肉炎…132, 133
シビアウイルス…*21*
ジフテリア…*32*, *52*, **62**, *169*, *247*, *267*
ジフテリア菌…**62**, *169*
ジフテリア症…*247*
ジフテリア抗毒素…16
ジフテリア毒素…**62**, 185, 268
しぶり腹…*41*, *80*, *85*
シベリアマダニチフス…147
シャーガス病…199
弱毒生ワクチン…115, 134
周期熱…40
住血吸虫症…150, *53*, *199*
重症急性呼吸器症候群（SARS）…*21*, 154
重症熱性血小板減少症候群（SFTS）…*21*, 156
集団食中毒…77, 80
十二指腸潰瘍…74, 169
十二指腸虫…238
終末回腸炎…85
終末感染…52
種痘…18
羞明…**126**
出血性ウイルス感染症…282
出血性下痢…20
小児仮性コレラ…84
樹状細胞…*220*, *224*, 229, **230**, 236
膿瘍巣…**66**
主要組織適合性抗原（MHC）…231, 233, 240
主要組織適合性抗原複合体（MHC）…240
シュードモナス…168, 173
重症筋無力症…240
奨液性炎症…39
消化管寄生線虫症…199
消化管寄生条虫症…199
消化管吸虫症…199
上気道系…56, 108
猩紅熱…108, 247
常在細菌…**57**, *176*
常在細菌叢…*176*, *177*
小腸炎…75
小頭症…150

食あたり…78
食物アレルギー…290
糸状虫…198, 199
条虫…84, 199
褥瘡…110
住血吸虫…198
食中毒…32, 77, 78, 79, 80, 81, 82, 83, 168, 169
食中毒事件…82
食中毒起因菌…33, 289
食中毒予防法…83
食品媒介感染…33
植物性ウイルス…170
食胞…169, 227
条虫感染…44
シラクモ…106, 117
シラミ…34
シラミ症…121
腎盂炎…91, 93, 94
腎盂腎炎…190
真核生物…162, 164
新感染症法…249
新型インフルエンザ（A/H1N1）…13, 21, 24, 247
心窩部痛…74
心筋炎…151
真菌症…258
真菌性感染症…134
真菌性肺炎…68
神経毒素…139, 185
新興感染症…19
進行性多巣性白質脳炎…104
人工多能性幹細胞（iPS細胞）…47, 183
人工培養…99, 183
深在性真菌症…258
人獣共通感染症…152, 153
侵襲性髄膜炎菌感染症…247
侵襲性肺炎球菌感染症…137, 247
腎症候性出血熱…152, 153, 175, 247
尋常性天疱瘡…241
尋常性疣贅…115, 175
真正細菌…162, 163
新生児眼炎…99, 124
新生児髄膜炎…190
新生児脳炎…188
心内膜炎…32, 151
蕁麻疹…241
侵入門戸…31, 36

す

水系感染…32
膵臓炎…88
垂直感染…36, 97
水痘…14, 114, 175, 247, 267
水痘ウイルス…17, 32, 44, 115, 272
睡眠病…199
水平感染（伝播）…31, 188, 204

髄膜炎…61, 136, 169, 175, 247
髄膜炎菌…17, 136
髄膜炎菌性髄膜炎…13, 136, 251
水様便…76
スーパー抗原…23, 107, 185
スカベンジャー…227
スカベンジャー・システム…47
スクレピー…202
スクレピー病…202
ススカビ…197
スタフィロコッカス…169
ストレプトコッカス…169
スタンリー・ベン・ブルシナー…20
ストレス応答たんぱく質…242
スナバエ…147, 150
スピロヘータ…131
スペイン風邪…24, 195
スモン病…22

せ

性感染症…95, 96, 247, 270, 290
性器感染症…95
性器クラミジア感染症…14, 98, 247
性器ヘルペス…98
性器ヘルペスウイルス感染症…14, 247
性行為感染症…32, 96
喘鳴…64
静菌作用…254, 256
尖圭コンジローマ…14, 96, 98, 104, 175, 247
星細胞…89
正常細菌叢…173, 242
精神性発汗…106
成人T細胞白血病ウイルス（HTLV-1）…20, 175
精巣炎…98, 134
性的接触感染…35
西部ウマ脳炎…13, 140, 247
西部ウマ脳炎ウイルス…139, 175
成分ワクチン…268
脊椎カリエス…70
赤痢…32, 86, 199, 247, 250
赤痢アメーバ…85, 163, 164, 198
赤痢菌…23, 33, 77, 78, 81, 85, 86, 163, 177, 185, 216, 250
赤痢菌の血清型…86
癤（せつ）…106, 108
接触伝播…34
ゼニタムシ…117
セパシア菌…168
セラチア…144, 172, 177
セラチア・マルセッセンス…177
セルカリア…151, 201, 202
セレウス菌…33, 75, 169
繊維素炎症…39
遷延性感染…45
鮮血便…76, 80

潜在性感染…45
全身感染症…111, 142
全身性アナフィラキシー…239
全身性エリテマトーデス…239, 271
全身性炎症反応症候群（SIRS）…52, 142
全身性ショック…226
選択毒性…254
蠕虫…198, 199
疝痛…41
先天性風疹…52
先天性風疹症候群…13, 111, 175, 247
先天性梅毒…52
先天性免疫不全症…243
セントルイス脳炎…141
セントルイス脳炎ウイルス…139
遷延性感染…45
潜伏感染…45
潜伏期…37
腺ペスト…16, 145
喘鳴…64
線虫…199
線虫類…198
旋毛虫…84
旋毛虫症…153

そ

総合感冒薬…60
増殖速度…37
象皮病…199
即時型アレルギー…239
粟粒結核症…70
そけいリンパ肉芽腫症…98
鼠咬症…119, 153
ソ連風邪…195
ゾンネ菌…86, 177

た

第1類感染症…14, 249, 247
第1類病原体…250
体温…40, 49
第5病…116
第5類感染症…13, 14, 250
第3類感染症…13, 250
第3類病原体…250
帯状疱疹…114, 175
帯状疱疹ウイルス…114
大腸菌O157, 82
大腸炎…85, 199
大腸菌…188
大腸菌の血清型…23
大腸パラチジュウム…198
第2類感染症…13, 249
第2類病原体…250
大肺葉性肺炎…269
胎盤感染…36, 199
第4類感染症…13, 250

第4類病原体…250
唾液腺…122, 133
多核白血球…42, 186, 223, 225, 239
多剤耐性菌…216, 262
多剤耐性緑膿菌（MRPA）…291
多剤排出ポンプ…**263**
多臓器機能不全症候群（MOFS）…**52**
脱感作療法…234
ダニ…**34**, 120
ダニ媒介脳炎…**247**
多能性幹細胞…223
多発性関節炎…52
多発性硬化症…241, 271
多包虫…199
タミフル耐性ウイルス粒子…291
タムシ…117
男子泌尿器・性器の構造…92
単純ヘルペス…44
単純ヘルペスウイルス…134
炭疽…32, 144, 153, 169, 247
炭疽菌…*17*, 144, *169*, *250*
炭疽菌致死毒素…185
胆道炎…88
丹毒…108
胆のう炎…41, 88
たんぱく質毒素…185, 186, 217
単包虫…199

ち

チアノーゼ…**63**, 64, 66
チェーン…18, **19**
チェディアック・東症候群…227, 243
蓄膿症…60, 61
チクングニア熱…247
致死性家族性不眠症…202
致死率…184
腟トリコモナス…*198*
腟の常在細菌叢…**96**
遅発性感染…45
遅発性難病…172
チフス…*250*
チフス菌…*250*
地中海熱…168
地方病…22
致命率…184
チャパレウイルス…286
中温菌…165
中耳炎…61, 129, *168*
虫垂突起炎…85
中性菌…165
中東呼吸器症候群（MERS）…25, 157, *247*
腸炎エルシニア…52, 177
腸炎ビブリオ…77
腸炎ビブリオ菌…*81*, *168*
腸風邪…84
腸管過敏症…88

腸管外病原大腸菌…*188*, 190
腸管凝集性大腸菌…*188*, 190
腸管出血性大腸炎…32
腸管出血性大腸菌…*81*, *188*, *250*
腸管出血性大腸菌感染症…13, 14, *247*, *250*, *251*
腸管出血性大腸菌食中毒…79
腸管侵入性大腸菌…*188*, 189
腸管毒素…185
腸管毒素原性大腸菌…*188*, 189
腸管病原性大腸菌…*81*, *188*, 189
腸管付着性大腸菌…*188*
腸炎サルモネラ…*177*
腸重積…*84*
腸ぜん動音…**49**
腸炭疽…144
腸チフス…*13*, 40, 44, 76, 142, *177*, *247*, *267*
腸チフス菌…*17*, 81
腸内細菌叢…72, 176, *178*, *179*, 242
直腸炎…85

つ

追加免疫…230
ツェツェバエ…199
ツツガムシ…22, 120, 147, 163, 168
ツツガムシ病…*13*, 22, 32, 120, 147, *153*, *168*, 247
ツベルクリン反応…**69**, 240
爪白癬…117

て

手足口病…*14*, 32, *106*, 116, *175*, *247*
定期接種…268
デイフィシル菌…85, 169
テオドール・エシェリチア…**187**
適応免疫…48, 220, 228
適応免疫能…266
適応免疫力…51
笛音…64
テネスムス…86
デフェンシン…186, 227, 246
デブリードマン…110
伝音系難聴…**129**
てんかん…52, 136
デング出血熱…148
デング熱…*13*, 32, 34, 35, 122, 147, *175*, *247*, *282*
デング熱ウイルス…34
伝染性海綿状脳症（BSE）…20
伝染性紅斑…*14*, 20, *106*, 116, *175*, *247*
伝染性単核球症…148
デンタルプラーク…132, 133
天然痘…15, 267
天然痘撲滅宣言…18, 266
天然痘ワクチン…266
テンペレートファージ…204

と

糖質コルチコイド…**242**
痘そう…14, 247
痘そうウイルス…250
疼痛…41
東部ウマ脳炎…*13*, 140, *247*
動物性ウイルス…170
動物媒介感染…33
動物媒介感染症…152
動物由来感染症…152, 154, *286*
トガウイルス…141, 174
トキシンショック症候群（TSS）…*20*, 96, 97
トキソイド…268
トキソプラズマ…150, *198*
トキソプラズマ・ゴンディ…199
トキソプラズマ症…*32*, *104*, 150, *153*, 199, *282*
特異的炎症疾患…39
毒素性食中毒…77, 81
土壌微生物…260
突然変異…214, 283
床ずれ…110
突発性発疹…*14*, *21*, *106*, 113, *175*, *247*
トビヒ…109
トラコーマ…125, 163, 168
トラコーマ・クラミジア…67
トラコーマ・クラミジア肺炎…67
トランスポゾン…107, **215**, 263
トリインフルエンザ…*14*, 32, *153*, 196
トリコスポロン…197
トリコモナス…93, 95, 199
トリコモナス症…*98*, 199
トリサルコーマ…194
トリパノソーマ…163, 164, *198*
トリパノソーマ症…199
トリヒナ症…152
トレポネーマ…98, *99*, 168
トレポネーマ・パリダム…183
貪食…**39**, *220*, 223, *224*, 227
貪食細胞…*185*, 186, 223, 227
貪食胞…186, 227
貪食力…228

な

ナイセリア…168
内臓痛…41
内毒素…144
内皮細胞…89, 236
ナイロウイルス…120
夏風邪…84
ナチュラルキラー（NK）細胞…*220*, 223, 231
納豆菌…180
なまず…117, 197
生ワクチン…134, 141, 175, 267,

268, 269
ナンキンムシ…121, 122, 123
軟性下疳…98
南米出血熱…14, *247*
南米出血熱ウイルス…*250*
難病…**52**, 240, 243
軟便…76

に

II型糖尿病…89
ニキビ…109
ニキビダニ…120
ニパウイルス…*21*, 286, 287
ニパウイルス感染症…*247*
日本紅斑熱…*13*, 22, *32*, *120*, 147, *163*, *168*, *247*
日本住血吸虫…*199*, 200, 201
日本住血吸虫症…152, 153, 200
日本脳炎…*13*, *32*, 34, 140, 153, *175*, *247*, *282*, 288
日本脳炎ウイルス…*17*, 34, 139, 272, 288
日本脳炎ワクチン…*267*, 272
ニューカッスル病…153
乳酸菌…169
乳頭腫…*175*
乳頭腫ウイルス…115, 270
ニューモシスチス・カリニ…68, 176
ニューロトキシン…139, 185
尿道炎…91, 93, 94, 98, *163*
尿路病原性菌…189
尿路病原性大腸菌…188
尿路留置カテーテル…**94**
任意接種…*267*, *268*, *272*

ね

ネクローシス…47
ネコひっかき病…*21*, 118, 153
ネズミチフス菌…*177*
ネズミノミ…121
熱傷後感染症…110
熱性脳炎…287
ネッタイシマカ…35, *122*, 147, 284
熱帯熱マラリア…40, 149
熱のはな…134
ネフロン（腎小体）…92, 94
眠り病…199
粘液…**56**
粘血便…42, 76, 80, 188
粘膜エスカレータ…56

の

膿痂疹…106, 109
脳脊髄液…135
膿疱…108
膿尿…93, 98
脳膿瘍…138
ノーヴィ菌…117
脳梅毒…**99**
膿皮症…109
膿瘍病巣…**66**
ノカルジア…68, *169*
ノカルジア症…169
ノミ…121
ノロウイルス…*21*, 37, 175
ノロウイルス腸炎…82

は

バーキットリンパ腫…**148**, *175*
肺炎…66, 168, 169
肺炎桿菌…*172*
肺炎球菌・肺炎連鎖球菌…17, *163*, *172*, 176, *247*
肺炎球菌性髄膜炎…137
肺炎球菌ワクチン…*267*, *268*, *269*
肺炎クラミジア…*52*, 67, *168*
肺炎マイコプラズマ…*163*, 167, *169*
バイオフィルム…44, 179, **185**
肺吸虫…153, 198, 199
肺結核…69
敗血症…142, 168, 169
敗血症性ショック…144
敗血症性ペスト…145
肺ジストマ…199
肺炭疽…144
梅毒…*13*, 14, *32*, 96, 98, 99, *168*
肺胞マクロファージ…**57**, 66
肺葉性肺炎…66
ハウスダストアレルギー…121
ハウゼン…21
バーキットリンパ腫…**148**
パスツレラ症…153
パスツール…16
パスツレラ…168
白癬…*106*, 117
白癬菌…197
白苔…**134**
白斑…138
バクテリオシン…179, 266
バクテリオファージ…202, 266
バクテロイデス…*169*, *172*, 176, *178*
バクテロイデス・フラジリス…144, *169*
ハクビシン…**156**
麦粒腫…108, 124
ハシカ（麻疹）…*13*, *32*, 112, 113, *163*, *175*, *247*, *251*
ハシカウイルス…*17*, 112, 113, 175
ハシカウイルス性肺炎…113
ハシカワクチン…134, 267
播種性血管内凝固症候群（DIC）…*52*, 118
波状熱…40
破傷風…*13*, 139, *169*, *247*
破傷風菌…139, *169*
破傷風毒素…*17*, 185

破傷風ワクチン…*267*
播種性結核症…70
パスツレラ症…153
パスツレラ・マルトシダ…168
バセドウ病…240
麦角菌…197
白血球…49, 220, 223
白血球の種類…223
白血病…243
発現調節領域…**209**
発症（病）率…184
発疹チフス…*32*, 146, *163*, *168*, *247*
発疹チフスリケッチア…*17*, 168
発疹熱…152
秦　佐八郎…18
バチルス…*169*, *173*
発熱因子…60
鼻風邪…**39**, 61
馬鼻疽菌…**168**
パピローマウイルス…104, *174*, 194
パピローマ感染症…104
ハフニア…177
ハマダラカ…35, 121, 149, *199*
はやり目…125
パラインフルエンザウイルス…59
バラ疹…106
パラチフス…*13*, *32*, 76, *247*, *250*
パラチフス菌…81
パラミクソウイルス…*174*
バリー・マーシャル…23
バルトネラ…172
バルトネラ症…147
バルトネラ・ヘンゼラ…118
パルボウイルス…174
ハワード・ウォルター・フローリー…19
バンコマイシン耐性黄色ブドウ球菌（VRSA）…263
バンコマイシン耐性黄色ブドウ球菌感染症…*13*, *247*
バンコマイシン耐性腸球菌（VRE）…*13*, 23, *247*, 263
伴性劣勢重症複合免疫不全症…243
ハンセン…138
ハンセン病…37, 39, 138, *169*, 183, 248
ハンセン病菌（らい菌）…183
ハンタウイルス…*21*, 157, 258, 286
ハンタウイルス肺症候群…*21*, 68, 153, 157, *247*
ハンチントン菌…52
ハンバーガー食中毒…189

ひ

鼻咽頭癌…148
鼻炎…60
ピコルナウイルス…171, *174*
鼻疽菌…66

非芽胞性嫌気性細菌感染症…118
皮脂…109
皮脂腺…105, 106, 109
微生物の狩人…16
ヒゼンダニ…*120*, 121
ヒストプラズマ…68, *197*
ヒストプラズマ症…*104*, 153
鼻疽…*168*, 247
ビダール反応…77
ヒツジ・スクレピー病…20
ヒツジ眠り病…*153*
非定型性好酸菌感染症…72
ヒト海綿脳症…20
ヒト型結核菌…69, 72
ヒト・クールー病…20
ヒト後天性免疫不全症（エイズ）…13, 20, 45, 98, 100, *175*, 247
ヒトT細胞白血病（ATL）…20
ヒトT細胞性白血病ウイルス（HTLV-1）…*194*
ヒト免疫不全ウイルス（HIV-1）…*21*, 194
ヒトジラミ…121
ヒトスジシマカ…35, *122*, 147
ヒト組織適合性白血球抗原（HLA）…233, 240
ヒトパピローマウイルス（HPV）…*21*, 194
ヒトパピローマウイルス（HPV）ワクチン…*267*, 270
ヒトパルボウイルス…20, 116
ヒトブラストシスチス…*198*
皮内テスト…258
ビフィズス菌…**179**
ビフィドバクテリア…*169*
ビフィドバクテリウム…176, *178*, 181
ビフィドバクテリウム・ビフィダム…*181*
ビフィドバクテリウム・ブレーベ…*181*
ビフィドバクテリウム・ロングム…*181*
ビブリオ…168
ビブリオエロモナス…172
ビブリオ・ブルニフィカス…168
泌尿器感染症…91
皮膚糸状菌…117
皮膚糸状菌症…*153*
皮膚症状…106, 111, 239
皮膚真菌症…117, *197*
皮膚炭疽…144
皮膚マラセチア…197
飛沫感染…32
肥満細胞…223, 236, 237, 239
百日咳…*14*, *32*, 44, 64, *168*, *247*, *251*, 267
百日咳菌…*17*, 168

百日咳毒素…64, 268
病原ゲノム…213, 215
病原遺伝子島…213
病原性大腸菌…33
表在性真菌症…258
病原体の数の表し方…162
病原体の感染価…**269**
病後免疫…48
病的な口臭…**130**
表皮ブドウ球菌…107, 173
日和見感染…177, 179, 241, 276
日和見感染菌…44
日和見感染症…*32*
日和見腫瘍…103
ビルハルツ住血吸虫…150
ビルレントファージ…204
ピロゲン…40
ピロリ菌…74, 169
ピンタ…168

ふ

ファゴソーム…227
フィラリア…34, *163*, 200
フィラリア症…200
フィルミキューテス…169
フィロウイルス…149, *174*
フィロウイルス感染症…148
フェカーリス腸球菌…176
フェリス菌…118
風疹…*13*, *32*, 111, *163*, *175*, *247*, 267
風疹ウイルス…111
風疹ワクチン…111, 267
腐生ブドウ球菌…107, 172
フケ症…197
ブースター…230
風土病…22
不活化ワクチン…268
不感蒸泄…**108**
副鼻腔炎…60
吹き出物…109
不顕性感染…30, 48
不眠症…202
フソバクテリア…176
フソバクテリウム…118, 132, 169, 172, 176
ブタ…199
ブタの感染状況…**140**
ブニヤウイルス（SFTSウイルス）…*24*, 174
ブニヤウイルス感染症…148
ブユ…121
ブラジル出血熱…21
ブラストミセス…68, *197*
フラビウイルス…141, *174*
フラボバクテリア…169
プランクトニック増殖…**185**
フランシセラ・ツラレンシス…120

ブランハメラ…66, 172
プリオン…*20*, *163*, 171, *184*, 202
プリオン病…45, *153*
ブルクフィルデリア…168
ブルシナー…20
ブルセラ…168
ブルセラ症…*13*, 145, *153*, *247*
ブルセラ・メリテンシス…168
ブルニフィカス菌…*153*
ブレクスナー菌…86, *177*
プレシオモナス…*177*
ブルトン型チロシンキナーゼ異常…243
プレバイオティクス…180
フレボウイルス…157
プロテウス…93, 144, *177*
プロテアソーム…228
プロテオバクテリア…168
プロバイオチックス…180, 242
プロファージ…204
フロビデンシア…*177*
プロモーター…**209**
ブルセラ…168
ブルガリス菌…177
フンニウイルス…20, *286*
糞線虫…84, *199*
糞口感染…32
文明病…290

へ

ペア血清検査…51
ベイヨネラ…132, *178*
ベーチェット病…25
ペスト…15, 16, *32*, 121, 145, *153*, *177*, 247
ペスト菌…*17*, 145, *177*, 186, *250*
ペストの塔…15
ヘパドナウイルス…174
ペプトストレプトコッカス…169
ペニシリナーゼ…262
ペニシリン…*17*, 257, 258, 259
ペニシリン耐性菌…262
ペニシリン耐性黄色ブドウ球菌感染症…*14*
ペニシリン耐性肺炎球菌…*23*
ペニシリン耐性肺炎球菌感染症…*247*
ペニシリン結合たんぱく質薬剤耐性因子…107
ベネズエラウマ脳炎…*13*, 140, *247*
ベネズエラ出血熱…*175*
ベネズエラ脳炎ウイルス…139
ペプトストレプトコッカス…*178*
ヘモフィルス…61, *168*, 172
ヘモフィルスインフルエンザ菌…269
ヘモフィルスインフルエンザワクチン…269

ヘモリジン…107, 185
ヘリコバクター…169, 172
ヘリコバクター・ピロリ…20
ペルー疣贅病…147
ヘルパー細胞…222, 229
ヘルパーT細胞…224, 229
ヘルパンギーナ…14, 62, *175*, 247
ヘルペス…37
ヘルペスウイルス…*174*
ヘルペスウイルス肺炎…68
ヘルペス髄膜脳炎…142
ベロ毒素…23, 86, 188, 213
扁桃腺炎…62, 131
偏利共生…164
鞭虫…84, 198
ヘンドラウイルス…287
ヘンドラウイルス感染症…247
鞭毛虫類…198

ほ

ボイド菌…177
膀胱炎…32, 93, 94, 107
放散痛…41
胞子虫類…198
放線菌…260
疱瘡神社…15
保健機能食品…275
保健食品…275
包虫…152
補体…*220*, 226, 228
補体系…186
ポックスウイルス…174
ボツリムスワクチン…*267*
ボツリヌス菌…*83*, 139, *169*
ボツリヌス症…139, 152, *247*
ホメオスターシス…**42**, 242
ホツリヌス毒素…139, 184, *185*
ポリオ…*32*, 141, *163*, *175*, *267*
ポリオウイルス…*17*, *52*, 141, *175*
ポリオーマウイルス…*174*
ポリオワクチン…268
ボリビア出血熱…*175*
ボレリア…168, 172
ボルデテラ…168, 172
ボルデテラ・ペルツッシス…64
ボルデテラ・ヘンゼレ…21
ボレリア・ブルグドルフェリ…*120*, 146
ホンコン風邪…195

ま

マールブルグ病ウイルス…*20*, 149, *286*
マールブルグ病…*153*, 158, *175*, *247*
マイクロバイオーム…181
マイコバクテリア…*169*, 173
マイコバクテリウム・レプラエ…183

マイコプラズマ…*93*, *98*, *163*, *169*, 170, 172, *206*
マイコプラズマ感染症…98
マイコプラズマ肺炎…14, *32*, 67, *247*
マクロファージ…*220*, 223, 227
マスト細胞…236
マダニ…119, 120, 287
マチュポウイルス…*20*, *286*
末期感染…52
まぶた炎…124
マラセチア…106, 197
マラセチア・フルフル…117
マラリア…*13*, *122*, 149, *163*, 199, 201, 238, *247*
マラリア原虫…*122*, 149, 164, 201
マルタ熱…168
マレーバレー脳炎…284
慢性萎縮性肢端皮膚炎…146
慢性炎症…39
慢性関節炎…146
慢性感染…43
慢性疲労候群…148
マンソン住血吸虫…150, *199*
マントー反応…69

み

ミクログリア細胞…135
ミクロフィラリア…126
ミトコンドリア…206
水ぼうそう…193
ミズムシ…117, *163*, 164, 198
3日熱マラリア…149, *199*
水俣病…22
ミラビリス菌…177
ミヤイリガイ…151, 200, 201
ミュータンス菌…132, 176
ミンク病…20

む

無菌性髄膜炎…14, 137, *247*
無鉤条虫…198, 199
無鉤条虫症…152
ムコール…197
虫菌…1303
ムンプス　→おたふく風邪
ムンプス（おたふく風邪）ウイルス…*17*, 133, 142, *175*

め

メタゲノム解析…181
メタセルカリア…**151**
メチシリン耐性黄色ブドウ球菌（MRSA）…23, 262, 291
メチシリン耐性黄色ブドウ球菌感染症…14, *247*
メチシリン耐性菌…291
メモリー細胞…222
眼やに（眼脂）…124

免疫異常症…271
免疫過敏症…271
免疫寛容…234
免疫記憶細胞…44, 222
免疫抗体…12, 193
免疫グロブリン…229, 270
免疫助剤…268
免疫担当細胞…**222**, 228, 229
免疫不応答…234

も

モノカイン…232
ものもらい…108, 124
モラクセラ…61
モンタニエ…20

や

薬剤感受性…255
薬剤耐性…255
薬剤感受性菌…263
薬剤耐性アシネトバクター感染症…247
薬剤耐性遺伝子…205
薬剤耐性菌…23, 159, *282*
薬剤耐性菌感染症…282
薬剤耐性緑膿菌感染症…14, *247*
やせ病…**101**
野兎病…*13*, 145, *153*, *247*
野兎病菌…250
ヤブカ…121

ゆ

疣贅…98, 115
ユウバクテリア…176
ユウバクテリウム…*178*, 180
有鉤条虫…199
有鉤条虫症…152
有毛虫類…198
輸入感染…86, 146
輸入感染症…149, 282

よ

癰（よう）…*106*, 108
溶菌サイクル…203, 204
溶血性連鎖球菌…*52*, 61, *169*
溶血性尿毒症候群（HUS）…20, 79, 188
溶血毒素…185, 212
溶原サイクル…203, 204
ヨウ素過敏症…253
4日熱マラリア…149, 199
横川吸虫…*199*
予防接種法…251
Ⅳ型アレルギー…236

ら

ラー・シャインカー病…202
らい菌…138

らい病…248, 257
ライノウイルス…58, 175
ライノウイルス感染症…*14*, 247
ライム病…*13*, *20*, *32*, *120*, 146, *153*, *168*, *247*
ライム病ボレリア…168
らい予防法…138, 248
ラクトバシラス…*169*, *178*
ラクトバシラス・アシドフィルス…*180*
ラクトバシラス・カゼイ…*180*
ラクトバシラス・カッセリ…*180*
ラクトバシラス・ションソニイ…*180*
ラクトバシラス・デルブリュッキイ…*180*
ラクトバシラス・プランタールム…*180*
ラクトバシラス・ラムノサス…*180*
ラクトバシラス・リュウテリ…*180*
酪酢菌…*180*
ラッサウイルス…286
ラッサ熱…*14*, *175*, *247*, 285
ラブドウイルス…174
卵型マラリア…*149*, *199*
卵巣炎…169
ランブルギョウチュウ…33
ランブル鞭毛虫…*198*
ランブル鞭毛虫症…*199*

り

リウマチ…25
リウマチ性心筋炎…151
リウマチ熱…52
リーシュマニア…*199*
リーシュマニア症…150, *152*, *153*, *199*
リーシュマニア・ドノバニ…150
罹患率…184
リケッチア…146, *153*, *162*, *163*, *167*, *168*, *170*, *206*
リケッチア・ジャポニカ…147
リケッチア・プロバツチェキー…146
リケッチア感染症…147, 282
リケッチア痘…147
リステリア菌…*136*, *137*, *169*
リステリア症…*137*, *153*
リソファゴソーム…227
リタウイルス…247
リッサウイルス感染症…247
リフトバレー熱…*13*, *149*, *175*, *247*, 286
リフトバレー熱ウイルス…*286*
リプレッサー…**209**, 215
流産感染…30
緑膿菌…31, *168*
流行性角結膜炎…*14*, *247*
流行性結膜炎…125
流行性耳下腺炎…*14*, *133*, *175*, *247*
旅行者下痢症…*188*, *189*
淋菌…96
淋菌感染症…*14*, *98*, *247*
リンゴ病…*20*, 116
リンダペスト…287
リンネ…*172*
リンパ管…200, 225
リンパ管炎…200
リンパ管閉塞…199
リンパ系の循環…143
リンパ球…107, 223, *224*
リンパ腫…199
リンパ節…223, 225
リンパ節炎…150
リンパ腺…142
淋病…96, *97*, 99
リンフォカイン…231

る

類鼻疽…247

涙液…124
涙腺…124
類洞壁細胞…**89**
ルイ・パスツール…**16**
ルジョウイルス…*286*
ルビウイルス…175

れ

冷温菌…165
レオウイルス…*174*
レジオネラ…66, *163*, *168*, *172*
レジオネラ症…*13*, *247*
レジオネラ肺炎…66
裂頭条虫…*198*
レプトスピラ…93, 146, *168*, *172*
レプトスピラ症…*13*, *93*, 146, *153*, *247*
レトロウイルス…*174*
連鎖球菌…31
連鎖球菌感染症…*106*, 108

ろ

ロア糸状虫症…127
ロタウイルス…*17*, *77*, *175*
ロタウイルワクチン…267
ロッキー山紅斑熱…*120*, 147, *247*
ロバート・コッホ…**16**, 75, 182
ロビン・ウォレン…*20*, 23
ろ胞…**131**

わ

ワーレミア…*197*
ワイル病…146, *168*, 267
ワクシニア…*16*, 266
ワクチンの力価…**269**
ワックスマン…*18*, *19*
ワッセルマン反応…**99**
ワンサン・アンギーナ…131

林　英生

1940年生、岡山大学医学部卒、同大学院医学研究科修了、同大学医学部助教授、香川医科大学教授、筑波大学基礎医学系教授、中国学園大学教授。日本細菌学会名誉会員。専攻病原微生物学、編著書『微生物学』建帛社、『細菌はなぜ病気をおこすか』クバプロ、翻訳『ブラック微生物学』丸善など。

表紙デザイン　今東淳雄
イラスト　　　三弓素青、阿部美由紀
編集制作　　　松田國博、関口房江、阿部美由紀、岡﨑美希

感染症と病原体
敵を知り、制圧・撲滅でなく、賢く共生！

2015年11月30日　第1版第1刷発行

著　者　林　英生
発行者　松田國博
発行所　株式会社　クバプロ
　　　　〒102-0072
　　　　東京都千代田区飯田橋3-11-15 UEDAビル6F
　　　　Tel.03-3238-1689　Fax.03-3238-1837
　　　　http://www.kuba.co.jp
印　刷　株式会社　大應

乱丁本・落丁本はお取り替えいたします。
Copyright©2015　本書の内容を無断で複写・複製・転載すると著作権・出版権の侵害となることがありますのでご注意ください。
ISBN978-4-87805-143-2　C3047

定価はカバーに表示してあります